中西医调治

# 肝心同病

◎主编

卢秉久 张 艳 郑佳连

全国百佳图书出版单位
中国中医药出版社
·北 京·

**图书在版编目（CIP）数据**

中西医调治肝心同病 / 卢秉久，张艳，郑佳连主编 . —北京：中国中医药出版社，2023.2

ISBN 978-7-5132-7997-0

Ⅰ . ①中… 　Ⅱ . ①卢… 　②张… 　③郑… 　Ⅲ . ①肝疾病—中西医结合疗法 　②心脏病—中西医结合疗法 　Ⅳ . ① R575.05 ② R541.05

中国版本图书馆 CIP 数据核字（2022）第 248361 号

**中国中医药出版社出版**

北京经济技术开发区科创十三街 31 号院二区 8 号楼

邮政编码 　100176

传真 　010-64405721

万卷书坊印刷（天津）有限公司印刷

各地新华书店经销

开本 880×1230 　1/32 　印张 10 　字数 248 千字

2023 年 2 月第 1 版 　2023 年 2 月第 1 次印刷

书号 　ISBN 978 – 7 – 5132 – 7997 – 0

定价 　68.00 元

网址 　www.cptcm.com

**服 务 热 线 　010-64405510**

**购 书 热 线 　010-89535836**

**维 权 打 假 　010-64405753**

**微信服务号 　zgzyycbs**

**微商城网址 　https://kdt.im/LIdUGr**

**官 方 微 博 　http://e.weibo.com/cptcm**

**天猫旗舰店网址 　https://zgzyycbs.tmall.com**

# 《中西医调治肝心同病》
# 编委会

主　编　卢秉久　张　艳　郑佳连

副主编　何　佳　于　睿　闫海军　刘　悦

　　　　赵志超　于　澜　孙竞然　王　叶

　　　　徐俊超　张　伟

编　委（按姓氏笔画排序）

　　　　王宠雯　牛露霏　毛文君　尹　举

　　　　尹文浩　付　博　刘胜男　刘翔宇

　　　　米　朦　孙　汇　孙晓宁　李　艺

　　　　李　莹　李　涵　杨子轩　吴百灵

　　　　吴俊鹏　邹文聪　张　红　张　玮

　　　　张　雪　张　薇　张凤琴　张文潇

　　　　张志城　张译文　陈普照　赵　然

　　　　赵文廷　姜大钊　郭　旭　郭长余

　　　　郭文昭　唐三春

# 前　言

肝心同病在临床上比较多见，肝和心的关系密切，现代医学中基于脂质代谢异常相关的疾病都和肝心有关。中医学更是认为肝心一体，气血运行、气血生成、精神魂魄、五脏协调都离不开肝心的和谐统一。

心主血脉，主藏神，为五脏六腑之大主，君主之官。肝主疏泄，主藏血，为将军之官。中医理论中二者在调畅情志、调节气血运行等方面具有关键作用。现代理论中心脏与血管相连，为全身血液流动提供动力。肝脏是人体的生化工厂，三大营养物质的代谢在其中完成。二者通过血管紧密连接，生理状态下相互合作完成各自功能，病理状态时则会相互影响进而导致心、脑等重要脏器的病变。

张艳教授及卢秉久教授沉浸中西医调治心、肝疾病数十载，在几十年携手奋斗过程中发现心血管系统疾病与肝胆系统疾病并非独立，常常是起病之初时相互影响，病理变化过程中相互渗透，并最终共同决定疾病的转归及预后。两位医生遂在花甲之年致力于研究如何兼顾心肝，以提高疗效，缩短病程，改善预后甚至预防疾病发生，即提出"心肝同治"与"肝心同调"的概念。经历数年的努力，临床及科研研究均证实该理论的正确性和有效性，给无数患者带来康复的福音，并以此作为研究方向，两位导师共培养百余名硕士及博士研究生。

现如今，该治疗理念已日臻成熟，为更好地将其进行推广，二位导师携研究生将其学术成果从基础理论到临床实践进行总结，并详细记录在此书之中，以飨同道。唯愿其能给更多患者带去健康！

编者
2022 年秋

# 编写说明

　　肝心同病是临床上常见的病理现象，而这是由肝心两者间的紧密联系决定的。笔者及其团队在数十年的临床实践中，针对这一病理现象反复琢磨，稍有所得，提出了肝心同病的中西医调治体系，而今汇编成册，终于付梓，期冀能对学界各位同道有所启迪，以便更好地为广大的患者群体服务。

　　本书共分五章，其中前三章为总论部分，第四、五章为各论部分。本书第一章阐述了肝心同病这一理念的内涵与外延；第二章历数了从先秦百家到现代名医对肝心同病这一理论的认识；第三章基于中医藏象理论体系详述了中医学对肝心同病的认识及哲思；第四章从肝病及心、心病及肝的中医常见证型分析及肝心同病的中医临床常见辨证治疗两个方面，结合临床医案，详述了肝心同病的常见中医辨证，由姜大钊、张玮、牛露霏、张译文、张薇整理；第五章依照现代医学的分类，详细阐述了各种心肝同病疾病的中西医调治方法。

　　由于编者水平有限，书中纰漏在所难免，希望读者及同道不吝指正。

编者

2022 年秋

# 目　录

## 第四章　肝心同病的常见辨证

## 第五章　肝心同病的临床常见疾病诊治

# 第一章
# 肝心同病内涵和外延

## 第一节　肝心同病概述

1948 年，《世界卫生组织宪章》中提出"健康不仅仅是没有疾病或虚弱，而是身体、心理和社会适应的完好状态"。1977 年，Engel 提出生物－心理－社会医学模式。近年来，双心医学、心身医学、叙事医学方兴未艾，这些医学领域均更加关注心理社会因素对躯体疾病的影响。中医学认为肝郁气滞证会导致心血瘀阻。在现代医学也有相似共识，脂质代谢异常会造成脂肪肝、动脉粥样硬化等。

"形与神俱，而尽终其天年"，体用相依的中医形神观更前瞻地体现了"健康"的定义，其中心脏象与肝脏象的作用殊为重要。"心为五脏六腑之大主""风木者，五脏之贼，百病之长"，两者在气血生藏、情志疏泄、脏腑筋脉功能方面发挥着重要作用。在此基础上发展出来的肝心同治法，不仅在中医学肝病、心病的治疗中发挥着重要作用，在精神情志病、脑病、消化系统疾病、内分泌代谢疾病、生殖系统疾病、筋脉关节病及多系统并病中均有广泛的应用前景，是中医形神论与现代健康观的发展与创新。

# 第二节　肝心同病内涵

## 一、生理联系

### 1. 气分：木火合德，生长相须

《素问·阴阳应象大论》曰"东方生风，风生木，木生酸，酸生肝，肝生筋，筋生心……南方生热，热生火，火生苦，苦生心，心生血"，从五行生化的角度阐释肝心为脏气相承的母子之脏。《素问悬解》云"正月二月，风木发生，故人气在肝。三月四月，君火长育，故人气在心"，用自然界阳气自少阳甲胆春生，到少阴君火夏炽的自然规律，类比人体阳气生升浮长、阳生阴长的特点。《杂病源流犀烛·肝病源流》云"肝和则生气，发育万物，为诸脏之生化"，从生理功能的角度，阐明了肝气具有推动和温煦脏腑的作用。

"阳气者，若天与日，失其所则折寿而不彰，故天运当以日光明"，"万物之生由乎阳"，阳气对于维护健康的重要性不言而喻。心为阳中之太阳，肝体阴而用阳，"阳气者，精则养阳，柔则养筋"，阳气功能的正常发挥离不开心气的推动、心阳的温煦、肝气的疏泄、肝阳的升发。故而肝心同治要注意温通并举，以充分发挥木火合德的功用。

### 2. 血分：生藏互用，疏行相协

《素问·五脏生成》云："诸血者，皆属于心。"《素问·阴阳应象大论》云："心生血。"《灵枢·决气》载"中焦受气取汁，变化而赤，是谓血"，指出心具有主血、生血的功能。《类经》云"肝属木，为发生之始，故以生血气"，指出肝木的生发之性是生化气血的开端，具有推动、促进血液化生的特性，因此肝亦是血气化生的重要脏腑。

《素问·五脏生成》云"人卧血归于肝"，"肝藏血，心行之"。《内经素问吴注·大奇病论》亦云："心为生血之源，肝为藏血之脏。"心主生血与行血，肝主贮藏血液、调节血量，两者相互配合，通过心气的推动与肝气的疏泄，共同维持血液的正常运行。正如《血证论·脏腑病机论》言："木气冲和调达，不致遏郁，则血脉得畅。"

**3. 形体：经络连属，筋脉相合**

《灵枢·经脉》记述手少阴心经和足厥阴肝经的经脉、连属、络脉系统的分布走行；足厥阴肝经络舌本，心系连舌本，心开窍于舌，皆与舌关系密切。《医宗必读》云："肝者，将军之官，位居膈下，其系上络心肺。"《灵枢·经别》中提到足少阳胆经在循行的过程中"合于厥阴"，别者"上肝贯心"，由此也可看出肝经和心经关系密切。经气相通的足厥阴肝经与手厥阴心包经交会于天池穴。八脉隶于肝肾，其中"阴维为病苦心痛"，从奇经的角度体现了肝与心的经络连属关系。

此外，《素问·痿论》提出"肝主身之筋膜"的重要论点。其中，三焦膜腠亦为"筋膜"之一。手少阳三焦经与手厥阴心包经相表里，上接手厥阴心包经于无名指，下接足少阳胆经于目外眦，心包经代心行令，肝胆相互表里，从这个角度，也可以认为筋膜是连属心与肝的形体器官之一。

**4. 精神：气生神魂，君相相安**

《灵枢·本神》对人的精神活动进行了重要论述："天之在我者德也，地之在我者气也。德流气薄而生者也。故生之来谓之精；两精相搏谓之神；随神往来者谓之魂；并精而出入者谓之魄；所以任物者谓之心。"这里指出了气对精神的重要作用，即气化生精微物质，产生精神活动，其属阳者为魂，属阴者为魄。正如《脾胃论·省言箴》中"气乃神之祖……气者，精神之根蒂也"的论述。"所以任物者为之心"，"随神往来者谓之魂"，"肝藏血，血舍魂，肝气虚则恐，实则怒"，"心藏脉，脉舍神，心气虚则悲，实则笑不休"。这些记述均反映了心与肝在精神情志方面关系密切、相互调节的关系。

心为君火，相火则存在于肾、肝、三焦等脏腑中。《格致余论》云："主闭藏者，肾也，司疏泄者，肝也，二脏皆有相火而其系上属于心。"在生理功能上，肝肺龙虎回环主气机左升右降，肝的相火主要在气血运行的角度与君火联系。《灵枢·邪客》云："心者，五脏六腑之大主也，精神之所舍也。"《灵枢·口问》云："悲哀愁忧则心动，心动则五脏六腑皆摇。"《素问·灵兰秘典论》云："主明则下安……主不明则十二官危。"此皆说明人的精神活动受心的主宰。因此，在精神情志活动中，心为君主之官，藏神而主神志，肝为将军之官，藏魂而主谋虑，有君相的各自主司。因此，治疗情志病时，要注意肝心同治，扩大君火与相火各安其位的治法内涵。

## 二、病理影响

心与肝在生理上相互联系，在病理上相互影响。肝心同病的病位证素在心与肝，病性证素主要有气虚、血虚、阳虚、阴虚、情志、气滞、痰饮、瘀血、湿邪、风邪、热邪、火邪、毒邪。病机主要有四个方面：①气血生化疏泄不利，阳气虚滞导致虚实夹杂；②气血水代谢不利，化生痰瘀；③风气相客，筋脉膜腠受病；④风木君火相扰，神魂不安，形神并病。

### 1. 气血生化失常

先见心气虚、肝血虚，表现为气短、心悸、乏力、虚热不眠。气血不足以养神则见怵惕思虑、寐少不安，肝气虚则作恐、如人将捕之而多梦；气虚日久，气损及阳见心阳虚之胸痛彻背、畏寒肢冷，或见肝阳虚之木陷不升、水寒土湿木郁诸症。气虚日久，血亦应病，气虚血滞，阳虚日久，气寒则凝，因而生瘀；血不利则化为水，聚饮停痰，则胸闷窒塞、喘呕烦乱；阴血亏虚在心则心悸怔忡、少寐盗汗，在肝则目涩耳鸣、胁肋虚痛、口燥咽干；阴虚甚肝风鸱张、甚则心中澹澹大动、热深厥深。

因此，肝心气血生化失常表现为因虚致实、虚实夹杂的病理表现。或阳气虚滞、痰瘀内生，或阴血亏虚、风火相扇，进而气血阴阳亏虚导致神魂失养，抑或痰瘀热结扰神不安。

**2. 气血疏泄失常**

"肝和则生气"，肝主疏泄气血的功能发挥着重要作用。肝气为病，致病多端，在脏腑上"侮脾乘胃，冲心犯肺"，在病机上"夹寒夹痰，本虚标实，种种因此，始于肝气"。其中，肝气"冲心"是肝心同病的直接原因。

在气、血、水的代谢方面，"百病生于气也"，气滞则水停，气滞则湿阻，气滞则血瘀，血不利则水病。《金匮要略·水气病脉证并治》垂示：气血不足、阳气虚滞、水寒凝结、营卫不行为气分，先病水后病血、水津停滞而致血瘀为水分，先病血后病水、血瘀日久气滞水停为血分。总之，气分愆滞，血水俱病，血可病水，水可病血。故心阳（气）虚、肝气滞可导致水湿、痰饮、瘀血，亦可化为气滞痰阻、瘀血阳微、阳虚气滞、水热互结、痰湿郁热、瘀热互结诸证。

**3. 脉络筋膜失养、失司**

"五脏之道皆出于经隧，以行血气，血气不和，百病乃变化而成"（《素问·调经论》），心系所主之脉络推动气血流布全身。"筋则无处无之"（《赤水玄珠》），肝系少阳三焦，所主之筋膜腠理是气血津精通达全身的道路。经络、血脉、筋膜遍达全身表里内外，随其所通行气血的虚实与津液的燥湿、脉络的通滞、筋膜的张弛、病位的各异，病类多端，皆可从肝心同论。

气不布津，或气阴两虚，筋脉失濡，夹湿则筋脉弛滞，夹寒则筋脉滞痛，夹热而则筋膜挛急。前者如"湿郁经脉，身热身疼""风暑寒湿，杂感混淆，气不主宣……肢体若废""湿聚热蒸，蕴于经络，寒战热炽，骨骱烦疼"，均是气机不宣、湿阻筋膜、筋为之失司失用的表现，治药中不乏通心阳与肝血之品。后者如"热深厥甚，脉细促，心中澹澹大动""热邪久羁，吸烁真阴……神倦瘛疭，脉气虚弱"，属脉失津濡而脉为之急的表现。

气火同炽，七情内伤，则筋膜挛急，如《素问·痿论》所言"心气热则下脉厥而上，上则下脉虚，虚则生脉痿，枢折挈，胫纵而不任地也"；又云"悲哀太甚，则胞络绝，胞络绝，则阳气内动……传为脉痿"；"肝气热，则胆泄口苦筋膜干，筋膜干则筋急而挛，发为筋痿"，又云"思想无穷，所愿不得，意淫于外……发为筋痿"，即此之例。若筋膜失养可致血管壁弹性减弱，或者萎缩；若肝气与心火夹风客于脑脉，则脑脉绌急发为中风；若气火蕴毒客于心脉，则心脉绌急发为胸痹；若气火与风湿客于肌腠，则发为瘾疹风丹。

### 4. 神失所守，形神并病

五脏均与情志疏泄相关，其中肝与心俱属阳火之脏，或抑而不舒为郁证，或升而不息为火证，或猝然阳浮神虚为惊证，或火郁日久转为郁劳。

"七情之郁居多，如思伤脾、怒伤肝之类是也，其原总由于心，因情志不遂，则郁而成病矣，其症心、脾、肝、胆为多"（《临证指南医案·郁》），"二阳之病发心脾，有不得隐曲"，五志不舒、抑郁不伸、隐情曲意，情志疏泄不及，则肝木调畅气机功能失度，气之升降开阖枢机不利，心窍灵机不敏，以致情志不畅、精神恍惚。

情志疏泄太过，如本为阳热之人，则易热郁胸膈，表现身热心烦、虚烦不得眠，或心中懊恼、反复颠倒，或心中窒，或心中结痛，或表现为肝火亢逆，急躁易怒，口苦目赤，两者往往并见为心肝火旺证。亦多见久郁伤阴，"盖因情志不舒则生郁……斯罢极之本，从中变火，攻冲激烈"（《临证指南医案·肝火》），临证多见心肝阴虚与虚火燔灼证并见，属水亏火旺。骤然起病，可作惊证。"惊之所伤，由心猝及乎胆，由胆即及乎肝，遂致心主君火，兼肝胆中相火风木，骤然而起……此因外受之惊，而动内之木火风也"。惊则气乱，风逆动窜，劫肝扰心，神魂失守，发为神昏谵妄、心虚胆怯、肢冷厥逆、身热目窜、口噤搐搦、汗出气坠诸证。

迁延日久，可化虚劳。"气滞久则必化热，热郁则津液耗而不流，升降之机失度，初伤气分，久延血分，延及郁劳沉疴"（《临证指南医案·郁》），明确地指出了情志病日久成为"郁劳"的虚劳。肝郁日久乘克脾土，则元气（心脾之气）不充，阴火流溢，在形体上表现为气火失调证；心肝火旺日久，壮火食气，则劫烁津液，形容消瘦。总之，心肝情志病日久，则可木火两郁、脾气不伸、形不养神，甚则精伤失守，神损夭形。

## 第三节　肝心同病外延

肝心同病为病广泛，以多系统同病、心身同病、形神并病为主。以"心肝""双心""心身""从肝论治""形神"为检索词，可检索到许多疾病，基于脂质代谢动脉粥样硬化性疾病和情志方面等涉及各系统疾病。

### 1. 心血管内科疾病
心血管内科疾病包括原发性高血压病、原发性低血压病、稳定性心绞痛、冠脉痉挛、心律失常、心力衰竭、心脏神经症、心因性晕厥、睡眠障碍等。

**2. 消化内科疾病**

消化内科疾病包括胃和十二指肠溃疡、慢性胃炎、胃神经症、溃疡性结肠炎、肠易激综合征、习惯性便秘、慢性肝炎、慢性胆囊炎、慢性胰腺炎、食道神经症、反流性食管炎、肝硬化性心肌病、肝心综合征等。

**3. 呼吸科疾病**

呼吸科疾病包括支气管哮喘、过度换气综合征、神经性咳嗽等。

**4. 神经内科疾病**

神经内科疾病包括脑卒中、癫痫、血管神经性头痛、紧张性头痛、肌张力障碍、扭转痉挛、血管性痴呆等。

**5. 内分泌科疾病**

内分泌科疾病包括糖尿病、代谢综合征、甲状腺功能亢进症、肥胖症、尿崩症、心因性多饮等。

**6. 泌尿生殖科疾病**

泌尿生殖科疾病包括糖尿病肾病、前列腺炎、过敏性膀胱炎、尿道综合征、原发性性功能障碍等。

**7. 风湿免疫科疾病**

风湿免疫科疾病包括类风湿病、全身肌肉痛、雷诺现象等。

**8. 外科疾病**

外科疾病包括腹部手术不适综合征、肠粘连等。

**9. 妇产科疾病**

妇产科疾病包括原发性痛经、闭经、月经不调、功能性子宫出血、更年期综合征、不孕症等。

**10. 儿科疾病**

儿科疾病包括神经性厌食症、遗尿症、腹痛、头痛、小儿夜啼等。

**11. 皮肤科疾病**

皮肤科疾病包括湿疹、牛皮癣、痤疮、斑秃、慢性荨麻疹、多汗症、皮肤瘙痒症、神经性皮炎等。

**12. 眼科疾病**

眼科疾病包括原发性青光眼、中心性视网膜炎、飞蚊症、白内障、眼睛癔症等。

**13. 耳鼻喉科疾病**

耳鼻喉科疾病包括心因性耳聋、梅尼埃病、失音、过敏性鼻炎等。

**14. 口腔科疾病**

口腔科疾病包括口臭、口腔溃疡、特发性舌痛、心因性牙痛等。

**15. 肿瘤科疾病**

肿瘤科疾病包括胃癌、肝癌、肠癌、食道癌等。

肝心同病的疾病谱覆盖了内、外、妇、儿诸科，盖因血脉筋膜无处不有、形与神俱无器不有。因此，要注意病证结合、心身同治。从病因上看，要注意心肝合病时具有气血风痰瘀虚并病、形神并病的特点，结合病位、病性、病程综合论治。从辨证框架上看，肝心同治当以气血辨证与脏腑辨证为主体，同时参考六经辨证、三焦辨证、卫气营血辨证的相关内容。注意脏腑辨证时，不能孤立地但治心肝，要注意肺胃在气机和降、生化气血和输布津液、脾主升清胃主降浊、"先于心分而补脾之源"的作用。

# 第四节　肝心同病的相关研究

## 一、脂质代谢相关疾病

### 1. 冠状动脉粥样硬化性疾病

冠心病对应中医"胸痹"等病名，病位在心，也与肝、脾相关。后世医家从肝心同调角度治疗冠心病，取得良好效果。根据辨证分型，总结如下：

**（1）疏肝解郁，活血化瘀**

周爱生采用心肝同治法，以柴胡疏肝散为基本方随症加减，对照组用血府逐瘀汤，结果说明疏肝理气活血比单纯活血化瘀疗效好。宁珺等用疏肝解郁止痛汤治疗冠心病心绞痛患者，总有效率92%。胡贤琼从肝论治冠心病心绞痛，发现疏肝通络散与常规西药疗效相近，无显著性差异，且临床使用安全、副作用少，更有优势。郭磊磊对冠心病心绞痛中医证属肝郁气滞血瘀型的患者采用柴胡疏肝散、血府逐瘀汤加减治疗，临床症状总有效率89.5%，疗效良好。

**（2）平肝潜阳，滋阴息风**

郑耀庭认为肝阳上亢证型的患者多有高血压病病史，常选用平肝潜阳、缓急通脉等安神药物治疗。于志强认为肝气郁结日久，化火伤阴，导致肝阳上亢，肝风内动，兼瘀血闭阻心脉而致胸痹心痛，常用玄参、制龟板、天麻、石决明、钩藤、水蛭、蜈蚣、白芍、川楝子等药治疗。

**（3）调肝养血，宁心安神**

黄修玲等以疏肝养血化瘀安神方治疗冠心病室性早搏，与稳心颗粒治疗效果相近。廖展梅以疏肝安神为法治疗冠心病心绞痛，对照组常规服用硝酸酯类药物，结果治疗组总有效率88.9%。

**2. 心律失常**

心律失常属于中医心悸、怔忡的范畴，治疗上在心以补心滋阴为主，在肝以养阴疏肝复脉为主，以疏肝、养肝、柔肝为主，注重心肝同治。梁文艳运用心肝同治的方法治疗早搏患者，疗效颇佳。张建英治疗病毒性心肌炎后心律失常患者采用益气养血为基本法则，配合心肝同治，加以息风平肝之药，收效颇佳。

## 二、情志相关性疾病

情志疾病，是指喜、怒、忧、思、悲、恐、惊七情强烈的或持久的刺激，致使人体气机紊乱、脏腑功能失调而发生的一类疾病。情志即《黄帝内经》中的七情（喜、怒、忧、思、悲、恐、惊）和五志（喜、怒、忧、思、恐），由五脏之气所化，《素问·阴阳应象大论》说："人有五脏化五气，以生喜怒悲忧恐。"《素问·阴阳应象大论》说"喜怒不节……生乃不固"。费伯雄指出："盖七伤者，七情偏胜伤也。夫喜、怒、忧、思、悲、恐、惊，人人共有之境，若当喜而喜，当怒而怒，当忧而忧，是即喜怒哀乐发而皆中节也。此天下之至和，尚何伤之与有？"可见情志成为致病因素，是有条件的。即情志只有在过于强烈、急骤或持续时间过长时，才会成为致病因素，损伤心身，导致病变。《黄帝内经》虽将七情对内脏的影响概括为怒伤肝、喜伤心、思伤脾、忧伤肺、恐伤肾，即不同的情志刺激可对各脏有不同的影响。然而由于心为君主之官，主藏神；肝为将军之官，藏血，主疏泄，调畅情志，故心肝二脏与情志病关系最为密切。

综上，肝心同病在气在血，在形在神。"审其阴阳，以别柔刚，阳病治阴，阴病治阳，定其血气，各守其乡，血实宜决之，气虚宜掣引之"，肝心同治的总体大法当"以和为要，以平为期"。

肝心同治体现了中医学与身心医学、叙事医学的汇通，将医学人文精神与医道医术交融，焕发了医学的温度。期待中医肝心同治理论结合叙事医学、循证医学等研究工具，在科学、人文、社会化的道路上交汇，一起守护医学的初心，维护人民的健康。

# 第二章
# 肝心同病的历史沿革

## 第一节　先秦两汉奠基

### 一、《黄帝内经》论肝心

《黄帝内经》是我国现存医学文献中最早的一部经典著作，是中国传统医学四大经典之首，集中反映了我国古代的医学成就，创立了中医学的理论体系，奠定了中医学的发展基础。书中详细论述了整体观念、阴阳五行、藏象经络、病因病机、诊法治则、预防养生和运气学说等多方面内容。《黄帝内经》以五脏为中心，联系五腑、五体、五窍等，构成了有机的统一整体。书中最早阐述了肝心的生理功能以及二者之间的病理联系。

**1. 肝心的生理**

**（1）肝心的阴阳属性**

《素问·生气通天论》说："夫自古通天者，生之本，本于阴阳。"阴阳是自然运动的总规律，事物变化的根源，是事物内部既相互依赖又相互制约、既对立又统一的关系。《素问·金匮真言论》所言："言人身之脏腑中阴阳，则脏者为阴，腑者为阳。肝、心、脾、肺、肾，五脏皆为阴，胆、胃、大肠、小肠、膀胱、三焦，六腑皆为阳……"肝心属五脏，藏精气而不泻，其性属阴。如《素问·五脏别论》所曰："所谓五脏者，藏精气而不泻也，故满而不能实。"根据五脏不同的功能特点，心、肝属五脏中的阳脏。心主要以"阳气"为用，而肝为风木，其性主升、主动，其气类火，两者皆具"阳"的属性，故为五脏中的阳脏。阴阳具有可分性，阴阳中又复分阴阳，肝为"阴中之少阳"和"阳中之少阳"，心为"阳中之太阳"。如《灵枢·阴阳系日月》所言："其于五脏也，心为阳中之太阳……肝为阴中少阳。"又如《素问·六节藏象论》曰："心者，生之本，神之变也；其华在面，其充在血脉，为阳中之太阳，通于夏气……肝者，罢极之本，魂之居也；其华在爪，其充在筋，以生血气，其味酸，其色苍，此为阳中之少阳，通于春气。"

**（2）肝心的五行属性**

五行，是指木、火、土、金、水五种元素及运动变化。《素问·阴阳应象大论》曰："东方生风，风生木，木生酸，酸生肝，肝生筋，筋生心，肝主目。其在天为玄，在人为道，在地为化。化生五味，道生智，玄生神，神在天为风，在地为木，在体为筋，在脏为肝，在色为苍，在音为角，在声为呼，在变动为握，在窍为目，在味为酸，在志为怒。"《黄帝内经》采用取类比象的方法归纳出肝心的五行属性。从五行划分来说，心属火，肝属木。心属火，火曰炎上，具有燃烧、炎热、上升、升腾的特性。肝属木，木曰曲直，具有生长、升发、伸展、舒畅的特性。肝为东方木，心为西方火，木生火，肝为心之母。木生火，火能受到木的滋生、助长、促进。若肝木异常，累及心火，可导致肝心两行异常：若心火异常，波及肝木，亦可导致两行异常。这种失去制约的病理变化即为"母病及子""子病犯母"。

**（3）肝心经络的相关性**

《灵枢·经脉》曰："肝足厥阴之脉，起于大指丛毛之际……环阴器，抵小腹，夹胃，属肝络胆，上贯膈，布胁肋，循喉咙之后，上入颃颡，连目系。""心手少阴之脉，起于心中，出属心系，下膈，络小肠；其支者，从心系上夹咽，系目系。"这里说明了心、肝的经脉相互贯通。《灵枢·经别》曰："足少阳之正，绕髀入毛际，合于厥阴；别者，入季胁之间，循胸里，属胆，散之肝，上贯心。"足少阳经脉正经在阴毛处与足厥经脉交汇，交汇处分出分支进入季胁间，向上到肝贯穿心，说明肝与心通过经络相联系，再者《灵枢·经脉》指出足少阴肾经"其直者，从肾上贯肝、膈，入肺中，循喉咙，夹舌本；其支者，从肺出络心，注胸中"，进一步说明心、肝两脏通过经脉连通。

**（4）肝心的气血相关性**

《素问·五脏生成》曰："诸血者，皆属于心。"心主血脉，能生血、行血，推动血液在脉道中正常运行。肝主疏泄、藏血，调达全身气机。无论是血液的生成，还是血液的运行都与肝心密切相关。《素问·经脉别论》曰："食气入胃，散精于肝，淫气于筋。食气入胃，浊气归心，淫精于脉。"食物入胃，化生的水谷精微物质布散于肝心，生成气血滋养筋脉。肝的疏泄功能使气机条畅、血脉通利，血液循脉道流行而不外溢，可助心气推动血液在脉道中正常运行，肝的贮藏血液与调节血量的功能正常又能保障心与血脉得到充足的能量供给；而心能生血，则肝有所藏，才能滋养肝阴，柔和肝体，肝才能疏泄条达。

**（5）肝心的情志相关性**

《素问·阴阳应象大论》曰："人有五脏化五气，以生喜怒思忧恐。"五脏共同完成人的精神意识思维活动，心是活动中心，起主宰作用。《素问·灵兰秘典论》曰："心者，君主之官，神明出焉。"《素问·六节藏象论》曰："心者，生之本，神之变也。"《素问·邪客》曰："心者，五脏六腑之大主也，精神之所舍也。"心主神志，主宰精神活动。心与人的精神、意识、思维活动密切相关。《素问·灵兰秘典论》云："肝者将军之官，谋虑出焉。"肝具有辅佐心进行思维和情志等精神活动的作用。《素问·宣明五气》曰："五脏所藏：心藏神、肺藏魄、肝藏魂、脾藏意、肾藏志。是谓五脏所藏。"《灵枢·本神》云："随神往来者，谓之魂。"神魂在生理上密不可分。肝主疏泄，调畅气机，为气机升降出入的枢纽。肝的疏泄功能与精神、情志、心理密切相关。心理情志活动既与心主神明的有关，又与肝主疏泄的功能密不可分。

**2. 肝心的病理**

肝心经脉相连相通，相互影响。《素问·脏气法时论》曰"心病者，胸中病，胁支满，胁下痛，膺背肩胛间痛，两臂内痛"，可以见到心脉病通过经脉影响肝的功能。《灵枢·经脉》曰："肝足厥阴之脉……夹胃属肝，络胆，上贯膈，布胁肋……是肝生病者，胸满呕逆。"可见肝脉病也能影响心。心藏神，乃君主之官、五脏六腑之大主，《灵枢》经谓："悲哀愁忧则心动，心动则五脏六腑皆摇。"心神失常，可致各种情志病变的发生。肝心疾病间可互相传变，《素问·气厥论》记载发生移寒时，"肝移寒于心，狂膈中"，发生移热时，"肝移热于心，则死"。《素问·标本传变》曰："夫病传者，心病先心痛，一日而咳，三日胁肢痛，五日闭塞不通，身痛体重，三日不已死。冬夜半，夏日中。"《素问·玉机真脏论》所谓"五脏受气于其所生，传之于其所胜，气舍于其所生，死于其所不胜。病之且死，必先传行，至其所不胜，病乃死。此言气之逆行也，故死。肝受气于心，传之于脾，气舍于肾，至肺而死。心受气于脾，传之于肺，气舍于肝，至肾而死"。疾病发展中，心病可传变到肝。故心与肝在疾病发生、发展和传变过程中都密不可分。

## 二、《难经》继承发展《黄帝内经》对肝心的论述

《难经》原名《黄帝八十一难经》，又称《八十一难》，是中医学现存较早的经典著作，分别论述了脉学、经络、藏象、疾病、腧

穴、治疗等医学内容，是对《黄帝内经》相关内容的补充与阐发。《难经》从生理和病理等多个方面阐述了肝心之间的相关性。

**1. 肝心的生理**

《难经》重视脏腑结构的认识，并将比象归类思维与脏腑功能结构相融合。《难经·四十一难》曰："肝独有两叶，以何应也？然：肝者，东方木也。木者，春也。万物始生，其尚幼小，意无所亲，去太阴尚近，离太阳不远，犹有两心，故有两叶，亦应木叶也。"《难经·四十二难》曰："肝重二斤四两，左三叶，右四叶，凡七叶，主藏魂。心重十二两，中有七孔三毛，盛精汁三合，主藏神。"阐述了肝心的解剖结构和功能。《难经·四难》曰："脉有阴阳之法，何谓也？然：呼出心与肺，吸入肾与肝，呼吸之间，脾也其脉在中。"《难经》从脉跳角度切入，描述了肝心皆与呼吸相关。

**2. 肝心的病理**

《难经·十难》曰："五邪刚柔相逢之意也。假令心脉急甚者，肝邪干心也；心脉微急者，胆邪干小肠也。"本难以心病为例，运用五行生克制化关系概括了五脏病传规律。肝脏先受外邪而发病，后因心气不足，肝邪乘虚进入心，形成了肝与心的合并证。《难经·五十三难》曰："七传者，传其所胜也。间脏者，传其子也。何以言之？……假令心病传脾，脾传肺，肺传肾，肾传肝，肝传心，是子母相传，竟而复始，如环无端，故曰生也。"间隔一脏而传，传至所生的一脏，按母子相生的关系挨次传变的，最后仍复回返到开始相传的一脏，周而复始，连续着像圆环一样的没有止端，这样的传变预后多属良好。肝母为病，传于心子，母子相生，虽有邪气，正气环复，故预后良好。

**3. 肝心病的治疗**

《难经·六十九难》曰："经言，虚者补之，实者泻之，不实不虚，以经取之，何谓也？然：虚者补其母，实者泻其子，当先补之，然后泻之。不虚不实，以经取之者，是正经自生病，不中他邪也，当自取其经，故言以经取之。"治疗时可根据十二经脉之间的异经母子关系进行补泻，即按照十二经脉之间的五行配属，虚则补母经的本穴，实则泻子经的本穴。如心之虚证，虚则补其母，取五腧穴中的井穴，井穴属木，木为火之母，井穴在荥穴的上方，所以心之虚证刺井穴。

## 三、张仲景《伤寒杂病论》论肝心

《伤寒杂病论》，为东汉张仲景所撰，系统地分析了伤寒的原因、症状、发展阶段和处理方法，创造性地确立了对伤寒病的"六经分类"的辨证施治原则，奠定了理、法、方、药的理论基础，是我国第一部理法方药俱备的医学专著。书中从多方面对肝心进行了论述。

### 1. 肝心的病理

肝心的病理相关联，如《伤寒论·平脉法》言："问曰：脉有相乘、有纵、有横、有逆、有顺，何也？师曰：水行乘火，金行乘木，名曰纵；火行乘水，木行乘金，名曰横；水行乘金，火行乘木，名曰逆；金行乘水，木行乘火，名曰顺也。"如果五脏之气相乘相克，则为病脉。春季反见洪脉，是心火乘肝木，这些是子气克母，名叫逆。心肝疾病具有相关性。人体的血液储藏于肝，通过心的作用运行全身，肝储藏血液不足，会导致心肝血虚。肝为心之母脏，其受邪可传及子脏，如《伤寒论·辨厥阴病脉证并治》曰："厥阴之为病，消渴，气上撞心，心中疼热，饥而不欲食，食则吐蛔，下之利不止。"厥阴为病，阳不为其所用而相火内郁，风火交煽，以致肝气横逆，夹相火上冲，见气上撞心，心中疼热。妇人热入血室，其病位在肝与血室，热邪波及于心所致心之神明失司，而出现"暮则谵语，如见鬼状"的症状。

**2. 肝心病的治疗**

《金匮要略·脏腑经络先后病脉证第一》曰："夫肝之病，补用酸，助用焦苦，益用甘味之药调之。酸入肝，焦苦入心，甘入脾。脾能伤肾，肾气微弱，则水不行；水不行，则心火气盛，则伤肺；肺被伤，则金气不行；金气不行，则肝气盛，则肝自愈。此治肝补脾之要妙也。肝虚则用此法，实则不在用之。经曰：虚虚实实，补不足，损有余，是其义也。余脏准此。"焦苦之药以助心之少火，心火旺可以感气于肝。同时，心之少火旺可以制约肺金，肺金受制，则木不受克而肝病自愈。《金匮要略·血痹虚劳病脉证并治》指出："虚劳虚烦不得眠，酸枣汤主之。"肝藏血，血舍魂；心藏神，血养心。肝血不足，则魂不守舍；心失所养，加之阴虚生内热，虚热内扰，故虚烦失眠、心悸不安。方中重用酸枣仁，以其甘酸质润，入心、肝之经，养血补肝，宁心安神；茯苓宁心安神；知母苦寒质润，滋阴润燥，清热除烦；川芎之辛散，调肝血而疏肝气；甘草和中缓急。诸药相伍，共同治疗治疗心肝血虚。

# 第二节　魏晋继承发展

## 一、王叔和《脉经》从脉象论肝心

《脉经》，共10卷，为中国现存最早的脉学专著。该书集汉以前脉学之大成，在阐明脉理的基础上联系临床实际。书中从肝心脉学的相关性方面阐述肝心之间联系。

### 1. 肝心的脉象

王叔和确立了寸、关、尺三部分属不同脏腑。左手寸、关、尺分别对应心、肝、肾，右手寸、关、尺分别对应肺、脾、肾。《脉经·卷第一·两手六脉所主五脏六腑阴阳逆顺》中明确指出："肝心出左，脾肺出右，肾与命门，俱出尺部。""心部在左手关前寸口是也，即手少阴经也，与手太阳为表里，以小肠合为府。""肝部在左手关上是也，足厥阴经也，与足少阳为表里，以胆合为府。""平三关阴阳二十四气脉"与"平人迎神门气口前后脉"进一步确定了小肠与心同居左寸，胆与肝居左关，膀胱与肾居左尺，大肠与肺居右寸，胃与脾居右关，膀胱（子户）与肾居右关。脉象分轻重，《脉经·卷第一·持脉轻重法》中指出"脉有轻重""如六菽之重，与血脉相得者，心部也""如十二菽之重，与筋平者，肝部也"。《脉经·卷第一·辨脉阴阳大法》中提及的"心肺俱浮""肾肝俱沉"。"三菽之重""六菽之重"即为浮取，候心肺；"十二菽之重""按之至骨"即为沉取，候肝肾。

**2. 肝心病的脉象**

肝心疾病间脉象也具有相关性。心病可以乘肝，如《脉经·卷三·心小肠部》曰："夏心火王，其脉洪，大而散，名曰平脉。反得沉濡而滑者，是肾之乘心，水之克火为贼邪，大逆，十死不治。反得大而缓者，是脾之乘心，子之扶母，为实邪，虽病自愈。反得弦细而长者，是肝之乘心，母之归子，为虚邪，虽病易治。"肝病可以乘心，如《脉经·卷三·肝胆部》曰："春以胃气为本。春，肝木王，其脉弦细而长，是平脉也。反得微涩而短者，是肺之乘肝，金之克木，大逆，十死不治；反得浮大而洪者，是心乘肝，子之扶母，虽病当愈。"再者，肝心不同疾病会出现相同脉象。"肝心俱至，则热甚疢，汗不出，妄见邪……心肺满大，痏痿筋挛。肝脉小急，痏痿筋挛。肝脉骛暴，有所惊骇，脉不至，若喑不治自已。肾脉小急，肝脉小急，心脉小急，不鼓，皆为瘕"。

## 二、皇甫谧《针灸甲乙经》从针灸论肝心

《针灸甲乙经》是中国现存最早的一部针灸学专著，也是最早将针灸学理论与腧穴学相结合的一部著作。原名《黄帝三部针灸甲乙经》，简称《甲乙经》。该书从针灸治疗等多方面论述肝心相关。五脏疾病可相互传变，肝心二脏之间也不例外。《针灸甲乙经·卷六·五脏传病大论》曰："五脏受气于其所生，传之于其所胜，气舍于其所生，死于其所不胜。病之且死，必先传其所行，至不胜乃死。此言气之逆行也，故死。肝受气于心，传之于脾，气舍于肾，至肺而死。心受气于脾，传之于肺，气舍于肝，至肾而死……此皆逆死也。一日一夜五分之，此所以占死者之早暮也。"《针灸甲乙经·五脏传病大论》所述："邪气之客于身也，以胜相加，至其所生而愈，至其所不胜而甚，至其所生而持，自得其位而起。"在针灸治疗方面，心病可选取足厥阴肝经的穴位。《针灸甲乙经·寒气客于五脏六腑发卒心痛胸痹心疝三虫》曰："厥心痛，色苍苍如死状，终日不得太息者，肝心痛也，取行间、太冲。""心痛引少腹满，上下无常处，溲便难，刺足厥阴。""心疝暴痛，取足太阴、厥阴，尽刺之血络。喉痹舌卷，口干烦心，心痛，臂表痛（《灵枢》及《太素》俱作臂内廉痛）。"

## 三、巢元方《诸病源候论》在病因证候上发展了肝心相关学说

中国最早的论述以内科为主各科疾病病因和证候的专著，又称《诸病源候总论》《巢氏病源》。该书总结了隋以前的医学成就，对临床各科病证进行了搜求、征集、编纂，并予系统地分类，内容丰富，包括内、外、妇、儿、五官、口齿、骨伤等多科病证，在传染病、寄生虫病、外科手术等方面，有不少精辟论述。该书从病因证

候上论述了肝心之间的相关性。

**1. 神志病**

心肝虚损，感受风邪，可出现惊恐病。《诸病源候论·风惊恐候》曰："风惊恐者，由体虚受风，入乘脏腑。其状，如人将捕之。心虚则惊，肝虚则恐。足厥阴为肝之经，与胆合；足少阳为胆之经，主决断众事。心肝虚而受风邪，胆气又弱，而为风所乘，恐如人捕之。"《诸病源候论·风惊候》曰："风惊者，由体虚，心气不足，为风邪所乘也。心藏神而主血脉，心气不足则虚，虚则血乱，血乱则气并于血，气血相并，又被风邪所乘，故惊不安定，名为风惊。"

**2. 出血性疾病**

诸出血类疾病多与肝心相关。《诸病源候论·吐血候》曰："夫吐血者，皆由大虚损及饮酒、劳损所致也。但肺者，五脏上盖也，心肝又俱主于血。上焦有邪，则伤诸脏，脏伤血下入于胃，胃得血则闷满气逆，气逆故吐血也。"《诸病源候论·呕血候》曰："夫心者，主血；肝者，藏血。愁忧思虑则伤心，恚怒气逆，上而不下则伤肝。肝心二脏伤，故血流散不止，气逆则呕而出血。"《诸病源候论·汗血候》曰："肝藏血，心之液为汗，故血从肤腠而出也。"《诸病源候论·汗血候》曰："汗血者，肝心二脏虚故也。肝藏血，而心主血脉，心之液为汗。肝是木，心是火，母子也。血之行，内在腑脏，外通经络。劳伤肝心，其血脉虚者，随液发为汗而出也。"《诸病源候论·产后汗血候》曰："肝藏血，心主血脉。产则营损肝心，伤动血气。血为阴，阴虚而阳气乘之，即令汗血。此为阴气大虚，血气伤动，故因汗血出，乃至毙人。"

**3. 目茫茫病**

心肝虚损可致目茫茫。《诸病源候论·目茫茫候》曰："夫目是五脏六腑之精华，宗脉之所聚，肝之外候也。腑脏虚损，为风邪痰热所乘，气传于肝，上冲于目，故令视瞻不分明，谓之茫茫也。凡目病，若肝气不足，兼胸膈风痰劳热，则目不能远视，视物则茫茫漠漠也。若心气虚，亦令目茫茫，或恶见火光，视见蜚蝇黄黑也，诊其左手尺中脉，沉为阴，阴实者目视茫茫。其脉浮大而缓者，此为逆，必死。"

## 第三节　唐宋落实脏腑论肝心相关

### 一、孙思邈《备急千金要方》治疗上补心益肝

《备急千金要方》，唐朝孙思邈所著，是中国古代中医学经典著作之一，被誉为中国最早的临床百科全书，是综合性临床医著。该书集唐代以前诊治经验之大成，对后世医家影响极大。《备急千金要方·肝劳》论曰："肝劳病者，补心气以益之，心旺则感于肝矣。人逆春气则足少阳不生，而肝气纳变，顺之则生，逆之则死，顺之则治，逆之则乱，反顺为逆，是谓关格，病则生矣。"肝劳病得于春季，人不顺应自然，机体少阳之气不生，所以肝劳病的治疗可以补益心，心为肝之子，心脏健旺，则肝感于心，肝劳得愈，肝劳病是肝虚进一步加重而成。子能令母实，母能令子虚，可以通过补益子脏来治疗，即肝劳者可补心以治之。代表方为猪膏酒方。方中猪膏甘润滋阴，姜和酒助心气，温通心脉，诸药合用，阴阳并补，温通血脉，血脉畅通，津液复流，肝劳得愈。

### 二、钱乙《小儿药证直诀》从五脏病机论述肝心相关

《小儿药证直诀》，为宋代钱乙撰写，是中医儿科的奠基之作，

又名《小儿药证真诀》《钱氏小儿药证直诀》。此书全面论述了小儿的生理病理特点及临床证治，其脏腑辨证及所创新方对后世影响很大。钱乙儿科五脏证治在继承前人经验的基础上，又有所独创和发展，强调了五脏之间、五脏与自然之间是一个统一的整体。该书从五脏病论治肝心。

**1. 肝心相关疾病**

《五脏病》曰："肝病，哭叫，目直，呵欠，顿闷，项急。心病，多叫哭，惊悸，手足动摇，发热饮水。"《小儿药证直诀·五脏所主》曰："心主惊。实则叫哭发热，饮水面摇；虚则卧而悸动不安。肝主风。实则目直，大叫，呵欠，项急，顿闷；虚则咬牙，多欠气。热则外生气；湿则内生气。"人体是一个有机的整体，各脏腑的关系既相互协同又相互制约。钱乙认为抽搐若单由肝风尚不致为搐，得心热后，热盛而发搐。

**2. 肝心病的治疗**

小儿肝风又加上心火亢盛可出现四肢抽搐，治疗上平肝风用泻青圆，清心火用导赤散。《小儿药证直诀·肝有风》曰："目连扎不搐，得心热则搐。治肝，泻青丸；治心，导赤散主之。"《小儿药证直诀·肝有热》曰："目直视不搐，得心热则搐。治肝，泻青丸；治心，导赤散主之。"《小儿药证直诀·肝有风甚》曰："凡病或新或久，皆引肝风，风动而上于头目，目属肝，肝风入于目，上下左右如风吹，不轻不重，儿不能任，故目连扎也。若热入于目，牵其筋脉，两眦俱紧，不能转视，故目直也。若得心热则搐，以其子母俱有实热，风火相搏故也。治肝，泻青丸；治心，导赤散主之。"抽搐也应肝心同治。如《小儿药证直诀·日午发搐》曰："因潮热，巳、午、未时发搐，心神惊悸，目上视，白睛赤色，牙关紧，口内涎，手足动摇。此心旺也，当补肝治心。治心，导赤散、凉惊丸；补肝，地黄丸主之。"书中也介绍了补母泻子的治疗方法。如《小儿药证直诀·诸疳》曰："疳皆脾胃病，亡津液之所作也。因大病或吐泻后，以药吐下，致脾胃虚弱亡津液。且小儿病疳，皆愚医之所坏病。假如潮热，是一脏虚一脏实，而内发虚热也。法当补母而泻本脏则愈。假令日中发潮热，是心虚热也，肝为心母，则宜先补肝，肝实而后泻心，心得母气则内平，而潮热愈也。"

### 三、陈无择《三因极一病证方论》论肝心母子相感

《三因极一病证方论》，古代汉族医学名著。原题《三因极一病源论粹》，简称《三因方》。宋·陈言撰，对中医病因学进行了系统化整理。该书从多方面对肝心相关进行了论述，认为肝主疏泄，情志不畅，阻塞气机，气血运行紊乱，痹阻心脉而发心痛。如《三因方·内所因心痛证治》所述，见肝心痛"色苍苍如死灰状，终日不得太息"。再者，肝心二脏为母子关系，疾病间可相互传变。如《三因极一病证方论·内所用论》曰："若其子母相感，则母虚能令子虚，子实能令母实。《经》曰：实则泻其母，虚则补其子。如肝实则泻肾，肝虚则补心，如百姓足，君孰与不足，此经之本意也，《难经》则反是，及观《金匮》之论，其得为多。肝虚补用酸，助用焦苦，益用甘味之药，酸入肝，焦苦入心，甘入脾，脾能制肾，肾气微弱，则水不行，水不行则心火盛，心火盛则肺金受制，肝气乃舒，肝气舒则肝病自愈，此补子之意也。肝虚则用此，实则反之。《千金》亦云：肝虚当补心，心旺则感于肝，皆此类也。"

## 第四节　金元医家各自发挥肝心相关

### 一、刘河间《素问玄机原病式》从五行生克制化认识肝心相关

《素问玄机原病式》，是刘完素最主要的医学著作。该书以《素问》提出的病机十九条为基础，将常见疾病进行了比较系统的归类，并对这些疾病的病因病机做了分析，对病机十九条加以深入的阐发和补充，对五运六气学说作了浅近和形象的解释。书中阐述了肝心之间的联系。刘完素认为："五行之理递相济养，是谓和平。交互克伐，是谓兴衰，变乱失常，灾害由生。"无论自然界，还是人体脏腑之间，均具有五行生克之理，既互相依存，又相互制约。心火旺胜肺金，不能制肝木，则木化自甚，就会发生眩晕、痉挛等属风的病证。《素问玄机原病式·五运主病》曰："所谓风气甚，而头目眩运者，由风木旺，必是金衰不能制木，而木复生火，风火皆属阳，多为兼化，阳主乎动，两动相搏，则为之旋转。故火本动也，焰得风则自然旋转。如春分至小满，为二之气，乃君火之位；自大寒至春分七十三日，为初之气，乃风木之位，故春分之后，风火相搏，则多起飘风，俗谓之旋风是也，四时多有之。"心肝为母子，心火亢盛，火实克金，肝木不平，故发病，如吐酸，中风。《素问玄机原病式·热类》云："吐酸，酸者，肝木之味也。由火盛制金，不能平木，则肝木自甚，故为酸也。"《素问玄机原病式·热类》云："中风偏枯者，由心火暴盛，而水衰不能制火，则火实克金，金不能平木，则肝木胜，而兼于火热，则卒暴僵仆。"

## 二、张子和《儒门事亲》从寒热论肝心相关

《儒门事亲》，是金代张从正编撰中医著作。该书注重阐发邪实为病的理论，倡导攻下三法，用药偏于寒凉，但在攻邪方面有其长处。书中以六邪归纳诸病之因，以三法治之，名之为"六门三法"，此即为该书创立的"攻邪论"的主要思想。书中论述了肝心相关的疾病。《儒门事亲·风论》曰："凡人患目肿，经年不瘥，俗言头风所注。更加头痛者，岂非头风者欤？此乃足厥阴肝之经，手少阴心之经，兼五脏俱有大热也。可先用通解丸，通利大、小便，后用大黄越桃饮子。"患者目肿经年不愈，兼有头痛，是心肝经有大热，五脏皆热。肝移寒于心，可致噎食。《儒门事亲·斥十膈五噎浪分支派疏》曰："肝移寒于心为狂，膈中阳气与寒相薄，故膈食而中不通，此膈阳与寒为之也，非独专于寒也。"

## 三、李东垣《脾胃论》从子令母实论述肝心相关

《脾胃论》，李杲所著。三卷。他依据临床实践，结合医学理论，认为脾胃在人体生理活动中最为重要，提出"内伤脾胃，百病由生"的主张。书中对从母子关系论述了肝心相关。《脾胃论·脾胃胜衰论》论及"所胜妄行者，言心火旺能令母实，母者，肝木也，肝木旺则挟火势，无所畏惧而妄行也，故脾胃先受之"，指出心火旺，子旺令母实，心火之母为肝木，故肝木实，肝木实又夹带心火，则加重气机妄行，此二者相互作用，累及脾胃。心火亢盛，子令母实，肝火亦盛。《脾胃论·胃虚脏腑经络皆无所受气而俱病论》曰："以五脏论之，心火亢甚，乘其脾土曰热中，脉洪大而烦闷……且心火大盛，左迁入于肝木之分，风湿相搏，一身尽痛，其脉洪大而弦，时缓，或为眩运战摇，或为麻木不仁，此皆风也。"

## 四、朱丹溪《格致余论》从君相互制认识肝心相关

《格致余论》是朱氏医学论文集，全书1卷，共收医论42篇，涉及内容广泛。书中提出了肝心相火君火之间的关系。朱丹溪创立"相火论"，《格致余论·相火论》中所云："惟火有二：曰君火，人火也；曰相火，天火也……以名而言，形气相生，配于五行，故谓之君；以位而言，生于虚无，守位禀命，因其动而可见，故谓之相。"他认为君火为后天之火，对应心，因为心为"君主之官"所以称之为君火；而相火为先天之火，它的生理特性是"守位禀命"，相火"寄于肝肾二部""肝肾之阴，息具相火"。人体后天的活动，例如人的思维、情感变化都是君火的作用；而脏腑运动、气血津液的化生、气机的升降出入都要依赖相火，相火要在君火的统帅之下才能发挥正常的作用。《格致余论·阳有余阴不足论》曰："主闭藏者，肾也；司疏泄者，肝也。二脏皆有相火，而其系上属于心。心，君火也，为物所感则易动，心动则相火亦动，动则精自走，相火翕然而起，虽不交会，亦暗流而疏泄矣。所以圣贤只是教人收心养心，其旨深矣。"《格致余论·房中补益论》曰："盖相火藏于肝、肾阴分，君火不妄动，相火惟有禀命守位而已，焉有燔灼之戒虐焰，飞走之狂势也哉？"《格致余论·相火论》曰："五脏各有火，五志激之，其火随起。""相火易起，五性厥阳之火相扇，则妄动矣。"相火容易妄动而为贼邪，当心神被外界事物所诱惑，君火引动相火，相火燔灼为"亢火"，煎熬肝肾之真阴，阴虚则病。

## 第五节　明清医家对肝心理论的临床发挥

### 一、薛己《薛氏医案》从气机论述肝心相关

《薛氏医案》，是一部大型医学丛书。该书是薛己及其父薛铠所撰集校注的医书 24 种合刊而成。本书从多方面论述肝心相关。《薛氏医案》曰："肝气通则心气和，肝气滞则心气乏。"肝主疏泄，以血为本，以气为用，体阴而用阳。其疏泄有度，则可使气机运行通畅而不留滞。若气机疏散通畅，则血行亦运通无阻，气血安和，元真通畅，则脏腑器官的功能即能生化有序，制约不失其度。肝疏泄失常，气机不畅，则会发生心病。五脏之间相互关联，脏腑之间存在相生相克的多种关系。心主血脉，肝主疏泄，二者关系密切。《明医杂著》曰："洁古张先生云：'五脏子母虚实，鬼邪微正，若不达其旨意，不易得而人焉。'徐用诚先生云：'凡心脏得病，必先调其肝肾二脏，肾者心之鬼，肝气通则心气和，肝气滞则心气乏，此心病必求于肝，清其源也。'"

### 二、张介宾从五行互藏论肝心

张介宾，是明代的著名医家。著有《类经》《类经图翼》《类经附翼》《景岳全书》（含《新方八阵》）《质疑录》等中医经典著作，其学术思想对后世影响很大。张景岳从五行关系间论述了肝心相关。五脏之脏气可互藏。《类经图翼·五行统论》曰："所谓五者之中有互藏者，如……火之互藏，木钻之而见，金击之而见，石凿之而见；惟是水中之火，人多不知，而油能生火，酒能生火，雨

大生雷，湿多成热，皆是也。且火为阳生之本，虽若无形，而实无往不在，凡属气化之物，非火不足以生，故五行之中，一无火之不可也……木之互藏，生于水，植于土，荣于火，成于金。凡发生之气，其化在木。即以人生而言，所衣所食皆木也，得木则生，失木则死，故曰人生于寅，寅者阳木之位也。由人而推，则凡动植之类，何非阳气？而又何非木化？此五行万物之中，一无木之不可也。"肝木伤，则心发为寒变。《类经图翼·四气调神》曰："肝属木，王于春，春失所养，故伤肝，肝伤则心火失其所生，故当夏令则火有不足，而寒水侮之，因为寒变。寒变者，变热为寒也。春生既逆，承生气而夏长者少矣。"《类经图翼·阴阳发病》曰："所谓生阳死阴者，肝之心谓之生阳，肝之心，自肝传心也。以木生火，得其生气，是谓生阳，不过四日而愈已。"心肝与情志病相关。如《类经图翼·情志九气》亦曰："情志之伤，虽五脏各有所属，然求其所由，则无不从心而发……可见心为五脏六腑之大主，而总统魂魄，兼该志意。故扰动于心则肺应，思动于心则脾应，怒动于心则肝应，恐动于心则肾应，此所以五志惟心所使也。"

### 三、吴昆从病理论述肝心相关

吴昆，明代著名医家、医学理论家、藏书家，是《素问》的重要注释者之一，以王冰的24卷本为底本，删繁就简，著成《黄帝内经素问吴注》。书中论述了心肝的病理关系。四季变化与肝心病有关。《黄帝内经素问吴注·四气调神大论》曰："逆，反其升发之令也。肝象木，王于春，肝气既伤，则夏火为木之子，无以受气，故病生于夏而为寒变。四时之气，春生夏长，逆春伤肝，故少气以奉于夏长之令也。"春季肝虚，夏季会生寒变。同时他认为"刺春分而伤肝木，肝主筋，筋力衰，故欲卧。肝病则胁胀，故不能眠。肝为心之母，肝病则心失养，心失养则神不守舍，故眠而有见，所谓脱阳者，见鬼是也"。冬刺春风，肝病会出现心神失养。肝可移寒于心，如《黄帝内经素问吴注·气厥论》曰："肝移并阴气于心，心主火而藏神，神为寒气所薄，薄则乱，故狂、膈中。"肝可移热于心，如《黄帝内经素问吴注·气厥论》曰："心为天君，身之主也，不经受邪。肝为将军之官，气之急疾，猛于风火，若肝木上逆，移其热邪上并于心，心受其邪，则身失其主，故死。"

## 四、陈士铎《石室秘录》从治疗上论述肝心关系

《石室秘录》为清代著名医家陈士铎编著，是中医古籍中唯一一部以治法为主要内容和目标的著作。全书论述总计128法、17论、7门、16杂病，该书阐述了内、外、妇、儿、五官等100种左右疾病的证治，收古今成方及作者自定方500余首，其中大多处方为自裁，是中医古籍中理论联系实际、理法方药俱备的治法专著。书中主要从治法上论述了肝心相关。心病可从肝论治。《石室秘录·近治法》曰："心痛暴亡，非寒即火。治火之法，止消二味。用炒栀子五钱，白芍五钱，煎汤服之。（〔批〕自焚急救汤。）下喉即愈。治寒之药，必须多加。方用人参三钱，白术五钱，肉桂一钱，附子一钱，甘草一钱，白芍三钱；熟地一两，山茱萸四钱，良姜一钱，水煎服，（〔批〕消冰散。）二方各有深意，前方因火盛而泻以肝木也。"《石室秘录·偏治法》曰："天师曰：偏治者，乃一偏之治法。譬如人病心痛，不治心而偏治肝……心痛，人以为病在心也，不知心乃神明之宰，一毫邪气不可干犯，犯则立死。人病心痛，终年累月而不愈者，非心痛也，乃包络为心之膜，以障心宫，邪犯包络，则心必痛。包络名为膻中，乃心之臣也。相为贼所攻，君有不振恐者乎？臣辱则君忧，此心之所以痛而不宁也。然则宜治包络，何以必责之肝也……肝属木，包络属火，肝木生心火，治其肝木之寒，则心火有养，而包络之寒邪自散。况肝木之气既温，生心

之余，必能来生包络，故不必救包络，而必先救肝。肝木得寒，则涩而不舒，散肝中之邪，即所以散包络之邪也。方用苍术二钱，白芍五钱，当归一两，肉桂一钱，良姜一钱，水煎服。（〔批〕定痛至圣丹）。"肝心可同治。如《石室秘录·双治法》云："天师曰：双治者，一经有疾，单治一经不足，而双治二经始能奏效，故曰双治。如人病心痛，不可只治心痛，必须兼治肝……盖心气之伤，由于肝气之不足，补其肝，而心君安其位矣。方用白芍五钱，当归五钱，有火加栀子三钱，无火加肉桂二钱，水煎服。（〔批〕心肝双解饮。）疼立止。盖芍药平肝又能生肝之血，与当归同用，更有奇功。栀子、肉桂皆是清肝助肝之神品，肝气既平，则心气亦定。子母有关切之谊，母安而子未有不安者。此心肝两治之妙法也。"陈士铎辨治痴呆尤重脏腑生克关系，若肝阴枯竭，木无水养，则肝木焦枯，心火化生无源而致心中寒冷，如转呆汤中伍白芍以补肝阴。

## 五、喻昌《医门法律》从情志方面论述了肝心关系

《医门法律》为清初名医喻昌所著，书中多处论述了肝心相关。情志病与心肝相关。心藏神，主神志，心气充沛，心情舒畅；肝藏魂；肝主疏泄，肝气条达，则心情舒畅。《医门法律》曰："心为五脏六腑之大主，而总统魂魄，兼赅意志。故扰动于心则肺应，思动于心则脾应，怒动于心则肝应，恐动于心则肾应，此所以五志惟心所使也。"心肝常有余，心肝易火旺。《医门法律·先哲格言》曰："西北二方，在人为肾水肺金所居之地，二脏常恐其不足。东南二方，在人为肝木心火所居之位，二脏常恐其有余。"肝病可以导致心痛，心病可从肝论治。他认为："五脏失治，皆为心痛，刺治分经，理甚明悉……肝心痛者，多由木火之郁，病在血分，故色苍苍如死状。"

## 六、杨时泰《本草述钩元》从药物主治论述肝心相关

《本草述钩元》，汉医药学著作，杨时泰撰，成书于清道光十三年（公元1833年）。此书为作者对刘若金的《本草述》删繁节要而成。各药主要内容及编排次序与《本草述》多同。且将《本草述》中刘氏的"愚按"改为"论"，各药论述仍以性味、采摘、鉴别、主治及临床配伍诸项为主。书中从药物方面论述了肝心相关。肝心二脏为母子关系，如《本草述钩元·湿草部》云："心属火，而小肠为腑。火，阳也，小便之行，虽本于血，而不离于阳以宣之，故肝为心母以应之。主小便而所司在气道当此也。"血液的生成与肝心相关，如《本草述钩元·卷二十二》云："肝合于肺，肺合于心，以化血化气化精。从后天以培先天者。"肝系连于心系，如《本草述钩元·卷三十一》云："故又能治中风。盖风火阳也。心为火主。风逐火焰。火散而风自平。且肝脾之系。俱连系于心。"

## 七、唐容川从血液运行论述肝心关系

《血证论》为清代唐宗海著。他研讨组合方药，"用治血证，十愈八九"，著成"理足方效"的《血证论》。书中主要从血液运行上论述了肝心相关。血的生成与肝心相关。唐容川在《血证论·阴阳水火气血论》提出"血生于心火，而下藏于肝"。《血证论·阴阳水火气血论》所云："何以言火而化血哉。血色，火赤之色也，火者心之所主，化生血液以濡周身；火为阳，而生血之阴，即赖阴血以养火，故火不上炎，而血液下注，内藏于肝，寄居血海，由冲任带三脉，行达周身，以温养肢体。男子则血之转输，无从觇验。女子则血之转输，月事时下，血下注于血海之中，心火随之下济，故血盛而火不亢烈……如或血虚，则肝失所藏，木旺而愈动火，心失所养，火旺而益伤血，是血病即火病矣，治法宜大补其血，归、地是

也。然血由火生，补血而不清火，则火终亢而不能生血，故滋血必用清火诸药。"血液的运行与肝心相关。《血证论·脏腑病机论》所云："肝为风木之脏，胆寄其间，胆为相火，木生火也，肝主藏血，血生于心，下行胞中，是为血海。凡周身之血，总视血海为治乱。血海不扰，则周身之血，无不随之而安。肝经主其部分，故肝主藏血焉，至其所以能藏之故，以肝属木，木气充和条达，不致遏郁，则血脉得畅。设木郁为火，则血不和，火发为怒，则血横决，吐血错经血痛诸证作焉。"血虚可以肝心同治。有肝经血脉大损，虚悸脉代者，法宜大生其血。即此时肝血亏虚，阴损及阳或尚未损及阳气，总归无阳亢之热象表现，仅为血虚之证，应从心脾入手大补肝血：一者脾为后天之本、气血生化之源；二者心主血脉，心气可化赤为血。

## 第六节　现代中医名家对肝心同病的认识

### 一、刘渡舟对肝心关系的认识

刘渡舟，北京中医药大学终身教授、博士生导师，当代著名的中医学家。刘老力倡仲景之学，注重对中医经典著作的研究，特别是对《伤寒论》六经辨证理论体系的研究。他潜心研究数十年，撷古采今，结合自己的心得体会，著有《伤寒论通俗讲话》《伤寒论十四讲》《伤寒论诠解》等书。他认为胸痹心痛的发病与肝心相关。亦对胸痹心痛的治疗有独到的见解，共分为十法，其中一法为疏肝清热解郁法。故可见心病可从肝论治。肝为风木之脏，喜条达而恶抑郁。他认为若性格内向，心情抑郁，则使气机郁滞，郁久而化火，百病乃由生，故可见肝病累及心的病证，症见：胸闷或痛，心悸气短，心烦眠差，性情急躁，善太息，伴有头晕耳鸣，舌尖红苔白腻，脉沉弦等。治当疏肝清热解郁，方用加味逍遥散：牡丹皮10g，山栀子10g，当归12g，白芍12g，柴胡10g，茯苓15g，白术10g，炙甘草6g，煨姜3g，薄荷（后下）3g。临床每见心脏病患者经他医百治无效，经刘老据此脉证施用此方而获良效。刘老指出："临床当视气病、血病孰轻孰重，用药则随之有所侧重，偏重血分为病者，当归、白芍重用，气分病重者则少用此二味，更加枳壳、木香，或香附、郁金等行气药。"

## 二、颜正华对肝心关系的认识

颜正华，北京中医药大学主任医师、教授，1940年7月起从事中医临床工作，为全国老中医药专家学术经验继承工作指导老师、"首都国医名师"，国家级非物质文化遗产传统医药项目代表性传承人。颜正华认为肝心的生理病理关系密不可分。肝失疏泄、肝气郁结存在于许多疾病的病变过程中，影响着疾病的发生、发展、转归及预后。生理上肝主疏泄的功能对于维持其他脏腑正常的功能至关重要。心有赖于肝的疏泄，血虽为心所主。但心主血脉尤其是心气对心血的推动作用有赖肝气的疏泄；且肝为藏血之脏，并与冲任二脉关系密切。因此，只有肝气调达，心气推动正常有力，才能血脉通畅。病理上肝失疏泄，气机郁滞易致血液运行不畅，郁滞不行，则心脉痹阻。因此颜老常于疏肝方中加以活血之品，如当归、川芎、赤芍、丹参等。不仅可以防止肝失疏泄导致血脉运行不畅，还可以因血能载气，两者相互为用，通过改善血行可促进肝气的疏泄。

## 三、邓铁涛对肝心关系的认识

邓铁涛广州中医药大学终身教授，博士生导师，中华全国中医学会常务理事。邓铁涛教授既重视理论又着力于临床，先后提出五脏相关学说、脾胃学说、痰相关学说等诸多学说，对现代中医理论的发展产生积极的影响。他提出的"五脏相关学说"，凝聚了对中医理论继承与发展的高度认识。邓铁涛教授亦一直以五脏相关学说指导其临床，取得了显著成效。肝心生理病理关系密不可分。邓老认为肝为刚脏，性喜条达而恶抑郁，主疏泄及藏血。从生理功能来看，心与肝的关系主要体现在血液运行和精神意志两个方面。临床常见心、肝两脏互传的证候。如心肝血虚证，两脏之血虚证常常互为因果。在神志方面，心所主之"神"与肝所藏之"魂"不可分离。心律失常的发病与肝心相关。心悸病位在心，但与肝有密切关系。肝气通则心气和，肝气滞则心气乏，故肝为发病之源心为传病之所，肝主疏泄，体内阳气升降出入的正常运行，有赖于肝的疏泄条达。若疏泄正常，则脏腑调和，气血运行有序，若疏泄失司，肝木横逆，则脏腑失调，气机逆乱，或横逆，或升腾，逆乱冲心，气机失调，变生郁火、痰浊、瘀血等。诸邪皆可扰乱心神，而发心悸。治疗上大多运用疏肝解郁和补益肝血的方法。

## 四、朱良春对肝心关系的认识

朱良春，全国著名中医内科学家，治学严谨，医术精湛，对内科杂病的诊治具有丰富的经验，先后研制了"益肾蠲痹丸""复肝丸""痛风冲剂"等中药新药。主要学术著作有《虫类药的应用》《章次公医案》《医学微言》《朱良春用药经验集》等。朱老认为心悸应肝心同治。人的情志、血脉同受心、肝两脏的主宰和调节。心脏疾患的心悸、怔忡等症，除本脏致病外，与肝失疏泄密不可分。气滞则血瘀，心脉失畅，怔忡、惊悸作矣。心为君主之官，心安则五脏自趋安和。在治疗心悸时，朱老指出须注重心肝同治，用药首选太子参、合欢皮。太子参，其性不温不凉、不壅不滑，是补气生津之妙品。合欢皮，性味平甘，功擅宁心悦志、解郁安神，与太子参相配伍，对于心气不足、肝郁不达之心悸怔忡可有调肝解郁、两和气阴之效。

## 五、秦伯未对肝心关系的认识

秦伯未，现代中医学家，以治内科杂病见长，对虚痨痼疾尤精。秦伯未尤其重视对《黄帝内经》的钻研，享有"秦内经"之美称。在临床教学和实践中，秦伯未广泛应用《黄帝内经》理论做指导。他在温病、肝病、水肿病、腹泻、痛证、溃疡病、慢性传染性肝炎、心绞痛等方面的理论造诣很深。同时也积累了丰富的临床经验，并总结归纳出证治规律。肝心五行关系的相关性。秦伯未将五行生克辨证分为十六种证候，其中木不生火型为肝心虚弱。主证肝血不足可见目眩、不耐烦劳、筋惕肉䐃；心血不足，为心悸、少气、健忘、失眠，进一步出现心慌、脉象细弱结代等。木不生火一般分为三种情况：其一肝心血虚，即肝血虚不能养心，心血亦虚；其二肝血心气不足，先有肝血虚，继而出现心气虚；其三肝心虚弱，先有肝脏气血虚，而后心血、心阳虚弱。治疗上一般运用补肝养心法和温养心肝法，代表方如加减复脉汤和养心汤。

## 六、颜德馨对肝心关系的认识

颜德馨，中国著名中医理论家、中医临床学家。他长期从事疑难病症的研究，推崇气血学说，提出"气为百病之长，血为百病之胎""久病必有瘀，怪病必有瘀"的学术观点及调气活血为主的"衡法"治则，在中医治则学研究中，开辟了新的天地，是理论上的一个重大突破。著有《活血化瘀疗法临床实践》等，曾获首届"国医大师"称号。他认为心身疾病中肝心的关系密切。心主神明，五脏六腑之大主，主宰精神意识及情志活动。肝主疏泄、调畅气机，促进和调节血液运行，在保持心情舒畅方面起重要作用。若情志不畅，肝失疏泄，气机郁滞而致气血乖违、心神失养而出现精神活动异常。所以在情志病辨证中，颜德馨提倡紧紧抓住"心肝"这一中心环节，调畅气机，疏其血，令其条达而致和平。逍遥散为其代表方。颜老认为失眠与肝心的关系密切。失眠症尤其是新发实证，多由于情志不遂、肝郁气滞、脏腑功能紊乱，气、血、痰、火、瘀交结，故导致心神不宁。故治疗时多先从肝论治，同时注重调气血、安心神。

## 七、任继学对肝心关系的认识

任继学，广州中医药大学客座教授，北京中医药大学脑病研究室顾问，被评为首届"国医大师"。他曾先后提出肺胀、胆胀、真心痛、脾心痛、厥心痛、时行感冒、虚损性肾衰、急性肾风、慢性肾风等20余种病名及系统的辨证论治理论。关于心病从肝论治，他认为理由有二。其一，厥阴司疏泄，少阳主升发，故肝胆有疏理气机之职能。气为血之帅，气机不畅则血行滞涩，血脉不和，则有心痛。其二，肝主藏血、调血，为"凝血之本"，肝伤则血失疏泄，凝血失常，引致血络不畅，心脉受损。眩晕与肝心相关。他认为病位为肾、肝、心、脑。命火有亏，肝乏此火之温煦，肝阳不足，疏泄无力，调血功能阻滞；心乏此火之温煦，心火不足，心阳不振，血行阻滞。故肝心功能失调，气血循行不畅，是生病之源。

# 第三章
# 肝心同病的中医认识

　　中医学是宏观医学，中医理论体系是以气一元论、阴阳五行学说为哲学基础，整体观念为指导思想，脏腑经络的生理和病理为核心，辨证论治为诊疗特点的独特医学理论体系。人体是以五脏为中心、六腑相配合、气血精津液为物质基础，以经络联系脏腑并外连五官九窍、四肢百骸为有机统一整体，即"五脏一体观"。五脏分属五行，并按五行生克制化、乘侮胜复及五行互藏的规律而运动变化；阴阳又是中医学根本规律，标示事物内在本质属性。机体通过阴阳、五行、气血、脏腑等调节机制，使神志活动、气血运行、水液代谢等各种机能活动成为整体性活动，维持着机体内、外环境的相对稳定，实现了机体的完整统一性。

　　五脏相关学说作为传统五行学说的现代版，从理论及实验方面不断延伸，并得到初步总结，是研究中医五脏系统生理功能、病理变化特点及其相互关系，并予指导临证实践的学说，这使五脏关系的研究发生了质的飞跃。五脏是一个整体，有五个功能子系统，从两两相关模式切入，心肝在阴阳、五行、情志、气血津液方面关联甚密。对心肝相关理论进行学术梳理及内涵探讨，从整体观念角度对其进行整理与总结，提炼较为完善的生理、病理机制及诊疗思路，能够更好地指导中医临证实践。

# 第一节　阴阳与心肝相关

阴阳学说是中国古代朴素的对立统一理论，它认为世界是物质性的整体，是阴阳二气对立统一的结果，阴阳相互作用促进事物发生并推动发展和变化。中医运用阴阳学说阐明生命的起源及本质、人体生理功能、病理变化、疾病诊断及防治规律。《素问·宝命全形论》曰："人生有形，不离阴阳。"人是有机整体，禀阴阳气生，根据其脏腑、经络等，既可划分阴阳，又在其基础上相互联系。心、肝两脏的阴阳属性与其生理特点密切相关，在推动气血运行方面相互为用[1]。

## 一、以脏腑功能分阴阳

脏为阴，主里；腑为阳，主表。在藏象理论中，心肝皆为五脏，藏精气而不泻，其性属阴。正如《素问·金匮真言论》所言："言人身之脏腑中阴阳，则脏者为阴，腑者为阳。肝、心、脾、肺、肾，五脏皆为阴。"

以五脏的阴阳属性来看，与肺、肾、脾三脏相对而言，心、肝二脏是五脏中的阳脏，有"牡"脏之称。《素问·金匮真言论》所述："故背为阳，阳中之阳，心也……腹为阴……阴中之阳，肝也。"心居上焦，属火，通夏，而主温通，以阳气为用；肝位中焦，属木，通春，而主升发，肝体藏血为阴，其气类火而体阴用阳。以上皆说明了心肝具有阳的特性，同属阳脏。

阴阳之中复有阴阳，就心、肝两脏具体而言，心有"阳中之太阳"，肝有"阴中之少阳"和"阳中之少阳"之称。《灵枢·阴阳系日月》云："其于五脏也，心为阳中之太阳……肝为阴中少阳。"《素问·六节藏象论》曰："心者，生之本，神之变也；其华在面，其充在血脉，为阳中之太阳，通于夏气。肝者，罢极之本，魂之居也；其华在爪，其充在筋，以生血气，其味酸，其色苍，此为阳中之少阳，通于春气。"心为君主之官，主血脉，心之阳气推动血液在脉道中运行而流注周身，起营养滋润作用以维持生命活动，被称为人身之"日""阳中之太阳"；肝为将军之官，主疏泄藏血，木以条达为顺，通春为万物始发之季，肝为阳气始发之首，阴气将尽而阳犹未盛，故称之为少阳。

心、肝两脏虽分属太阳、少阳，然以功能分阴阳，心肝在气血方面关系紧密。气为阳，而血属阴，心以阳气为用，温通全身血脉，并助肝有所藏，肝体阴用阳而助心气足、血行通。一身之气分布于脏腑即为脏腑之气，心气之推动、肝气之疏泄是推动和调控血液运行的重要因素。心气是推动血液运行之动力，在血液循行中起着主导作用，心气充沛则行血有力；肝气疏泄而调节脉道中循行之血量，维持血液循环。心、肝两脏协调配合，共同维持气血的正常运行，心主血脉而助肝贮藏血液、调节血量之功能；肝主疏泄而调畅全身气机，助心气"升已而降"，与心气相互协调配合，推动其血行脉中。

从脏腑分阴阳而言，心肝皆为阴脏；从五脏阴阳属性而言，心肝同属阳脏，从功能分阴阳来说，心肝与气血联系甚密，一为太阳、一为少阳。

## 二、以经络系统分阴阳

阴阳贯穿整个中医理论，经络系统亦以阴阳来命名，一阴一阳衍化为三阴三阳，相互之间有表里相合的对应关系。《灵枢·经脉》云："手少阴之别……循经入于心中，系舌本，属目系。""肝足厥阴之脉……布胸胁，循咽喉之后，上入颃颡，连目系。"由此可见，心、肝两经均分布于胸胁，经咽喉连于目系。

《灵枢·经别》载："足少阳之正，绕髀，入毛际，合于厥阴；别者入季胁之间，循胸里属胆，散之肝，上贯心。"足少阳经别由胆经分出，连通心肝。心包是心脏外面的包膜，起保护心脏的作用，经络学说中，因手厥阴心包经与手少阳三焦经为表里，故心包络也是属脏，故心肝归经皆为厥阴。手足厥阴交于胸胁部的天池穴，其经气相通而进一步加深心、肝之间的经脉联络。《灵枢·经脉》言："从肾上贯肝膈，入肺中，循喉咙，挟舌本；其支者，从肺出络心，注胸中。"以此说明肾、肝、肺、心四脏经脉上的贯通。

从经络分阴阳而言，心、肝经皆为阴经，并均分布于胸胁，经咽喉连目系；心包与肝经均属厥阴经并交于胸胁；与足厥阴肝经相表里的胆经连通心肝；肾、肝、肺、心四脏经脉相互贯通。由此可见，心、肝经脉相连、经气相通是心肝相关的基础，并决定心肝生理上相互为用。

# 第二节 五行与心肝相关

五行学说是中国古代的一种朴素的唯物主义哲学思想，以木、火、土、金、水五种基本物质对世界本原做出正确回答，并认为其在不断相生相克运动中维持协调平衡，故五行学说既有唯物观，又含辩证法思想。五行学说作为一种思维方法，广泛应用于中医学，并贯穿中医学理论体系的各个方面，以系统结构观阐释人体结构各个部分，局部与局部、局部与整体及人体与外环境的有机联系。

## 一、心肝之五行特性

《尚书·洪范》言:"火曰炎上,木曰曲直。"是对五行特性的经典性概括。五行学说根据其五行特性,与自然界事物或现象相类比推演,以五行为中心,空间结构的五方、时间结构的五季、人体结构五脏为基本框架,按其属性进行归纳,即凡具有生发、柔和、条达特性者统属于木;具有阳热、上炎特性者统属于火;具有长养、化育特性者统属于土;具有清静、收杀特性者统属于金;具有寒冷、滋润、就下、闭藏特性者统属于水,并将人体生命活动与自然界事物联系,形成内外环境的五行结构系统。以五脏配五行,肝主疏泄、喜条达,与木条达舒畅之特性相似,故肝归属于木;心为阳中之太阳,以阳气为用,温通全身血脉,与火之温热特性相似,故心归属于火。以方位配五行,日出东方,与木升发特性相似,故东方归属于木;南方炎热,与火特性相似,故南方归属于火。以推演络绎法,在已知肝属木的大前提,肝合胆主筋、其华在爪、开窍于目、在志为怒、在液为泪、与春气相通的小前提下,可推出胆、筋、爪、目、怒、泪、春皆属于木;心属火,同理可得出小肠、脉、面、舌、喜、汗、夏亦属于火。

## 二、心肝之生克五行

五脏中的五气互相灌溉,每一脏皆是五脏缩影,有其部分功能,即"五脏互藏"之意。五行相生以木生火、火生土、土生金、金生水、水生木为次序,某一行对其子行的资生、促进及助长;五行相克以木克土、土克水、水克火、火克金、金克木为次序,某一行对其所胜行的克制和制约。从五行相生来看,心肝之间相互资生,肝木生心火,肝藏血以济心,肝疏泄以助心行血;从五行相克来看,心火阳热制约肺金,肺金清肃太过,而肺气清肃又可制约肝阳上亢。

## 三、心肝之制化五行

五行的生克制化、亢害承制是一种复杂的网络状态，故而五脏之间的生克制化也是一个复杂的立体网络结构。《素问·六微旨大论》载："亢则害，承乃制，制则生化"之论，为五行生克相结合的自我调节。以其相生推动事物的发生、成长，以其相克维持事物间的正常协调关系。唯有生中有克、克中有生，相反相成，即在相生中有克制，在克制中求发展，以维持平衡协调，促进稳定有序的变化与发展。肝木生心火、心火生脾土，而肝木又克脾土；心火生脾土，脾土生肺金，而心火又克肺金，如此循环往复而形成五行的制化。肝木、心火以脾土为中介，在相生制约中成造化之机，保证人体内环境的统一。

## 四、心肝之中央五行

土居中央，控制四方木火金水四行，有其主次关系。以土生万物居中，起调节控制作用，木、火、金、水四行之间则是递进发展的关系。以肝木位东方通春，春温源于冬寒，是阴中之阳的少阳，有其曲直柔和而升发之性；心火位南方通夏，而夏热是由春天少阳之气逐渐发展而来，是阳中之阳的太阳，有其炎热向上之性；依此而知肺金为阳中之阴的少阴、肾水为阴中之阴的太阴。

# 第三节　七情与心肝相关

《素问·阴阳应象大论》言："人有五脏化五气，以生喜怒悲忧恐。"五脏藏精化气，对外在环境因素的应答而产生即喜怒等情志。

人的各种精神刺激，只有通过有关脏腑的正常功能，才能反映情志的变化。喜、怒、忧、思、悲、恐、惊为七种正常的情志活动，为人人皆有的情绪体验，一般正常情绪的产生、发泄不会导致或诱发疾病。情志是对包括七情在内的所有情志特征与属性的抽象和概括，七情则是情志概念下的具体的七种情志，两者是一般和个别的关系[1]。人体是以五脏为中心的有机整体，故而五脏精气是产生情志活动的内在生理学基础，肝在志为怒，心在志为喜，脾在志为思，肺在志为忧，肾在志为恐。在情志活动的产生和变化中，心和肝发挥着更为重要的作用。

## 一、心在志为喜

喜为心之精气对外界刺激的应答而产生的良性情绪反应，正如《素问·阴阳应象大论》云："在脏为心……在志为喜。"心的生理功能与情志活动之喜相关，心之精气血充沛，心之阴阳协调，是喜乐情绪产生的内在基础。反之心主血脉功能的正常发挥亦得益于喜之愉悦，喜则志达气顺，血气调和，营卫通利，适度的喜乐有益于心的生理活动。情志虽分属五脏，但总统于心，以心为五脏六腑之大主。心生理功能的正常发挥与适度的喜乐情绪相济相成，共同协调各脏腑平衡，促进机体正常生理功能。

## 二、肝在志为怒

肝为刚脏，主疏泄，而调畅气血，其气主动、主升，体阴而用阳，对情志活动起调节作用。肝在志为怒，怒虽为人们在情绪激动时的一种情志变化，然当怒则怒，怒而有节，未必为害。怒为肝之精气对外界刺激的应答而产生的正常情绪反应，肝之怒人皆有之，以肝之气血为生理基础，且一定限度的正常发泄有利于肝气的疏导调畅。肝之疏泄功能与其有节之怒相辅相成，共同保持情志舒畅与脏腑功能正常。

### 三、心肝情志相胜之相关性

在五行生克学说的基础上发展中医情志生克法，即以情胜情法。根据情志及五脏间存在的阴阳五行生克原理，利用互相制约、互相克制的情志，以转移和干扰对机体的有害情志，可达到预防及治疗情志病之效。《素问·阴阳应象大论》和《素问·五运行大论》均有"怒伤肝，悲胜怒"的说法。肝木对应情志为怒，肺金克肝木，以悲伤战胜怒之情绪；又有"喜胜悲"，心火克肺金，以高兴之事战胜悲伤之情绪，心肝所主喜怒情志，又以肺主悲之志进行桥梁沟通。情志生克法简单易行，但需注意情绪刺激的总强度，超过或压倒致病情志因素，突然的强大刺激或不断地强化刺激，以后者适当超过前者为度从而达到情志舒畅，脏腑机能正常的目的。七情虽与脏腑有对应关系，但是不能机械认为心只主喜或肝只主怒，以喜定能战悲或悲定能战怒，而是以人是有机整体的观念去认识情志的复杂多变。

## 第四节　气血津液与心肝相关

气、血、津液是构成和维持人体生命活动的基本物质，是各脏腑、经络等生理器官的活动基础，其来源皆与脾胃运化的水谷精微息息相关，在体内所进行的新陈代谢依赖于各组织器官正常的生理活动，生理活动的正常进行又需要依赖气、血、津液的推动、滋润及濡养。

气、血、津液虽然在性状、分布上有各有特点，但又存在着相互依存、促进及转化的密切联系，在生理上相互制约、相互为用。就气与血而言，气为血帅，血为气母，气血不可须臾相离，实为阴阳互根之理；气和津液虽在属性上分属阳和阴，但两者都源于脾胃所化之水谷精微，在生成及输布上关系密切；津液和血于气而言，皆属于阴，且都是液态物质，因津液渗于脉为血，故有"津血同源"之说。

人体是以五脏为中心的整体，五脏之气皆相贯通，五脏之血皆相汇通，五脏之津液皆相流通。心主血脉，心气推动血液运行以濡养周身；肝藏血，主筋膜，司疏泄，全身经脉均由肝系筋膜构成，是供气血津精流通的网络系统，以下就心、肝二脏在气、血、津液相关性上展开论述。

## 一、气

人生于气交之中，并由气所构成，气是维持人体生命活动的最基本物质，气化作用是生命活动的基本特征，其气所化、宗气、营气、卫气，分而为三，并以化精血津液以奉养生身。《灵枢·小针解》又言："神者，正气也。"物质之气以生神，以气为体，神为用，气为神祖，以气推动精神意识活动。血和津液之液态物质的循行依赖气之温煦推动而行之。

### 1. 心肝与气的生成

人体之气，由本源而看，则由先天之精气、水谷之精气及自然界清气三者结合而成，气的生成有赖于全身各脏腑的共同作用。宗气虽主要由肺所生，水谷之精气虽依脾之转输，但皆与心脉之气亦有紧密联系。宗气走息道以行呼吸，贯心脉而行气血，通达内外，周流一身，以维持脏腑组织的正常生理功能，从而又促进了全身之气的生成；水谷之精气，并靠脾之转输和散精作用，把水谷精微上输于肺，再注入心脉，通过经脉布散到全身，以营养五脏六腑，维持正常的生命活动。

**2. 心肝与气的运动**

人体之气处于不断运动之中，气化是其根本属性，以升降出入为具体表现形式。气于运动中流行于全身各脏腑、经络及组织器官，无处不有，时刻推动、激发人体各种生理活动。人体各项生命活动都是脏腑组织升降运动，表现为内而循环消化、外而言行视听。心肺在上而宜降，肝肾在下而宜升，脾胃居中而通连上下。肝主升发，从左而升；肺主肃降，从右而降；肝左肺右，为气机升降之道路。就心肝居位而言，心位居于上主降，肝位居于下主升，一升一降，协调配合；就心肝相表里其腑而言，小肠泌别清浊，胆之疏泄胆汁，以降中寓升。归而言之，心与肝两脏之间；心与小肠、肝与胆两脏腑之间；小肠与胆两腑之间处于升降统一体之中，以升降中复有升降，完成各自的新陈代谢，并相互为用、相互制约、相互化生以维持其动态平衡，保证生命活动的正常进行。

**3. 心肝与气的功能**

气是构成人体和维持生命活动的最基本物质，有多种重要的生理功能，主要包含推动、温煦、防御、固摄、营养、气化等作用。各脏腑之气都有其作用，但就心肝而言，主要体现在其气对血、津液及精神意识方面的作用，以维持人体机能正常发挥。

血液和津液等液态物质在经脉中运行于周身，其动力来源于气，需在气的温煦、推动等作用下才能正常循行。五脏化五气，以心为阳脏而主阳气，心主血脉，心之阳气生血、摄血，推动血液运行周身，从而发挥濡养作用；肝主疏泄，肝气调达则血脉运行通畅，与心之功能相辅相成。与血同之，气能生津、行津、摄津，津液以饮食水谷为来源，化生气血精微而散布心、肝二脏，进而滋养筋脉。

《灵枢·邪客》云："心者，五脏六腑之大主也，精神之所舍也。"心占主导，并在其他脏腑协助作用下正常进行，尤其肝主情志，亦在调控精神情志方面起到重要作用。《灵枢·天年》言："神气舍心，魂魄毕具，乃成为人。"心藏神，肝藏魂，而魂随神之往来，可见魂神相连，心、肝联系密切。而精神活动离不开气血，肝体阴而用阳，气机调畅，气血冲和则心神可养，肝气调达、心气充沛，二者相互促进、协助而共奏精神调和之效。

## 二、血

血为脉中具有营养滋润作用的液态物质，是构成和维持人体生命活动的基本物质之一。心主血、肝藏血、脾统血、肺布血、肾根血。血在脉中有规律营运不息，发挥灌溉、濡养全身的作用，正如《景岳全书·血证》载："血……盖其源源而来，生化于脾，总统于心，藏受于肝，宣布于肺，施泄于肾，灌溉一身，无所不及。"《妇人良方·调经门》言："血者水谷之精气也。"《读医随笔·气血精神论》言："夫生血之气，营气也。"《景岳全书·血证》曰："血即精之属也。"《灵枢·邪客》载："营气者，泌其津液，注之于脉，化以为血。"归而言之，水谷精微、营气、津液、精髓均为生成血液的物质基础，与五脏皆有密切关系。王冰注"肝藏血，心行之"，以心主血，心是一身血液运行的枢纽，即心为行血之器；肝藏血，肝是贮藏和调节血液的重要脏腑，即肝为贮血之皿，心、肝两脏相互协调配合，在血之生成、运行、功能发挥有其重要作用。

### 1. 心肝与血的生成

《侣山堂类辨》言："血乃中焦之汁，流溢于中以为精，奉心化赤而为血"，以心主血脉而又生血，一以行血输送营养物质来濡润全身各脏腑，维持正常的功能活动，并促进血液的生成；二以脾运化生清水谷精微，上输于心肺后，并于肺吐故纳新之后，复注于心脉化赤而变成新鲜血液。心以"奉心化赤而为血"的形式参与血液的生成，正如《医碥·血》载："血为心火之化，以其为心火所成……故经谓心生血，又云血属于心。"肝与心有所不同，肝为贮血及造血器官，主疏泄而藏血，《素问·六节脏象论》云："肝……其充在筋，以生血气。"且乙癸同源，肝血充足则肾有所藏，精有所资，精充而血足。水谷精微和精髓是血的主要物质基础，在各脏腑的共同作用下生成，其中心、肝以不同形式共同参与血液生成，保证全身血液充足。

**2. 肝血心脉之循行**

血液正常运行以脉管系统完整性及各脏腑功能正常为基础。脉为血之府，血液在脉中以"阴阳相贯，如环无端"方式循行、流布于全身，环周不休，以营养人体的周身内外上下。血液正常循行于周身，必备两个条件，其一是脉管系统的完整性，其二是全身各脏腑发挥正常生理功能，尤其是与心、肺、肝、脾四脏关系密切，正如《景岳全书·血证》中曰："血……盖其源源而来，生化于脾，总统于心，藏受于肝，宣布于肺，施泄于肾，灌溉一身，无所不及。"血液循行所需固摄力和推动力，而心主血脉、肺助心行血及肝主疏泄，是推动力的主要体现；脾主统血及肝藏血，是固摄力的体现。

心主血脉，心、血液、脉管构成了一个相对独立的系统，以心为血运动力、脉为血运通路、血在心气之推动下循行于脉管中，正如《医学入门·脏腑》云："人心动，则血行诸经。"心维持正常搏动，为推动血液循行的根本动力，心气推动全身血液通过经脉输送到全身，发挥其濡养作用。肝主藏血，以贮藏血液及调节血流量，使脉中血液在一个恒定水平上循行；肝主疏泄，以调畅气机来保证肝藏血功能及血液通畅循行。心主血脉及肝主疏泄以促血循行推动力，肝藏血以固摄血液保证血不外溢，心肝共同维持其推动力及固摄力的协调平衡，以保证血液正常循行；心血充足，则肝也有所藏；而肝的正常疏泄，可使血气和顺，血行畅通，有助心之行血。故而言之，血行脉中，不滞不溢，环周不休的运行调节有赖于心、肝两脏，且由肝系之膜构成供血环流之脉，肝脏调节血量的多少与血是否流畅和脉络弛张相关联，所以与肝关系尤为密切。心、肝两脏相互配合，使血液有规律地循行于脉管之中，在脉内营运不息，使其充分发挥濡养、滋润等作用。

**3. 心肝与血的功能**

血循行于脉内，为全身各组织脏腑提供营养作用，正如《难经·二十二难》言："血主濡之。"另外，血是神志活动的物质基础，《灵枢·营卫生会》云："血者，神气也。"血液与神志活动关系密切。心有所主，肝有所藏，则血液充盈以适应机体需要，心血充与肝血旺是相互配合、共同促进的关系；血气精微是神活动的物质基础，正如《灵枢·平人绝谷》说："血脉和利，精神乃居。"五脏藏精化神，尤与心、肝两脏关系密切，肝藏血而血舍魂，心藏脉而脉舍神。心主神志，肝主疏泄，心血足则肝有所藏，疏泄功能正常，气血和平，神志功能正常。

## 三、津液

中医学认为津液以水分为主体，含有大量营养物质，是构成人体及维持人体生命活动的基本物质之一，并广泛存在于脏腑、官窍等组织内或组织之间，发挥其濡养、滋润作用。

**1. 心肝与津液代谢**

津液的生成、输布及排泄是涉及多个脏腑的复杂生理过程。《素问·经脉别论》云："饮入于胃，游溢精气，上输于脾，脾气散精，上归于肺，通调水道，下输膀胱，水精四布，五经并行。"此为津液代谢过程的简要概括。津液生成与充足的饮食水谷及各脏腑功能的正常密不可分。《读医随笔·燥湿同形同病》言："水之入胃，其精微洒陈于脏腑经脉，而为津液。"以脾运化升清，将胃肠吸收的水谷与津液上输心肺，并输布全身，《脾胃论·脾胃胜衰论》亦提道："津液与气人于心，贯于肺，充实皮毛，散于百脉。"津液生成虽在脾的主导下，但他脏亦参与其中。

由于津液是化生血液的物质进基础之一，与血之生成及运行关系密切，因此，津液输布主要依靠各脏腑生理功能的综合作用而完成。正如《灵枢·痈疽》言："津液和调，变化而赤为血。"而心属火，为阳中之太阳，主一身之血脉，津液在心阳之动力的推动下，方能正常运行，环周不休。

肝主疏泄，使气机调畅，三焦气治，以气行推动津行，来促进津液的输布环流。津液排泄的过程同输布过程一样，亦是在各脏腑的综合作用下共同完成。

**2. 心肝与津液功能**

津液功能主要包括滋润、濡养、化生血液、调节阴阳和排泄废物等。津液经孙络渗入血脉之中，成为化生血液的基本成分之一，充盈血液，并濡养和滑利血脉，而使血液环流不息。心主血脉，肝主疏泄，心推动血液在脉道中运行，津化生血，津血同源，以血中有津；肝为血脏，体阴用阳，贮藏调节血液，并调畅气机，故而气血津液生生不息，以发挥其滋润、濡养等功能。

**3. 心肝与汗泪二液**

五液分布于五脏所属官窍之中，发挥滋润、濡养、调节津液代谢的作用。五液化生、输布及排泄是在津液化生、输布及排泄的气化过程中完成，是多个脏腑综合作用的结果，在津液代谢过程中，五脏与五液是整体调节与局部调节的统一。汗、涕、泪、涎、唾，皆为一水所化，而发于九窍，其中以汗为心之液、泪为肝之液、涕为肺之液、涎为脾之液、唾为肾之液。

就汗液而言，其为津液通过阳气的蒸腾气化后，从玄府排出的液体，即《素问·阴阳别论》载："阳加于阴谓之汗。"其"阳"指体内阳气，"阴"指体内阴液。汗为津液所化，血与津液同出一源，即"汗血同源"，因心主血脉，汗为血之液，气化为汗，故而"汗为心之液"，正如《医宗必读·汗》中李中梓所言："心之所藏，在内者为血，发于外者为汗，汗者心之液也。"就泪液而言，其有濡润、保护眼睛的功能，可以清洁眼目及排出异物，肝开窍于目，故有"泪为肝之液"之说。

## 第五节　肝血心脉的中医整体学术思想

张艳教授秉承前人学术思想，从宏观综合与微观分析入手，汲取古代解剖、文化、哲学思想，结合多年临床实践经验，提出天人合一整体观视野下的"肝－血－心－脉"一体观，认为"肝－血－心－脉"休戚相关，是一种自然协调的天和状态，和则稳，变则病。其中，脉是肝与心交互信息、传递气血的重要通道，脉道康健是血管稳态的重要保障，而血管稳态失衡是引起泛血管疾病的关键病理机制，与"肝－血－心－脉"一体观调控机制失衡下"脉"的病变十分契合，故以此为切入点辨治泛血管疾病，并结合现代生物学技术加以印证，使之更加精准科学地应用于临床实践。

### 一、"肝－血－心－脉"一体观理论发端

#### 1. 古代解剖

《黄帝内经》载"肝小则藏安，无胁下之病"，《医宗必读》载"肝居膈下上着脊之九椎下"；张介宾在《类经》中指出"心居膈膜之上""心当五椎之下，其系有五，上系连肺，肺下系心，心下三系连肝、脾、肾"，可见肝居胁下，与心相系。又因《素问·脉要精微论》云："夫脉者，血之府也。"《素问·痿论》曰："心主身之

血脉。"故从古代解剖来看，肝、心毗邻，居膈膜之上下，赖血气环流，脉道相通，紧密连接。

### 2. 文化沿革

《道德经》言："冲气以为和。"《庄子》言："和之以为天倪。"《尚书·尧典》云"协和万邦。"可见，"和"是中华文化的核心价值，为"中和""调和""燮理"之意，是中医药的核心和灵魂，有学者更是根源《周易·象传》中"乾道变化，各正性命，保合太和，乃利贞"，提出"和合"之思想，提出不同事物间通过相互作用达到整体协调平衡，实现天人合一、人我合一、万物和谐圆融的"太和"状态。机体藏象间通过阴阳、气血交互滋生，实现整体平衡稳态。肝乃将军之官，为血海，心乃君主之官，且主脉；君将和则木气敷荣，气血冲和，心有所养，百脉畅通，肝心"和合"，达到"肝－血－心－脉"整体观视域下的常稳态，则万病不生。

### 3. 经络循行

《医宗必读》指出"肝者，将军之官，位居膈下，其系上络心肺"。《医贯》提出"凡脾、肾、肝、胆……各有一系，系于心包络之旁，以通于心"。生理上，肝、心二脏通过经络相互联系，病理上，肝、心二经病变互为影响，正如《灵枢·厥病》曰："真心痛，手足青至节……厥心痛，色苍苍如死状，经日不得太息，肝心痛也。"肝、心皆出于经隧，二者相系，循行经络，以行血气，血气交互于脉，脉道得统，统筹营卫，营阴荣血脉，卫阳护血脉，循经有序，沿经感传，如行无端，交会无阻，营运周身。由此可见，"肝－血－心－脉"通过经络联系紧密，循行有序，濡灌脏腑肢节。

### 4. 哲学思辨

中医思想源于古代哲学，思辨始于太极，医易相通，源同而理合，理无二致，八卦藏象源于周朝，《灵枢·九宫八风》载震卦对应肝，属木，为二阴一阳之象；离卦对应心，属火，二阳居外，一阴居中之象。震者，动也，肝木得震之气，则肝动常，疏泄宜；离者，火也，心得火助，以阳气为用，则生机不息。肝木为风，心火为阳，肝木条达，气血得养，心火得降，心液充盈，营养流注百脉，灌溉一身，脏腑百骸，无不贯通。此外，木生火，五行生克制衡，阴阳相合，气血相合，形神合和。医易不分家，震、离二卦"和合"，乃"肝－血－心－脉"一体观整体平衡之态，哲学变，气血变，医亦变。

## 二、"肝－血－心－脉"一体观理论内涵

《素问·调经论》云"肝藏血"；《素问·五脏生成》又谓"心主身之血脉"；《医学入门》载"脉乃气血之体，气血乃脉之用也"，故《素问·五脏生成》以"肝藏血，心行之"概之。由此可见，肝、血、心、脉密切相关，"脉"作为奇恒之腑，不仅赖"心主身之血脉"，亦依存于"肝体"之功能。因此，我们提出"肝－血－心－脉"一体观理论。该理论承袭古代医家思想，遵循中医整体观思维，以肝的生理功能为纲，结合了藏象、气血、阴阳之间的关系。

### 1. 肝应春化生血气而盈脉

《黄帝内经》载"（肝）魂之居……以生血气"。《诸病源候论》云"肝象木，旺于春"。清代李荫折《医学指要》云："盖春属肝木，乃吾身升生之气……使天地无木，世界暗然其无色矣。"李念莪《内经知要》亦证实"肝为血海，自应生血，肝主春升，亦应生气"。可见，肝木应春，位居东方，乃春阳发动之始，万物生化之源，有助万物复苏生化，而机体感应春气，气血得春气相助，亦得肝阳生发，而冲和旺盛。此外，肝应生发之机，藏血以助血气化生，又助他脏以生血气。诚如叶天士所言"肝者，敢也，以生血气之脏也"。《脉书·六痛》记述："血者濡也，脉者渎也。"且《医学入门》载"脉乃气血之体，气血乃脉之用也"。血、脉息息相关，

脉之所生，禀于血气，而血气化生有序，又赖肝木充和，化生血气以充盈脉道，濡养周身，行至四肢百骸，脏腑经络。

**2. 肝敷和气血养心而通脉**

《素问·五常政大论》云"肝木敷和"，又《普济方》谓"肝行血，荣卫四体如环无端"，且"敷和之纪，木德周行，阳舒阴布，五化宣平"。"敷"者，宣布之意；"和"者，和谐也；可见肝可敷运少阳生发之气，燮理阴阳气血，血之与气，相随而行，气血相依，共同宣养心体，心气得顺，荣运诸身之气血，脉道以通。"脉"属心系，为奇恒之腑，是生命稳态的核心，象于"地"，承载万物，赖将军之官"敷和"气血。正如《医学摘粹血证》言："肝主藏血，凡脏腑经络之血，皆肝家之所灌注。"肝为气血调控之枢，肝木敷和，辅助君主之心，君主得助，可通达周身之气血，气血得行，脉道以通，则百病不生。正如《血证论》云："木气冲和条达，不致遏郁，则血脉得畅；木郁达之。"《灵枢·经脉》云："经脉者，所以决死生，处百病，调虚实，不可不通。"

**3. 肝心和合调气血而健脉**

《诸病源候论》"夫五脏者，肝象木，心象火……其气更休更旺，互虚互实。自相乘克，内生于病，此为正经自病，非外邪伤之也。"而《灵枢·本神》云："心藏脉，脉舍神。""心者，脉之合也。"肝斡旋枢机，通贯阴阳，总统气血，以和为贵，气得其和则为正气，心得其和则可主脉，肝心经络以系，五行相合，则母子"和合"，有助五脏恢复平和，脉道康健。唐宗海在《血证论·脏腑病机论》中载："肝主藏血焉，至所以能藏之故，则以肝属木，木气冲和条达，不致郁遏，则血脉得畅。"清代王孟英《归砚录》谓"火非木不生，必循木以继之"，故肝心"和合"，以肝为始动，心为枢纽，血为桥梁，脉为生命稳态的核心，肝木条达，心火得安，共主血脉，则气血安和，血行有序，充盈脉道，如环无端，畅达无阻，故脉道平稳安健，可见肝心"和合"，通过与气机、血脉的交互维系，组成生命"肝－血－心－脉"一体观的共荣体。

### 三、"肝－血－心－脉"一体观的临证应用

"肝－血－心－脉"一体观认为"肝""血""心""脉"休戚相关，和则稳，变则病。肝木敷和，以血为本，以气为用，血藏于肝，血运通达，血以载气，气血相因，布行于心，心有所主，脉道康健，脉的稳态是血管稳态的体现，故由此构成的"肝－血－心－脉"系统动态平衡是血管稳态的基石。现代医学表明，血管内稳态是机体维持正常生命活动的核心，而血管稳态失衡会引起系统性血管疾病，包括代谢相关脂肪性肝病（MAFLD）、慢性冠状动脉综合征、慢性心力衰竭等，葛均波院士团队将其统称为泛血管变疾病，更是提出多学科交叉治疗泛血管疾病的研究模式。因此，"肝－血－心－脉"一体观的建立为系统探索泛血管疾病的发生发展规律提供理论支撑，基于此探索泛血管疾病的辨治规律是切合当前研究热点，故予以阐述。

#### 1."肝－血－心－脉"一体观辨治代谢相关脂肪性肝病

MAFLD 与中医学"肝癖""痰痞""积聚"具有吻合之处。"肝－血－心－脉"一体观认为，脉是机体气血交互的关阖，是营养代谢的门户，而"肝心和合"交互于脉，是推动机体物质代谢的枢纽，有助于物质交换，保障机体主动转输气血津液的动态平衡，对防治代谢相关脂肪性肝病至关重要。现代人由于压力过大、情志不畅、过食肥甘等，致肝体受损，气血失和，血不荣心，心不主脉，心肝失调，脉络失合，血行不畅，痰瘀相互搏结，深匿伏藏，瘀阻于肝脏，发为 MAFLD。诚如叶天士云："肝阳上冒，血沸气滞瘀浊。"《脉学正义》曰"至若气郁痰壅之症，每因脉道不利，迟数不调，最宜审察"。现代研究表明，肝窦状内皮细胞是一种高度分

化血管内皮细胞，且具有窗孔，并通过其参与脂质转移、乙醛和乙酰辅酶 A 的代谢调控，足以说明脉是机体营养代谢的门户。如若脂质过度积累，可通过诱发脂毒性与活性氧类，诱导去窗孔化现象，激发炎症因子分泌，促进 MAFLD 进展。因此，该疾病治疗应以修护"肝－血－心－脉"一体观失衡为核心，并提出了代谢相关脂肪性肝病治疗的新策略：平肝活血，合心通脉。中医治疗该病重视系统调节，分类、分期论治。轻度 MAFLD 以肝失疏泄、浊瘀痹阻为主，患者可见胁腹胀满，部位固定，随情志变化时明显，大便稀薄，舌质淡红或质暗，苔白，脉沉弦细，临床多以小柴胡汤合血府逐瘀汤加减，可选用柴胡、地黄、枸杞、淫羊藿等疏肝养肝之品，以升发少阳清气，恢复肝脏舒展之性，气行则痰饮脂膏终去，并酌情加以川芎、丹参等活血化瘀的药物，根据是否有痰阻之证，佐以化痰之桔梗、百合等。中重度 MAFLD 以心肝失和，痰瘀痹脉为主，治以平肝活血，合心通脉。临证之时应明辨详察，治养参半，在轻度治疗基础上更加注重疏通脉道，养心以通脉，加以当归、芍药、甘草、茯苓、桂心、大枣等，使心气得复，心肝和合，脉道通利，邪不得留，其病自愈。

### 2."肝－血－心－脉"一体观辨治慢性冠状动脉综合征

慢性冠状动脉综合征包含无症状心肌缺血、血管痉挛与微循环病变的冠心病等，可归属于中医学"血脉"之功能失调范畴。本团队归纳心系疾病证候演变规律，结合"肝心和合"理论，继承中医学的整体观、脏象等思想，延伸出"肝－血－心－脉"一体观管理血脉的理论内涵。我们认为，脉为心体，血为心用，血脉以气为本，以通为顺，统归于"肝心"，本乎于气血，一变则俱变。肝不藏血，疏泄不利或肝不生血气，心失所养，血失清宁，心脉异常，导致肝心交互失常，代谢废物蓄积，引起血液运行涩滞，"肝－血－心－脉"一体化被破坏，肝失条达，血失清宁、心失所养，心不主脉，脉失畅达，致"痰""瘀"羁留不解，流窜经络，壅遏脉道，脉失通利，血管内皮受损，可诱发慢性冠脉综合征等疾病。秦景明《证因脉治·胸痛论》曰："内伤胸痛之因……或怫郁气逆……而闷闭胸痛矣。"曹仁伯在《继志堂医案·痹气门》中则明确提出："胸痛彻背，是名胸痹……此痛不唯痰浊，且有瘀血，交阻隔间。"现代研究表明，内皮损伤、血栓形成、脂肪浸润、炎症免疫等分子机制是导致血管受损，致使心肌缺血、缺氧诱发慢性冠状动脉综合征的关键，与中医痰瘀互结，痹阻心脉而发胸痹的特点相吻合。在临床中发现，慢性冠状动脉综合征稳定期病情较为平稳，终末期则易变生他病，故临证之时多分期论治。稳定期多以寒凝气滞，痰瘀阻脉为主，患者可见胸痛伴两胁刺痛，痛有定处，入夜尤甚，舌质紫暗或伴瘀斑，脉弦涩。治以疏肝启枢散寒、祛痰化瘀和脉，选用柴胡疏肝散合血府逐瘀汤加减。临证治疗常选用陈皮、柴胡、当归、川芎、香附、枳壳、芍药、甘草、香附、佛手等疏通气血、振奋阳气、辛散寒邪、以济心和脉。终末期多以心肝血虚，浊毒损脉为主，患者可见胸痛伴两胁刺痛，痛有定处，入夜尤甚，舌质紫暗或伴瘀斑，脉弦涩，而见胸痛持久不缓解、大汗淋漓等病情恶化之象。治以补血养肝滋心、化浊解毒清脉，选用养心汤合四物汤佐以黄连、黄芩等解毒之品，但切不可攻伐过猛，应审证求因，四诊互参，细察脉理，标本兼顾，补虚兼以抑邪解毒。

### 3. 肝－血－心－脉"一体观辨治慢性心力衰竭

慢性心力衰竭常属中医"心积""心水"等范畴。"肝－血－心－脉"一体观认为，"脉"是生命活动的载体，是肝与心交互信息传递气血的重要通道，是"肝""心"发挥功能的核心场所。"肝－血－心－脉"一体观失和，则肝失条达，心气虚弱，气血不能交互于脉，脉道失养，脉气亦虚，加重瘀血形成，血不利则为水，瘀水胶结，稽留阻于脉络，进一步损伤心之本体，可见"肝－

血－心－脉"一体观调控下脉的功能异常参与了慢性心衰的发生发展。正如《黄帝内经》载"心胀者，烦心短气，卧不安""脉痹不已，复感于邪，内舍于心……心痹者，脉不通，烦则心下鼓，上气而喘"。现代医学研究表明，血管内皮细胞具有止血、血管调节、血管生成等功能，可通过内皮间质转分化，参与成纤维细胞的形成，从而促进心肌纤维化，加重心室重构，加速慢性心衰的进程，因此，调节血管内皮细胞对于控制慢性心衰的进展至关重要，这也提示在中医临证之时应注重调控脉的功能。由此可见，慢性心衰的治疗应将心肝同治贯穿始终，注重养心合脉，活血通脉。根据患者的临床表现不同，多可分为早、中、晚三期进行治疗。早期以肝心血虚，脉道失养为主，患者可见胸闷心悸，两胁隐痛，头晕眼花，多梦健忘，舌淡苔白，脉结代，治以滋肝养心，补血和脉，临证常选用小营煎加减，选地黄、白芍、当归等温润之品以滋养肝心，可佐加丹参、人参以补血行血，故而心气得滋，缓养其肝，脉道得养，血脉畅达，气血调和，以臻于中和之妙也。中期多以心肝阳虚、痰瘀阻脉为主，患者可见心胸闷痛，畏寒肢冷，眩晕目涩，时有乏力，舌质暗，舌苔黄腻，脉弦涩，治以温养肝心、化痰祛瘀之品，选用吴茱萸汤合枳实薤白桂枝汤加减，取吴茱萸、生姜、人参以暖肝养心，枳壳、桂枝，以行气温阳、化痰祛瘀，辅之人参、大枣、阿胶等补气生血之品，共奏甘补，配以辛温走散之药，补而不滞，共奏温中除痰，行气化瘀、脉气得续之功。晚期多为阳虚水泛之证，患者可见胸闷、心悸、肢体及颜面浮肿，形寒肢冷，舌淡胖苔白滑，脉沉细，当治以益气温阳，蠲饮通脉，选用保元汤合真武汤加减，取黄芪、人参、茯苓、生姜、附子、白术等益气温阳利水，使脉道通利，水饮以化，心阳得复。

综上，"肝－血－心－脉"一体观在传承中医"和合"思维基础上，立足整体，着眼气血，重视哲学，注重肝心同治，着重从

"肝"之和，"血"之濡，"心"之主，"脉"之健等功能层面剖析基于"肝－血－心－脉"一体观视角下，临证辨治代谢相关脂肪性肝病、慢性冠状动脉综合征、慢性心力衰竭三种泛血管疾病的思路与方法，并结合其现代医学血管稳态的研究现状加以论证，这是从中医整体观角度准确把握泛血管疾病的发病和治疗的关键。

## 第六节　肝气条达的心血运行

### 一、中医藏象学研究

#### 1. 肝与心的生理特性及功能

#### （1）肝主疏泄、主藏血

肝五行属木，通于春气。肝主升发，性喜条达而恶抑郁，主筋，其华在爪，为罢极之本，藏血而舍魂。《黄帝内经》对其生理特点进行了简洁的概述。《素问·六节藏象论》云："肝者，罢极之本，魂之居也；其华在爪，其充在筋，以生血气。"《临证指南医案》华岫云的按语曰："故肝为风木之脏，因有相火内寄，体阴用阳。"也有一些医家，把肝之体、用，分别与肝藏血、主疏泄的功能对应起来，即肝以藏血为体，以疏泄为用，成为对肝脏生理功能的高度概括。后世医家对于许多医家亦对其进行了高度的概括，如周学海言："肝之性，喜升而恶降，喜散而恶敛。"元·朱丹溪首次正面提出"肝司疏泄"。《格致余论》载："主闭藏者肾也，司疏泄者肝也。"肝主疏泄，是指肝具有疏通、畅达的生理作用，可影响情志的变化、脾胃的运化、津血的运行等诸多方面。如《血证论》谓"木之性主于疏泄，食气入胃，全赖肝木之气以疏泄之，而水谷乃化"，指出肝疏泄功能促进脾胃的消化功能。又如《读医随笔》中所述："凡脏腑十二经之气化，皆必藉肝胆之气以鼓舞之，始能调畅而不病。"可见，肝的疏泄功能对人体气机具有调畅作用。此外，肝之疏泄正常方可调畅气机、水道通利。此外，冲任与肝经有密切关系，肝气调畅，则任脉通，太冲脉盛，月事以时下。肝藏血主要表现在贮藏血液和调节血流两个方面。正如《素问·五脏生成》云："肝受血而能视，足受血而能步，掌受血而能握，指受血而能摄。"

**（2）心主血脉**

指心气推动血在脉中运行的作用。具体来说，包括主血和主脉两个方面。心主血的内涵有二，一是心气推动血行。心气推动血行脉中，输送营养周流全身。心气充沛，心脏搏动有力，节律一致，血才能正常地输布全身，发挥其营养滋润作用。若心气不足，心搏无力，可导致血运行失常。二是心有生血的作用，即所谓"奉心化赤"。主要指饮食水谷经脾胃之气的运化，化为水谷精微，水谷精微再化为营气和津液，营气和津液入脉，经心火（心阳）的作用，化为赤色的血，即《素问·经脉别论》所谓"浊气归心，淫精于脉"。因此，心有总司一身血的运行及生成的作用。若心阳虚衰，可致血的化生失常。

**2. 肝与心在血液生成、运行和贮藏上的协同作用**

"气为血之帅，血为气之母"，心主血，肝主气藏血。肝主疏泄、主藏血与心主血脉的生理功能密切相关，主要体现在血液生成、运行和贮藏上的协同作用。

**（1）血液生成**

《素问·经脉别论》曰："食气入胃，散精于肝，淫气于筋。食气入胃，浊气归心，淫精于脉。"这说明了食物化生水谷精微散布于心肝，形成气血并滋养于筋脉。《素问·六节藏象论》载："肝者罢极之本，魂之居也；其华在爪，其充在筋，以生血气。"这说明肝能助心生血，因肝在五行中属木，禀春朝少阳生发之气，有助于脾与心的生血功能。

**（2）血液运行和贮存**

心与肝二者皆为调畅气血的重要脏器。肝藏血，心主血，心气推动血液在脉道中正常运行，同时也需肝气条达，疏泄有度。即心血充盈、心气旺盛则血行正常；肝藏血充足亦有助于心行血。《血证论》认为："肝属木，木气冲和条达，不致遏郁，则血脉得畅。"肝脏疏泄、藏血功能正常，人体气机得以传输畅达，血脉得以畅通，血量得以充沛，心脉方得以濡养。《血证论·痞满》曰："心下为阳明部分，乃心火宣布其化之地，君火之气，化血下行，随冲脉以藏于肝，即从心下而起。"《素问·五脏生成》云："人卧血归于肝，肝受血而能视。"王冰注释道："肝藏血，心行之，人动则血运于诸经，人静则血归于肝，肝主血海故也。"这里阐明了肝贮藏血液、调节血量对血液正常运行的重要意义。

正如周学海在《读医随笔》中指出"肝者，贯阴阳，统气血，居贞元之间，握升降之枢者也""肝气舒，心气畅，血流通，筋条达，而正气不结，邪无所客矣"。从中可以看出，肝气条达在血液生成、运行及贮存中起着举足轻重的作用，而这种作用既是生理上的也是病理上的。故《黄帝内经》有心肝同病的记载。《素问·大奇论》云："心肝澼亦下血，二脏同病者可治。"心生血，肝主疏泄、藏血，木火同气，故而病变亦可相互影响。

## 二、现代研究

### 1. 心、肝两脏在血液运行上的解剖学联系

如恽铁樵先生在《群经见智录》一书中所提出的"西医之生理以解剖，《黄帝内经》之生理以气化"。中医学以功能单位阐释中医脏腑概念，而西医学以结构单位认识器官系统，但结构为功能的基

础，现代解剖学对脏腑的认识有助于丰富、延展中医藏象学说，更好地说明心、肝两脏在血液运行上的联系。

（1）**心血管系统主导血液运行**

现代系统解剖学中，血液运行这一活动分属于心血管系统。如下图所示，心血管系统包括心、动脉、毛细血管和静脉。心脏是连接动、静脉的枢纽和心血管系统的"动力泵"，主要由心肌构成，且具有内分泌功能。心内部被心间隔分为互不相通的左、右两半，每半又各分为心房和心室，故心有四个腔：左心房、左心室、右心房和右心室。同侧心房和心室借房室口相通。心房接受静脉，心室发出动脉。在房室口和动脉口处均有瓣膜，它们颇似泵的阀门，可顺流而开启，逆流而关闭，保证了血液定向流动。

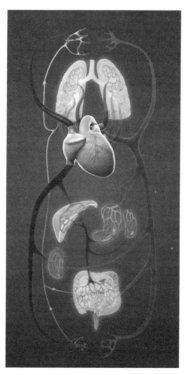

**图 1　体循环示意图**

### （2）肝脏参与血液运行

肝脏在心血管系统中有着重要作用。体循环的动脉中，左心室射血，血液经主动脉弓、胸主动脉、腹主动脉到达肝总动脉，而后分为肝固有动脉及胃十二指肠动脉，为肝脏、胃、十二指肠、胰腺等多个腹腔器官供血。体循环静脉系统中，肝脏的肝静脉收集来自肝总动脉、肝门静脉流经肝脏的血液，最终注入下腔静脉回流至心脏。肝门静脉系由肝门静脉及其属支组成，收集腹盆部消化道（包括食管腹段，但齿状线以下肛管除外）、脾、胰和胆囊的静脉血。起始端和末端分别与毛细血管相连，无瓣膜。

### （3）心脏与肝脏在血液运行中相互影响

在正常情况下，肝门静脉系与上、下腔静脉系之间的交通支细小，血流量少。肝硬化、肝肿瘤、肝门处淋巴结肿大或胰头肿瘤等可压迫肝门静脉，导致肝门静脉回流受阻，此时肝门静脉系的血液经上述交通途径形成侧支循环，通过上、下腔静脉系回流。由于血流量增多，交通支变得粗大和弯曲，出现静脉曲张，如食管静脉丛、直肠静脉丛和脐周静脉丛曲张。如果食管静脉丛和直肠静脉丛曲张破裂，则引起呕血和便血。当肝门静脉系的侧支循环失代偿时，可引起收集静脉血的器官淤血，出现脾肿大和腹水等。同样，当心血管系统异常，无法保证血液的正常运行时，则会影响肝脏的血流状态，例如各种类型的心脏病导致的被动性肝充血。临床上，心瓣膜病、心肌梗死、肺源性心脏病等，引起右心功能不全，或心包疾病引起右心房压力增加，均易使下腔静脉压力升高，传递到肝静脉，导致肝内静脉血液回流障碍，中央区肝静脉窦扩张淤血。

现代系统解剖学中，血液运行这一活动分属于心血管系统，而肝脏在心血管系统中有着重要地位。当肝脏相关血管出现相应病变时，心血管系统的整体也会受累，反之亦然。

**2."肝主藏血""心主血脉"等藏象理论的解剖学阐释**

以上阐述了现代解剖学中心、肝两脏在血液运行上的联系。基于此，笔者进而认为，藏象学说中"肝主藏血""心主血脉"等认识是古人通过解剖观察而得到的。

**（1）肝主藏血**

肝脏具有贮藏血液、调节血量和防止出血的功能。

1）贮藏血液：肝脏具有贮藏血液的功能，现代解剖学中，肝脏"血液供应丰富，为棕红色，质软而脆……易破裂出血"。正如恽铁樵在《生理新语》中所说："惟肝含血管最富，故取生物之肝剖之，几乎全肝皆血……故肝为藏血之脏器。"

2）调节血量：古人通过解剖观察认识了肝脏具有贮藏血液的功能之后，又观察到人体的血液是"流行不止，环周不休"的。藏于肝脏的血液要运行到全身各个部位，以供机体各组织的生理需要，如《素问·五脏生成》云："肝受血而能视，足受血而能步，掌受血而能握，指受血而能摄。"然而，该篇又说"人卧血归于肝"。古人据此推知，当机体活动时，外周血量需要增加，肝能释放血液到外周组织；当机体静卧时，外周需要血量减少，血液要归流于肝。正如王冰在《增广补注黄帝内经素问》云："肝藏血，心行之，人动则血运于诸经，人静则血归于肝藏，何者，肝主血海故也。"因此，肝具有调节外周血量的作用。现代生理学证实，人静卧时，肝脏血流量可增加25%，当人体活动时，肝脏至少可提供1000～2000mL血液来保证足够的心脏排出量。

3）防止出血：肝脏有防止出血的作用，是取"肝藏血"之"藏"字还有约束、固摄之义。因而肝脏有防止出血的作用，即摄血的作用，对此，古代医家早有论述。如《卫生宝鉴》云："夫肝摄血者也。"《妇科准绳》引薛立斋之言："肝虚不能摄血也。"《杂病源流犀烛·肝病源流》也认为，肝"其职主藏血而摄血"。这一理论从病理和治疗上也得到了证实，如《素问·举痛论》云："怒则气逆，甚则呕血。"《傅青主女科》云："夫肝本藏血，肝怒则不藏，不藏则血难固。"唐容川在《血证论》中也说："有怒气伤肝，肝火横决，血因不藏。"怒为肝志，大怒使肝气功能失调，不能固摄血液。《丹溪心法·头眩》云："吐衄、崩漏，肝家不能摄荣气。"可知，在病理上，肝的功能失常能够导致各种出血。在治疗上，针对肝在血证治疗中的重要作用，《先醒斋医学广笔记》专立调肝一法来治疗吐血，认为："吐血者，肝失其职也，养肝则肝气平而血有所归，伐之则肝虚不能藏血矣。"现代医学认为，血浆凝血因子是止血过程不可缺少的，而凝血因子大部分在肝脏内合成。此外，肝对毛细血管壁的通透性也有影响，各种影响到肝脏的造血及凝血功能的因素，都会引起出血。

**（2）心主血脉**

心者，血脉循环之枢机也，在中西医汇通时期，汇通医家们对西医的心脏解剖知识及血液循环学说，基本上是持肯定态度。并用此理论来解释、补充和印证中医心主血脉理论。

1）朱沛文在《华洋脏象约纂》中云："洋医云：心体大小约如其人之拳，蒙按洋说更微实。"又云："心之功用，主舒缩跳动逼血运行周身……蒙按洋医洗拆脏腑照以微镜运以机器，故确见其行血之道也。"很明显，朱沛文对西医的心脏解剖知识及以心为主的循环学说持肯定态度。

2）唐容川则更进一步地用上述理论来解释、充实和印证心主血脉理论。其在《中西汇通医经精义·五脏所属》中云："西医言心内，分左右四房，皆有管窍，为生血回血之用。血受炭气则紫，回行至心右上房，有一总管，接回血入心中，落右下房，又一总管，运血出而过肺，被肺气吹去紫色，遂变纯赤，还入心之左上房，落左下房；又有一总管，运血出行，遍于周身，回转于心。此即《黄帝内经》营卫交会于手太阴肺及心主血脉之说也。"又在《中西汇通医经精义·五脏所主》中云："心之合脉也。西医云，心有运血管、回血管，外则散达周身，内则入于心中。心中有上下四房，以存血，心体跳动不休，而周身血管应之而动是为动脉，此说极是。《脉经》云：脉为血府，即此之谓也……其应心而动为无疑矣，故云心之合脉也。"可见唐容川已经接受并认可西医的心脏解剖知识及血液循环学说，认为肺循环和体循环就是《黄帝内经》所说的营卫交会于手太阴肺及心主血脉之理论。将心脏的跳动引起动脉的跳动直接用于解释、充实中医的"心合脉"理论。

3）张锡纯在《医学衷中参西录·医论·论心病治法》中云："心者，血脉循环之枢机也。心房一动则周身之脉一动。"在《医学衷中参西录·医案·气病门·大气陷兼消食》中云："胸中大气亦名宗气，为其实用能斡旋全身，故曰大气，为其为后天生命之宗主，故又曰宗气。《黄帝内经》谓宗气积于胸中以贯心脉而行呼吸，深思《黄帝内经》之言，知肺叶之阖辟，固为大气所司，而心机之跳动，亦为大气所司也。"张锡纯显然是已经接受了西医的以心为主的循环学说，并直接吸收、融合于中医医理之中。《黄帝内经》认为宗气是推动血液运行的动力。而西医学认为心脏的泵血功能是血液运行的动力，具体表现为心脏的跳动。张锡纯将二者融合，认为大气即宗气，调控心脏的跳动，从而具有推动血液运行的功能。

4）现代中医主流思想：上述汇通医家的观点被后来的中医界多数医家所承袭，并进一步发展。现代的中医界主流观点，基本上是承袭了汇通时期医家的观点，认为心主血脉理论的基本内涵，就是近似于西医学的以心为主的循环学说。当然二者并不是完全等同，目前的中医界认为心主血脉理论还包含有心生血的功能。现代中医主流思想还对心主血脉理论进行了发展与完善。一是将推动血液运行的动力由宗气改成了心气，这种改变更加突出了心在血液循环中的主导作用。二是将现代医学的有关于循环系统的解剖生理学知识更多地直接借鉴、融合于心主血脉理论的解读之中，使心主血脉理论更加充实。

心、肝两脏在血液运行上的解剖学联系延展充实了"肝主藏血""心主血脉"的理论，从而更好地说明了心、肝两脏在血液运行上的联系，即肝藏血，心主血，心气推动血液在脉道中正常运行，同时也需肝气条达，疏泄有度。即心血充盈、心气旺盛则血行正常；肝藏血充足亦有助于心行血。

### 三、病理状态：肝郁气滞的心血瘀阻

如前文所述，肝气条达有助于心血运行；反之，肝气郁滞则易导致心血瘀阻，而临床上典型的肝郁气滞的心血瘀阻证主要见于代谢相关脂肪性肝病（MAFLD）合并冠状动脉粥样硬化。

有研究发现，MAFLD不仅是冠状动脉粥样硬化性心脏病（冠心病）的独立危险因素，且与冠状动脉病变严重程度呈正相关。王磊等对199例疑诊冠心病患者行冠脉造影检查，根据冠脉造影结果分为冠心病患者132例（观察组）和非冠心病患者67例（对照组），结果发现冠心病患者中MALFD发生率为60.61%，分析冠心病与MALFD存在相关性。校正了年龄、性别、吸烟史、身体质量指数（BMI）后，提示MALFD为冠心病的独立危险因素，且冠心病患者合并MALFD的冠脉病变较为严重，表现以冠状动脉多支血管病变为主，其病变血管支数及病变严重程度、冠状动脉Gensini评分均显著高于非合并MALFD的冠心病患者。

冠心病归属中医学胸痹、心痛等病，其病位在心脉，属血管疾患。MAFLD归属中医学肝癖、积聚、胁痛、肥气等病，其病位在肝。因两者在该病上的密切联系，治疗上则倡导从肝论治，注重心肝同治。《黄帝内经》早有针刺足厥阴肝经之行间、太冲穴治疗

心痛的记载。《灵枢·厥病》曰"厥心痛，色苍苍如死状，终日不得太息，肝心痛也，取之行间、太冲"，从针灸疗法上表明心病可以从肝论治。《石室秘录》偏治法云："然则宜治心包络，何以责之肝也。肝属木，心包络属或，肝木生心火，治肝木之寒，则心火有养而心包络之寒邪自散。况肝木之气既温，生心火之余必能来生包络，故不必救包络而必先救肝。肝木得寒则涩而不舒，散肝中之邪即所以散包络之邪也。"即从暖肝散寒、温经脉治疗心痛。此外对于许多心系疾病，陈士铎倡导心肝同治，得到后世诸多医家的推崇。如《石室秘录·伤寒相舌秘法》曰："见舌红而有白点者，乃心中有邪也，宜用柴胡、黄连以解之，心肝同治也。"又如"人病心痛，不可止治心痛，必须兼治肝；病心致痛，理宜治心，而今不治心者何也？盖心气之伤由于肝气之不足，补其肝，而心君安其位矣。"

沈金鳌在《杂病源流犀烛》中有云，"胸者，肝之分，肺、心、脾、肝、胆、肾、心、包七经脉俱至胸，然诸经虽能令胸满气短，而不能使之痛，惟肝独令胸痛"，倡导胸痛应当治肝。早在《金匮要略》，张仲景以橘枳姜汤治疗"胸痹，胸中气塞，短气"，开创了行气法治疗胸痹的先河。及至明清，医家多强调疏肝行气、开郁散结治疗胸痹心痛之证。如汪机《医学原理》云："心痛未有不由气滞而致者，古方皆用行气散气之剂，治而愈之。"清·陈修园认为，气顺则痰自消、气行则瘀血除。此时期医家多运用小柴胡汤、金铃子散等开郁消滞之剂，更总结出许多至今仍广泛应用的方剂如柴胡疏肝散、沉香降气散等。柴胡疏肝散出自《医学统旨》，为疏肝理气之代表方，有疏肝解郁、行气止痛的功效，现在临床上亦多有运用柴胡疏肝散治疗冠心病心绞痛的报道。另有治疗气滞血瘀的代表方剂血府逐瘀汤，此方出自《医林改错》，原方用于治瘀血内阻胸部、气机失畅以致胸痛胸闷，方中用柴胡、枳壳疏肝理气、川芎行

气活血，不仅可行血分之瘀滞，又可行气分之郁结，现代广泛应用
于冠心病的治疗。

## 第七节　疏肝解郁、宁心安神的肝心同治

### 一、心肝共同调节情志

心主神志，又称心藏神、心主神明。心主神明以心主血脉的功
能正常为基础。其生理作用有二，一是主任物，二是主宰全身生命
活动。如《素问·灵兰秘典论》曰："心者，君主之官，神明出焉。"
《素问·邪客》曰："心者，五脏六腑之大主也，精神之所舍也。"心
与人的精神、意识、思维活动密切相关，人体五脏六腑、形体官
窍，一切生理、精神意识思维活动必须在心的统一指挥下才能正
常、协调地完成。虽说五脏共同完成人的精神意识思维活动，如
《素问·宣明五气》云："心藏神，肺藏魄，肝藏魂，脾藏意，肾藏
志。"但在五脏的活动中，心是活动中心，起主宰作用。所以《类
经·疾病类·宣明五气》曰："情志之伤，虽五脏各有所属，然求
其所由，则无不从心而发……可见心为五脏六腑之大主，而总统魂
魄，兼该意志……此所以五志惟心所使也。"中医学认为，心理情
志活动既属于心主神明的生理功能，又与肝主疏泄的功能密切相
关。如《素问·灵兰秘典论》云："肝者将军之官，谋虑出焉。"此
处指出肝具有辅佐心神进行思维和情志等精神活动的作用。肝藏
魂，心藏神，心肝神魂相连，如《灵枢·本神篇》云："随神往来
者，谓之魂。"神、魂在生理上密不可分。肝主疏泄，调畅气机，
为气机升降出入的枢纽。肝的疏泄功能与精神、情志、心理密切相

关。若肝失疏泄，条达失畅，气机失调，则气血运行紊乱，或滞而不畅，或亢而为害，故《医碥·郁》云："而郁而不舒则皆肝木之病矣。"肝气疏泄不及，气机不畅，可见郁郁寡欢、多愁善感等症。如《证治准绳·杂病证治类方第五·惊》曰："今肝有邪，魂不得归，是以卧则魂飞扬若离体也。"若肝气不足，疏泄不及，易致肝气郁结，心情抑郁不乐，悲忧善虑等。可见肝气条畅，心气充沛，血液充盈，气血调和是精神情志正常活动的物质基础。

## 二、心肝失调是情志病的核心因素

中医七情学说认为，七情乃人之常情，情志调畅顺达是"阴平阳秘，精神乃治"的重要保障。肝主疏泄，性喜条达，恶抑郁，主升主动，调节精神情志，调畅人体气机，是一身气机的枢纽。肝的疏泄功能正常，肝气条达顺畅，则全身气机舒畅，气血平和，经络通利，五志安和，人的精神意识活动正常，精神愉快，心情舒畅，思维清晰敏捷。如果七情变化过激（过急、过久），超越了肝的调适范围，出现肝失疏泄，产生肝郁气滞，气机失调等病变，则引起一系列心身疾病。肝郁克脾则饮食减少，气血生化乏源；营血久耗则心失所养，神失所藏；气郁则血瘀；日久及肾则阴虚火旺，最终导致五脏气机失和。心藏神，乃君主之官、五脏六腑之大主，《灵枢经》谓："悲哀愁忧则心动，心动则五脏六腑皆摇。"心神失常，可致各种情志病变的发生。如张景岳在《景岳全书》云："情志之郁，则总由乎心。"又如《类经·疾病类·情志九气》言："情志之伤，虽五脏各有所属，然求其所由，则无不从心而发。"《医宗金鉴》曰："心静则藏神，若七情所伤，则心不得静，而神躁不宁也。"《临证指南医案卷六·郁》言："今所辑者，七情之郁居多，如思伤脾、怒伤肝之类是也，其原总由于心，因情志不遂，则郁而成病也。"心主神志的功能正常，则心神安定、精神愉悦、思维敏捷；心神不安则出现神志恍惚、情绪不安、反应迟缓、少寐多梦等症状。

### 三、情志病的治疗：疏肝解郁、宁心安神同治——以抑郁症为例

心肝失调是抑郁症致病的核心因素。抑郁症属中医"郁证"范畴，为心身相关的情志疾病。从《黄帝内经》五气之郁至历代医家对郁证的论述可以看出，内伤、外感等因素均可致郁，尤以情志致郁多见，情志不舒，气机郁滞引起脏腑气机失调是郁证病机关键之所在。肝气郁结、心神不安是抑郁症发病的基本病机，无论是因肝气郁结日久，母病及子，心主血脉功能失常，最终导致心神不安，心主神明、心藏神功能失常，进一步影响全身脏腑功能失常。"主不明则十二官危"，出现精神萎靡，心悸易惊，精神恍惚，多疑恐惧，失眠多梦，反应迟钝，头晕健忘等抑郁症状。情志不遂，耗伤气血，心失所养，神失所藏，心神不安，日久子病及母，导致肝的疏泄失常，肝气郁结，进而影响全身脏腑、气血津液的失常，从而出现郁郁寡欢、多愁善感、胁肋胀痛、胆怯易惊、恐慌不安、心烦失眠等抑郁症状。抑郁症的发生发展和"肝气郁结、心神不安"都密不可分。关于抑郁症的治疗，可从火、痰、虚、郁、瘀、气血阴阳失调，心、肝、肺、肾、心脾、肝脾、脾胃、肝肾、心脑、少阳、奇经等论治，治法上有调理脾胃，疏肝解郁，补益心脾，补益肝肾，解郁化痰，疏肝健脾等。临床上，这些方药对于某种类型的抑郁症或抑郁症的某个阶段可能有效，但未必能尽全功。而依据抑郁症"肝气郁结、心神不安"的基本病机，笔者认为"疏肝解郁，宁心安神"为治疗抑郁症的基本法则，代表方剂有柴胡龙骨牡蛎汤、丹栀逍遥散等。此外，注重情绪疏导，亦是"疏肝解郁、宁心安神"治则的代表。

### 1. 柴胡加龙骨牡蛎汤

柴胡加龙骨牡蛎汤是临床常用方剂，原方组成为：柴胡四两、龙骨、黄芩、生姜、铅丹、人参、桂枝、茯苓各一两半、半夏二合半、大黄二两、牡蛎一两半、大枣六枚。柴胡加龙骨牡蛎汤主治看似为少阳证，实则为变证，肝胆之气不舒，心神受扰，散漫于外，在气机郁滞作为始发因素之后，更多的是兼有痰浊、郁热、结滞，并且该方的治疗侧重已然不在于疏利肝胆之气，而是在于化痰、镇静、泄热之上。正如成无己《注解伤寒论》所言："柴胡汤以除胸满而烦，加龙骨、牡蛎、铅丹，收敛神气而镇惊；茯苓以行津液、利小便；大黄以逐胃热、谵语；加桂枝以行阳气而解身重。"

该方近年来用于治疗精神类疾病报道甚多，肖庆国等采用随机对照的方法，观察对比 60 例抑郁患者使用将柴胡加龙骨牡蛎汤与帕罗西汀的疗效，发现中药有效率为 78.8%，西药有效率为 75.8%，并且中药组的汉密尔顿抑郁量表（HAMD）、抑郁自评量表（SDS）评分明显低于对照组，临床疗效差异显著。王晓滨等将 80 例焦虑性抑郁患者分为观察组和对照组，两组均给予度洛西汀，观察组加用柴胡加龙骨牡蛎汤加减，8 周后发现观察组总有效率为 92.5%，对照组 HAMD、HAMA（汉密尔顿抑郁量表）评分均低于治疗前。邓源通过观察慢性应激抑郁模型大鼠行为及海马形态学的影响发现，柴胡加龙骨牡蛎汤具有明确的抗抑郁作用，其机制与对海马区神经元形态的影响有关。

### 2. 丹栀逍遥散

焦虑抑郁状态初起具有肝气郁结不通、气机散漫不定的特点，"气有余便是火"，内生之郁结更易化火，无处宣泄，烦扰上下，充斥三焦，郁热内结则消耗津液阴血，暗耗而多不自知；该病可从肝经郁热而发，可克土而连及脾胃，导致脾胃不和的症状，而心肝为子母之脏，相生相连，肝经郁火上扰心经，子病及母，心受所累，火热煎灼心营心血，则心神不宁，散而不能藏，故见烦躁易怒、心神不定、多疑善恐、喜怒无常等突出症状。亦可从心之木经所见，郁热而发，心火动而诸脏不宁，以其肝经母脏首当其冲受累，君火引动肝经相火，二火暗耗心肝之阴血，心营肝血同时受损，故此时多出现阴分之热。

丹栀逍遥散中柴胡、白芍调和肝郁气结，当归、姜枣、甘草养血和营，白术、茯苓顾护脾胃，薄荷开郁透散，更有丹皮入血分，以清热凉血、透散郁热，栀子苦寒入气分，以直清心火，平亢不宁，故可清虚实两热，安浮游之心。

该方近年来也广泛用于精神类疾病，陈智龙等将 80 例广泛焦虑障碍患者随机分为两组，治疗组予丹栀逍遥散，对照组予黛力新，6 周后发现治疗组的总有效率为 83.33%，对照组有效率为 70.00%，并且 HAMA、睡眠质量指数（PSQI）较前下降。董宁将 60 例抑郁患者随机分成两组，分别采用逍遥散加减方和氟西汀治疗 8 周，通过测量 HAMD 与中医证候量表评分发现，逍遥散总有效率 90.00%，高于盐酸氟西汀 66.67%。研究发现，逍遥散可以促进焦虑大鼠神经元的修复和再生，其机制可能为干预和抑制 Papez 环路（海马 – 乳头体 – 丘脑前核 – 杏仁核复合体 – 扣带回 – 海马旁回 – 海马）区域的细胞凋亡，并且通过中枢的神经营养因子脑源性神经营养因子、碱性成纤维细胞生长因子及其各自受体，起到促进神经干细胞增殖和分化作用。由此可见，丹栀逍遥散对精神类疾病如焦虑、抑郁、失眠等有较好效果。

**3. 情绪疏导法**

叶天士在《临证指南医案》中指出，"内伤情怀起病，务以宽怀解释""必得开爽，冀有向安"，如若但治其身不治其心，则"情怀不得解释，草木无能为也。"所以对于思虑过度、忧愁困苦者，多指示病患可发泄情绪；对于焦躁不安、烦躁易怒者，多指示病患可移情易性，包括五行音乐、八段锦、书法等；对多疑善恐、心神不定者，多从病因处下手，消除病患心中疑惑；对于兴趣丧失、自信心差者，帮病患找到兴趣点，确立信心等，起到"以情胜情"的作用。总体的治疗原则仍为"疏肝解郁、宁心安神"。

## 第八节　脾、肝、心的肝心相关中医学术思想

### 一、探究"肝受气于心，传之于脾"理论的科学内涵

中医学认为脾主运化、肝主疏泄、心主血脉，肝脾失调能导致心病。《素问·玉机真藏论》记载"肝受气于心，传之于脾""心受气于脾"理论，从五行生克制化角度详细阐释了"脾病""心病""肝病"三者相互影响的病机，本节将从脾虚肝郁痰浊对冠状动脉粥样硬化内皮损伤的影响机制进行解答。

#### 1. 肝受气于心

《素问·玉机真藏论》中有言"五脏受气于其所生，传之于其所胜""肝受气于心，传之于脾"。其含义为，五脏疾病的传变，是受病气于其所生之脏，传于其所胜之脏。心脏遭受病气，传于所生之脏，即母病传子，肝病传心。若传之于脾，为传变至克己之脏，脾病传肝，肝病气胜，心脏遭受病气更甚。脾病逆行传变至心脏，子病犯母。由于现代人工作节奏及生活压力，饮食不节，久坐少动，情绪抑郁紧张，导致脾失健运，聚而成湿，酿湿成痰，湿壅木郁，肝失疏泄，痰浊气滞，因痰致瘀，阻碍脉道气血运行，心脉痹阻。临床研究亦发现，经超声确定的 MAFLD 严重程度与冠心病严重程度、中医证型具有相关性，联合应用 MAFLD 纤维化评分

（NFS）可能有助于冠心病风险的预测。

**2. 心受气于脾**

《素问·玉机真藏论》中有言"心受气于脾，传之于肺，气舍于肝"。其含义为：心脏遭受病气来自脾，子病传母，即为脾病逆行传变至心脏。《备急千金要方》云："心劳病者，补脾以益之，脾王则感于心矣。"即重视健脾益气法治疗心劳病。有项目研究发现"心受气于脾"，脾失健运，痰浊内生，因痰致瘀，触发和加剧冠状动脉粥样硬化免疫炎症反应，引起血管内皮细胞损伤，血管壁通透性升高，痰浊之邪进入内膜，内皮下微 RNA155（microRNA155）及其靶基因 SOCSI 表达异常，从而活化 JAK、STAT 信号通路，致Th 细胞亚群分化失衡，分泌促炎性因子而加速动脉粥样硬化（AS）斑块的发生发展。

**3. 从五行生克制化角度理解"脾病""肝病""心病"的关系**

《中藏经·生成论》曰："五行者，金、木、水、火、土也；五脏者，肺、肝、心、肾、脾也。金生水、水生木，木生火，火生土，土生金，则生成之道，循环无穷。"肝、心、脾三脏相关，一脏病则母子相及，故有"肝受气于心，传之于脾""心受气于脾"之谓。若肝疏泄太过，则母病及子，累及心脏，进而影响脾脏正常生理功能；反之亦会子病及母，脾病逆传心脏。隋代肖吉《五行大义·论相克》曰："木克土，土克水，水克火，火克金，金克木。"《黄素问·五运行大论》曰："气有余，则制己所胜而侮所不胜；其不及，则己所不胜侮而乘之，己所胜轻而侮之。"肝木克脾土，若肝疏泄太过，可见木郁乘土；反之若肝气不足，则脾土反侮肝木，故"见肝之病，知肝传脾，当先实脾。"

**4. 从肝论治心病的条文**

《名医杂著》融合了丹溪、东垣的学术思想，在其内科杂病证治中提出："胸内作痛月余，腹亦痛，左关弦长，右关弦紧，面色黄中见青。此脾胃虚弱，肝邪所乘。"《石室秘录》收集古今成方，理论联系实际，是理法方药皆备的治法专著，在其偏治篇曰：人病心痛，不治心而治肝肝木生心火。认为心肝生理病理关系密切。《杂病源流犀烛》从脏腑经脉角度论述了心疝、心痛等心系疾病，曰："阳明有余，上归于心，滑则病心疝；心痛引少腹满，上下无定处，溲便难者，取厥阴肝厥心痛者，谓之厥者，诸痛皆肝肾二经气逆上冲，又痛极则发厥也。"《慎柔五书》是以李杲脾胃论学说为基础认为疾病治疗应重视对脾胃的保护，在其医案胃脘痛篇曰，"妇人素有心痛，左胁胀硬，呕苦酸水正木克土之症也。"

## 二、阐释脾病（脾虚）、肝病（肝郁）导致心病（冠状动脉粥样硬化）机制

脾失健运，不能正常运化水谷，肝失疏泄，不能促进脾胃的运化功能和胆汁的分泌排泄，内生痰浊，痰浊日久必致血瘀。本段将从脾失健运，肝失疏泄，痰浊内生的影响，来阐释脾虚肝郁痰浊导致冠状动脉粥样硬化的病理机制。

### 1. 基于五脏一体观的脏象理论学说谈肝脾论治心病

心主血脉，心之用为血，心之体为脉。"少火生气"，故心气充沛、血液充盈和脉道通利是心功能发挥的物质基础和前提。正如朱丹溪云："气血冲和，万病不生。"而全身气血的运行以肝脾为枢纽，肝、脾二脏共助心主血脉的发挥。心与脾母子相生，《素问·经脉别论》曰："食气入胃，浊气归心，淫精于脉。"脾胃为后天生化之源，能上资宗气以助心行血、化生血液以滋养脉道。脾又能统血，摄血安于脉内，二者共同完成血液的生成和运行。肝为心之母，《血证论》云："以肝属木，木气冲和调达，不致遏郁，则血脉通畅。"肝主疏泄，能畅达气血，血脉通畅，助心行血，调畅情志，使心神清明，肝主藏血，能调节分配人体各部分血量，贮存血液，

保证冠状动脉循环中的血流量，平衡凝血与抗凝过程，防止脉道损伤。肝脾二脏，疏运互用，共司饮食物的消化吸收，"少火生气"，保证心气、血液化源充足，调摄血液的运行输布，共助心主血脉功能的发挥，使得气血畅行无阻，防止痰瘀等病理产物的生成，保证心主血脉的发挥。

**2. 病因角度论肝脾与胸痹**

《中国心血管健康与疾病报告 2020 概要》指出心血管疾病危险因素有：吸烟、不健康饮食、高胆固醇、高血压、肥胖、抑郁焦虑等。这与现代不良生活方式——肥甘厚味、以酒为浆、以妄为常、久坐伤气、情志失常、起居无节密切相关。《症因脉治·胸痹》有言："胸痹之因，饮食不节，饥饱损伤，痰凝血滞，中焦混浊，则闭食闷痛之症作矣。"这些因素直接影响脾胃运化功能，易生痰湿膏脂等病理产物，痹阻心脉，导致血脂代谢紊乱，是冠心病的重要致病因素。近年来临床上，焦虑、抑郁也被视为冠心病发病的独立危险因素，严重干扰着患者治疗依从性、生活质量及预后。冠心病伴有抑郁、焦虑状态又被称作"双心"异常。"郁怒伤肝，忧思伤脾"，肝藏魂能调畅情绪，脾在志为思，有"思虑、忧思、焦虑"之意，肝脾对情志的调节起到了重要作用。

**3. 病机角度论肝脾与胸痹**

胸痹病机为"阳微阴弦"，是上焦阳虚，痰饮瘀血等阴寒实邪痹阻心脉而致胸痹心痛，病性为本虚标实。正如《丹溪心法》载："痰挟瘀血遂成窠囊。"脾胃失调则易生虚实之变，脾虚则心之气血阴阳化源不足、脉道失养不荣而痛；虚则无力散精，聚湿成痰，气滞血瘀，日久痰借血体，血借痰凝，渐成脾实，脾实则邪气内盛，痰湿瘀血浸淫脉道，胸阳失展，不通而痛，渐成本虚标实、阳微阴弦之势。《丹溪心法·六郁》载："一有怫郁，诸病生焉。"若肝失疏泄，将会影响人的精神情志、血管的舒缩功能、血液的循行。肝失藏血，调节冠脉中血流量及平衡凝血能力下降，影响心肌供血，缺血而引发胸痛。且临床中因冠状动脉痉挛缺血导致心绞痛的患者不在少数，实为肝失藏血，经脉失养拘挛所致。

**4. 国医大师从肝论治心病的临床经验**

刘志明认为患有心脏疾病久治不愈者，常表现为肝郁更甚的特点。邓铁涛认为冠心病是由痰瘀所致，痰是瘀的初期，瘀是痰的进一步发展。脾胃健运则湿不聚痰，且脾能升运清阳，可从根本上养护心阳，调脾护心。常用温胆汤加丹参与党参以利气除痰，其中，丹参活血化瘀，以通利胸中阴寒实邪，再加党参益气固本，起到标本同治的作用。李士懋认为胸痹以心阳虚为本，下元匮乏为根，痰浊气滞为标，用药以柔肝养心、补肾培元为主。颜德馨认为瘀血不除则心脉难畅，治疗当活血宽胸、升降气机，多用王清任血府逐瘀汤加减，但在剂量上与常用不同，常加大川芎、柴胡、枳壳的用量，助肝发挥其行气之用。刘祖贻在论治胸痹时常在芪丹护心饮中加入郁金、降香等入肝经之药。周学文老、段富津老治疗胸痹在自创宽胸通痹汤和三参丹饮中也精心挑选了入肝经的药物。路志正老认为，现代胸痹发病关键在脾胃，土得木而达，无论肝脾单脏独病或同病，都要注重肝脾同调，故常用佛手、香附、柴胡、香橼、莪术等疏肝理气以醒脾运脾，亦用陈皮、厚朴、枳实、枳壳，疏理脾胃以利肝胆。

## 三、阐释"肝脾同调"论治动脉粥样硬化性疾病的疗效机制

中医学认为脾失健运，肝失疏泄，痰浊凝聚是导致动脉粥样硬化病理变化的主要因素，基于前述研究假说，本段将从健脾疏肝祛痰中药对冠脉血管内皮损伤、microRNA155-SOAT轴相关基因的表达，减轻和缓解动脉粥样硬化内皮损伤反应等角度，分别在器官、

组织、细胞、分子水平揭示"肝脾同调"论治的疗效机制。

**1. 从肝脾论治胸痹的临床研究**

国家"重大新药创制"科技重大专项的一项系统评价，评价在常规治疗基础上加用柴胡加龙骨牡蛎汤治疗冠心病合并焦虑抑郁1174 例患者的疗效，结果证实了其具有疏肝解郁、重镇安神的功效，可进一步改善心绞痛症状、改善焦虑抑郁状态。国家重点基础研究发展计划的一项临床研究，观察四君子汤合血府逐瘀汤干预120 例不稳定型心绞痛气虚血瘀证患者，用健脾补气、活血祛瘀，本虚标实同治之法，可明显改善虚证候评分、超敏 C 型反应型蛋白（hs-CRP）、同型半胱氨酸（HCY）等临床指标。归脾汤、参术冠心颗粒治疗不稳定型心绞痛、稳定型心绞痛 700 例患者，治疗后能改善患者耐缺氧能力，提高心肌缺血阈值，尤其对胸闷、疲乏、气短、自汗等单症疗效具有改善作用。参术冠心颗粒是在邓铁涛老冠心方基础上，秉承调脾护心法的治疗原则调整所得。瓜蒌薤白半夏汤行气解郁，祛痰宽胸，治疗胸痹而痰浊壅盛，胸阳闭塞较甚的疗效是肯定的。逍遥散，是肝脾同治、气血兼顾的名方，能疏肝健脾养血、疏通心络，尤善治疗情志不畅，气机郁滞而导致的胸痹。在临床上应用加味逍遥散治疗胸痹肝郁脾虚型患者，发现患者心绞痛持续时间减少，程度减轻，此方能够显著缓解临床症状。温胆汤能理气化痰、清胆和胃，具有降低血脂，抗动脉粥样硬化的作用，其加减方常被用于冠心病、高血压、高血脂的治疗。在临床应用温胆汤合丹参饮，可降低稳定性心绞痛患者的血浆黏度及血小板聚集率，抑制炎症反应，增加冠状动脉血流量，进而改善心肌缺血程度。应用十味温胆汤联合"双心疗法"治疗冠心病 PCI 术后焦虑状态患者，结果表明患者心肌耗氧量显著降低，术后炎症状态减轻，血管新生增快，且焦虑状态明显改善。

## 2. 肝脾论治胸痹复方的现代生物学机制研究

芪参益气滴丸，有益气通脉、活血止痛之功，能够改善心肌缺血模型动物心功能，降低血清中的谷草转氨酶（AST）、肌钙蛋白（cTnT）、C型反应型蛋白（CRP）含量，降低室颤率。二陈汤合桃红四物汤有行气化痰、养血活血之功，能通过抑制主动脉尼克酰胺腺嘌呤二核苷酸磷酸氧化酶 4/ 核转录因子 κB/ 低氧诱导因子 1α 亚基（Nox4/NF-κB/HIF-1α）信号通路，降低炎症因子水平，减缓冠状动脉斑块内炎性反应浸润和平滑肌细胞增殖、迁移，促进斑块中血管新生，发挥抗动脉粥样硬化的作用。温胆汤有疏肝健脾理气化痰，调控炎症反应，参与调节胆固醇代谢的作用。逍遥散疏肝解郁、养血健脾，瓜蒌薤白半夏汤行气解郁、祛痰宽胸，可以通过调节免疫炎症及氧化应激反应，抑制凋亡，从而有效抑制动脉硬化的疾病进程。调肝理脾的中药复方多作用于磷脂酰肌醇 3- 激酶（PI3K）/ 蛋白激酶 B（Akt）信号通路治疗冠心病，以调节糖脂代谢、调控炎症反应、减轻缺血缺氧的心肌细胞膜损伤、拮抗凋亡、调控血管新生，从而有效抑制动脉硬化的进程。

动脉粥样硬化性心血管疾病是全球发病率和死亡率居首位的疾病，对老年群体危害极大，近年来年轻化趋势亦显著。以《黄帝内经》"肝受气于心，传之于脾"理论为指导，以中医药"治未病"理念为启示，将动脉粥样硬化研究重心前移，探讨脾失健运，肝失疏泄，痰浊内生对动脉粥样硬化早期病理变化的影响机制，阐述中医"脾虚肝郁"与"心脉阻滞"的关系，为中医"肝脾同调"论治冠心病提供科学依据，为全面推进健康中国建设做贡献。脾虚肝郁痰浊与动脉粥样硬化内皮损伤的相关性。动脉粥样硬化的基本病因病机是脾虚肝郁为本，饮食不节，嗜食肥甘，损伤脾气，脾失健运，聚而成湿，酿湿成痰，湿壅木郁，肝失疏泄，气滞血瘀，血瘀日久，痰瘀互结，终至脉管受损，痹阻心脉。"痰"的生成以血脂失衡为病理表现，因此"痰浊内生"是动脉粥样硬化发生发展的主要致病因素。湿壅木郁的"郁"，即胆汁形成障碍，"痰瘀互结"类比为血液的黏稠状态和血栓形成，最终导致斑块形成。

从 microRNA155–SOAT 介导的动脉粥样硬化内皮损失机制来看，动脉粥样硬化病变是动脉对内膜损伤做出的炎症纤维增生性反应。动脉内膜的受损分为功能性紊乱和解剖性损伤，其主要是由于氧化低密度脂蛋白（ox-LDL）和游离的胆固醇，对动脉内膜先造成功能紊乱，进而导致解剖损伤。LDL 通过外周组织低密度脂蛋白受体（LDLR）转化成胆固醇酯，胆固醇酯（CE）在胆固醇酯水解酶的作用下水解成游离胆固醇对动脉内膜造成损伤。SOAT 为 SOAT1（胆固醇酰基转移酶 1）、信号转导与转录激活因子（STAT1）、ACAT（SOAT1 的辅酶）的基因集合。microRNA155 能够调控靶基因 SOAT，将外周组织的游离胆固醇转化为胆固醇酯，起到内皮损伤保护的作用。"肝受气于心，传之于脾"，现代人工作节奏较快及压力较大，饮食不节，久坐少动，情绪抑郁紧张，导致脾失健运，聚而成湿，酿湿成痰，湿壅木郁，肝失疏泄，气滞、痰浊，因痰致瘀，触发和加剧冠状动脉粥样硬化反应，引起血管内皮细胞损伤。痰浊之邪进入内膜，导致内皮下 microRNA155 及其靶基因 SOAT 基因团表达异常，抑制外周游离胆固醇（FC）转化成 CE，加速动脉粥样硬化斑块的发生发展，阻碍脉道气血运行，从而导致心脉痹阻。健脾疏肝祛痰中药可能通过影响上述病理机制，起到保护血管内皮细胞起到防治动脉粥样硬化的作用。上述探讨脾虚肝郁痰浊触发动脉粥样硬化内皮损伤的反应对冠脉血管及内皮结构影响的机理，分别从器官、组织、细胞、分子水平阐明《黄帝内经》"肝受气于心，传之于脾心受气于脾"的科学内涵，为临床"健脾疏肝"论治动脉粥样硬化性疾病提供理论依据。

# 第九节　肝心和合思想

## 一、肝心和合源流梳理

### 1. 肝心和合理论溯源

#### （1）五行相生

《素问·阴阳应象大论》曰："东方生风，风生木，木生酸，酸生肝，肝生筋，筋生心，肝主目。"《血证论》曰："肝属木，木气冲和条达，不致遏郁，则血脉得畅。"

#### （2）经络相连

《医贯》云："凡脾、胃、肝、胆……各有一系，系于心包络之旁，以通于心。"《素问·脏气法时论》云："心病者，胸中痛，胁支满，胁下痛，膺背肩胛间痛，两臂内痛。"

#### （3）功能相用

《灵枢·本神》云："肝藏血，心行之。"《薛氏医案》所言："肝气通则心气和，肝气滞则心气乏。"

#### （4）情志相调

《黄帝内经》曰："心者，五脏六腑之大主也，精神之所舍也。"《杂病源流犀烛》所述："喜之能散于外，余皆令肝郁而心痛。"

### 2. 肝与心生理病理影响

肝与心在病理上的相互影响，主要反映在阴血不足和神志不安两个方面，表现为心肝血虚和心肝火旺之候等，因五行相关又致他脏病。《素问·阴阳应象大论》曰："肝生筋，筋生心。"心为五脏六腑之大主，肝为心之母，肝与心的关系，主要是主血和藏血，主神明与调节精神情志之间的相互关系。

**3. 和合学源流**

**（1）和实生物，同则不继**

"和""合"两字都见于甲骨、金文。"和"的初义是声音相应和谐；"合"的本义是上唇与下唇的合拢。而理想的矛盾关系为和而不同，《国语·郑语》云："夫和实生物，同则不继。以他平他谓之和，故能丰长而物生之，若以同裨同，尽乃弃矣。故先王以土与金、木、水、火杂以成百物。是以和五味以调口，刚四支以卫体，和六律以聪耳，正七体以役心，平八索以成人，建九纪以立纯德，合十数以训百体……周训而能用之；和乐如一，夫如是，和之至也。"和合是人们对于客观事物、日常生活、社会政治、养生卫体等矛盾多样性的统一与和谐在思维形式中的反映，是对矛盾对立的多种统一形式的认识。

**（2）和合父子百物化**

西周以礼乐治国，而《乐记》的核心内涵和最高境界是中和，即和合。和合是乐文化的根本精神，它与天地万物之情相贯通。"大乐与天地同和，大礼与天地同节。和故万物不失，节故祀天祭地。"天地之气，犹阴阳之气，两者"和而生万物"。不和，则天是天，阳是阳；地是地，阴是阴，怎生万物？和而生物，即和化物。"乐者，天地之和也；礼者，天地之序也。和故百物皆化，序故群物皆别。"

**（3）阴阳和合，风顺雨调**

早期道教经典著作《太平经》云："阴阳者，要在中和，中和气得，万物滋生。""中和"，《太平经》称之为"和合"或"合和"。"阴阳者象天地以治事，合和万物，圣人亦当和合万物，成天心，顺阴阳而行"。天地间各个层次的事物，都由阴阳和三要素和合而生成。阳好生恶杀，没有和不能成万物，不成万物，而无万物，

"元气自然乐，则合共生天地，悦则阴阳和合，风雨调。风雨调，则共生万二千物"。

### 4. 中医和合思想

"和合"思想发轫于《周易》，为古代学术界认可和承袭。《黄帝内经》中认为"和合"是生命活动的最佳状态；失和是疾病的根本原因；求和是治病与养生的最高法度。"和"是中国传统文化的核心与精髓，而中医学是植根于传统文化而成长起来的，故中医学的理论构建离不开一个"和"字。如邓铁涛教授指出中医药文化的核心是和谐，张其成教授认为中医文化用一个字来概括就是"和"。

### 5. 中医和合文献渊源

《黄帝内经》云肝为心之母，虚则补其母，实则泻其子。《小儿药证直诀》论及肝风、肝热加心热后，可出现四肢抽搐，心火过旺，治可补肝阴，泻心火。《石室秘录·双治法》明确了心肝同治的双治法，如病有心痛，不可只治心痛，必须兼治肝；病心致痛，补其肝用，确立了"心肝双治"法，创立了"心肝双解饮"。《三因极一病证方论》提出肝虚则补心，心实则泻肝。人之神赖血而存，由心而主，由肝而调，肝心和合，则血静神安，肝心和合，取其"和合"之意。心为君，肝为将，君将一心，诸事和合，身愉心悦。《血证论》曰："若气郁日久，肝气不舒，则肝血必耗，而肝血耗则木中之血不能润心也。"

## 二、基于肝心和合思想论治双心疾病

### 1. 双心疾病病因

心主血脉而肝藏血，若心气不足、心失所养，诱发胸痹心痛、失眠多梦的同时，肝血必受影响，导致亏少而无所藏，可引起情绪低落，沉默寡谈，或肝络失和而痛，即"不荣则痛"。脉络瘀阻，心血无以通达，亦可引起疼痛，多见于"双心疾病"中的失眠症

（心血不足型）、冠脉狭窄（痰瘀互结型）、PCI 术后（心血瘀阻型、心血不足型）等，即"不通则痛"。

动脉粥样硬化性疾病可归属于中医学"胸痹""血脉病"等范畴，在劳倦太过、情志过极、肥甘厚味等不良生活方式下，动脉粥样硬化进程加快。在动脉粥样硬化性疾病发展过程中，"心"与"肝"状态失衡是导致疾病进展或骤变的主要因素。

**2. 双心疾病病机**

预病状态：肝气郁滞，脾胃运化失司，膏脂转输障碍，凝滞心脉，脂纹点、脂质条纹、斑块前期形成，则肝郁心虚；已病状态：肝血暗耗，心虚运血无力，虚气留滞，生痰生瘀，致粥样斑块、纤维粥样斑块形成，阻遏气血，肝心失司；病复状态：病程日久，痰瘀酿毒，邪盛正衰，形成复合病变，肝心失和。

**3. 双心疾病论治**

动脉硬化性疾病"三状态""肝心三法"，《黄帝内经》云"百病生于气""浊气归心"。凡七情过极、气机逆乱皆可伤元气，心君之气凝滞不顺，则血中"阴火"内生。李东垣曰："阴火太盛，经营之气不能颐养于神，乃脉病也。"《血证论》云："肝属木，木气冲和条达，不致遏郁，则心脉得畅。""心""肝"调和与否之于血脉循行意义重大。

基于"治未病"思想，将动脉粥样硬化性疾病进程归为"三状态"，创立"肝心三法"，平衡肝心关系，以"肝心同调"系列方药防治动脉粥样硬化性疾病进展。未病状态从气血论治，已病状态从痰瘀论治，病复状态从虚毒论治。

**4. 结合证型，构建双心疾病论治主干**

本团队在临床注重脉、舌、色、症，结合具体证型，把根基及枝叶填入，以构建双心疾病论治主干。针对"双心"疾病中诸如胸痹（气滞心胸型）、高血压（肝火上炎型）、抑郁症（肝气上逆型）

等患者，以"调肝四合"配合仲景之柴胡类经方（小柴胡汤、柴胡加龙骨牡蛎汤、柴胡桂枝干姜汤等），收效甚良。

## 三、从"方药四合"视角谈遣方用药

### 1."四合"用药主要包括以下几类

理气散瘀四合：香附、郁金、丹参、川楝子；泻阴阳火四合：黄柏、栀子、丹皮、地骨皮；镇惊安神四合：石决明、珍珠母、石菖蒲、远志；化痰通络四合：法半夏、陈皮、丝瓜络、路路通；补气养血四合：红参、黄芪、酸枣仁、当归；理中缓急四合：白术、白芍、炙甘草、山药。

### 2.肝心和合治法主要包括以下几类

#### （1）调肝类四合

缓急四合（柔肝缓急，理气定痛）；理气四合（疏肝行气，调畅情志）；镇惊四合（重镇降逆，平肝定惊）；泻火四合（清肝泻火，导热散结）。

针对"双心"疾病中，诸如胸痹（气滞心胸型）、高血压（肝火上炎型）、抑郁症（肝气上逆型）等患者，以"调肝四合"配合仲景之柴胡类经方（小柴胡汤、柴胡加龙骨牡蛎汤、柴胡桂枝干姜汤等），收效甚良。

#### （2）调心类四合

安神四合（养心安魂，宁神定志）；通络四合（活血通络，化瘀通窍）；散瘀四合（活血散瘀，通脉止痛）；养血四合（益气和营，养血安神）。

治疗上应首辨虚实：证属实者，用调心类四合配合血府逐瘀汤、膈下逐瘀汤、逍遥散等破除实邪积滞，亦可辨证审因搭配调肝类四合以增进疗效；证属虚者，以调心类四合搭配归脾汤、酸枣仁汤、安神定志丸等以养心血、安魂魄、定神志，情志不遂的失眠患者可酌加合欢花、合欢皮等解郁安神。

**（3）调脾类四合**

化痰四合（燥湿化痰，除烦止呕）；理中四合（健脾除湿，理中和胃）；补气四合（益气健脾，补虚强身）。

脾为厚土之脏，居中央而贯通四方，"双心疾病"患者多伴有默默不欲饮食、大便不调等症候，根据《金匮要略》中"见肝之病，知肝传脾，当先实脾，四季脾旺不受邪，即勿补之"的理论依据，运用调脾类四合结合百合地黄汤、半夏秫米汤、温胆汤等经典方剂以健脾化痰和胃。如有饮食积滞过多，导致脾胃运化失司，可加焦三仙、内金等消食化积之品，以助药力。

**（4）伏火类四合**

此类治法为清热凉血，伏火解毒。"双心疾病"患者，如 PCI 术后等患者往往脾胃虚弱，精血不足，加之病久，情志不遂，阴火内生，心神不宁而烦。

归纳其治法是：泻阴火，升阳气。滋肝胆，助春升阳气，上出阴分。用阴火类四合配合补中益气汤、升阳散火汤等，借其升药，或用封髓丹，使上中下交通，引虚火归元，心肾得安，神志得平。

## 四、"肝心和合"生活方式

### 1. 心理干预

早在《黄帝内经》中就记载养护神志的重要性，一定要调护血气的充足，"血气者，人之神，不可不谨养"。《灵枢·平人绝谷》云"血脉和利，精神乃居"。注重心态调整及精神摄养，部分双心疾病患者很难自主保持平静状态，当心理状态无法自行调节时，要及时进行心理干预，有效的心理咨询及心理治疗有助于患者心理状态及生理功能的恢复。《素问·痹论》曰："静则神藏，躁则消亡。"

**2. 运动引导疗法**

适当的运动可以促进气机升降，气血得运，气运则肝调，血行则心顺，肝心和合，脾胃健运，肾气充沛，但不应过度运动，因肝为罢极之本，过度运动耗伤肝血，对机体不利。推荐中医运动导引法，如太极、八段锦、易筋经、气功等。

# 第十节　肝心同治的哲学思考

所谓思考，就是指对某一个或多个对象进行分析、综合、推进、判断等思维的活动。经常有人比喻说"只顾低头拉车，不管抬头看路"，某种程度上说，就是光顾干活了，没去思考，没有思考就没有提高。在放牛的时候，我们也经常看到有这样一种现象，牛在忙的时候总是不断地吃草，吃完草在休息的时候总要把草从胃里返到嘴里反复地咀嚼，这个过程生理学上叫反刍，其实是牛对吃进去的草的一种重新吸收消化的过程。我们日常生活中也经常有人说，到底是先有鸡，还是先有蛋，那么到目前为止这好像也是一个争论不休、没有结果的话题。这就是各种现象给我们带来的各种思考，而所谓的思考，可以理清我们的思路，发现问题。

关于哲学思考，就是对基本概念、信仰的批判性思考。对于某一学科、领域的"哲学思考"，即是对作为这个学科理论基础的基本概念、观念的思考。中医作为中华民族的传统文化，已经有五千年的文化传承历史，每一个中医人都没有停止过对中医的思考，那么这种思考是对中医的传承，对中医的创新，对中医的丰富和发展。更重要的是，在传承过程中我们有了新的认识，对中医的创新和传承同步得到推进。中国的哲学本质上是人学，它的主旨除了人生哲学之外，更有关注现实个体的生命哲学的重要内容。《黄帝内经》正是初立其旨者，它将中国人学推进到生命哲学这一具体而科学的实践性哲学层面。

《黄帝内经》是一部经典论著，它对心和肝都有了明确的论述，《黄帝内经》中提到"心者，君主之官也，神明出焉"，这个"出"是出令之意，就是发号施令的意思。"心"是人体的君主，他发号施令管理人体生命活动和精神意识。大多数人将"神明"理解为精神意识，其实生命活动也包含在内。"肝者，将军之官，谋虑出焉"。将军不光要有勇还要有谋，要组织打仗并且会打仗，人的聪明才智能不能发挥出来，首先要看将军之官。将军不仅有勇，而且要有谋，有保卫机体的作用，肝主谋略与思考神志相关，肝的功能正常，人才能正常地谋划，深入地思考问题。如果肝气异常，则人情绪烦躁，易发怒；若肝血足，肝气足，人做事就会平和踏实稳重。例如战场上，将军指挥得好，这仗就会胜利，否则指挥不好，累及的不光是将军本人，还有更多的官兵，这就体现了"一损俱损，一荣俱荣"的关系。

我们从肝心同治的相关理论及内在关系，从阴阳相关、五行相关、经气相同、气血互用、七情相系、君相互制这六个方面做一个浅显的思考。肝心同治是以中医心肝相关理论为基础的，我们从肝和心的生理联系、病理机制、乃至于在临床当中的诊治、应用来进行理解和把握，会更加具体和深入。中医心肝相关理论，作为中医藏象学说的子系统，是对其进一步的细化和丰富。卢秉久、张艳两位教授通过多年的临床总结，提出了肝心同治的理论思考，是一种创新，也是一种推进。

## 一、阴阳相关

根据脏腑的功能特点，心和肝都属于五脏的范畴，它们属阴，藏而不泻，心和肝又属五脏中的阳脏，心为阳中之太阳，肝为阴中之少阳，心和肝的这种阴阳关系，就决定了心肝同气相求。

## 二、五行相关

从五行来看，《黄帝内经》提出"东方生风，风生木，木生酸，酸生肝，肝生筋，筋生心"；明代医家张景岳也认为"筋生心，木生火也"，间接说明了肝与心的相生关系。清代医家唐容川认为：木生火，肝有助于心生血，是母子相生之义，如心火生血尤赖肝木生火，此是虚则补其母之义，故温肝即是温心。我们经常在生活当中提到母子情深，有些时候在家庭当中也常说母以子为贵，子以母为傲。在这个过程中来讲，其实就是母与子共同努力，达到了这样一个境界。肝与心的关系，我们可以概括成两个方面，一个就是肝藏血，心主血，肝藏血功能正常，有助于心主血脉功能的正常发挥；另一个就是肝主疏泄，肝的疏泄升发，有助于心阳的旺盛，如果说这种关系失去了制约，就会出现母病及子或子病犯母。

## 三、经气相通

从经络循行分布上看，心经和肝经两经均经胸胁部位，交于心中，均循行于咽喉，系舌本，属木系。又厥阴经连通心肝，自腹由肝，上膈至心，从胁肋下及小腹宗筋。在《伤寒论》及《中西医汇通医经精义》等经典的著作当中，都明确论述了厥阴经连通于心、肝两脏，或者通过其他的脏腑器官而使它们的经络相连，这里我们可以感受到，这个循行和相连的过程可能有直接也有间接，但是都是一种寻找大同，也就是我们平时所说的"物以类聚，人以群分"，在这里也可以有一个哲学上的思辨。

## 四、气血互用

《难经·四难》曰："脉有阴阳之法，何谓也？然：呼出心与肺，吸入肾与肝，呼吸之间，脾也其脉在中。"意思是心和肝虽然不是直接的呼吸脏器，但是他们也共同参与和辅助了呼吸运动。我们现在有一句很流行的话叫"功成不必在我，功成必定有我"，意思是心和肝在呼吸上没有作为主要的脏器，但是他们却实实在在地参与了呼吸这样一个生命运动，因此他们气血互用。《医贯》中提到"曰喉系坚空，连接肺本，为气息之路，呼吸出入，下通心肝之窍，以激诸脉之行，气之要道也"。这是对气道的描述，实际上，在气机运行上，心肺主呼出，肝肾主吸入，一呼一吸协调气机运行，同前面道理一样，心肝共同参与了呼吸运行，与肝主疏泄、主藏血与心主血脉的生理功能密切相关。血液生成依赖肝能助心生血；从血液运行和储存方面讲，二者皆为调畅气血的重要脏器。

## 五、七情相系，神魂相连

心、肝两脏共主情志，情志属心神的范畴。我们都看过《红楼梦》或其他经典名著，人物类型各不相同，从心理学角度，我们可以把人的气质类型分为多血质、胆汁质、黏液质、抑郁质等，同时心、肝两脏共主情志也反映机体的精种状态，是内脏功能活动的外在表现，它以五脏精气为物质基础，心、肝两脏共主情志是在内和在外同时体现的，而肝的疏泄功能在七情活动调节中有非常重要的地位。《黄帝内经》中也提到了肝是"五脏之贼，阴柔之体，生动亢逆"，肝自己出了问题不会单独承担，而会累及到其他脏器，如累及到肺可能会咳嗽，累及到心可能会供血不足，肝与心是七情相系，神魂相连。

## 六、君相互制

"心为君火，肝肾之阴，悉具相火"，相火寄寓于下焦肝肾精血之中，以肝肾之阴为物质基础。相火为人身动气，主持诸气，通行三焦；君火对相火有促进和抑制的双重作用，君火既能引动相火并使之得到加强，又可以抑制和削弱相火，而相火妄动又常常可以扰乱心君。君火有生杀大权，但是相火呢，如果它有所妄动，就会扰乱君火，使君心大乱。

总之，心肝相关理论的内涵，包含着心肝同治的哲学思考。心肝生理上的相关性决定了心肝在病理上的相互影响，心、肝两脏在阴阳、五行、经络、气血、七情等多种方面有很大相关性，其相互传变体现为肝病及心、心病传肝以及心肝同病，肝心同治相关理论在临床上有着广泛的应用，并取得了很好的疗效。传承精华，守正创新，理论是来源于实践又指导实践，愿我们带着对中医的思辨，开创未来，弘扬国粹，造福黎民！

# 第四章
# 肝心同病的常见辨证

## 第一节　肝病及心，心病及肝的中医常见证型分析

### 一、肝郁气滞，瘀阻心脉

肝郁气滞，瘀阻心脉是指由于肝的疏泄功能异常，疏泄不及而致气机郁滞，阻于心脉，所表现的证候。本证多与情绪因素、病邪侵扰有关。

临床表现：主要表现为情绪抑郁、胸胁疼痛、喜欢叹气等，女性患者还可有乳房胀痛、月经不调等症状。常见于现代医学的慢性肝炎、神经官能症、癔症、焦虑症、更年期综合征、癫痫、抑郁症、乳腺增生、乳腺结节、甲状腺结节等疾病。

病机：肝气郁滞，气逆冲胸，气滞血瘀。多因情志不遂或突然遭受情志刺激，或外邪侵扰，使肝失条达，气机郁滞，导致肝郁气滞。肝郁日久，气不行血，则气滞胸中发为血瘀。肝气郁结，气郁痰凝，痰气搏结，蒙蔽心神，故神志痴呆，精神抑郁，表情淡漠，喃喃自语，举止失常，发为癫。脾胃居于中焦，为气机升降枢纽。若肝气郁滞，脾气亏虚则气机升降失常，则必会出现气滞血瘀、痰瘀互结之证。早在《灵枢·决气》中记载"中焦受气取汁，变化而赤，是谓血"，强调脾为气血生化之源，若脾虚无力行气，则无法化生新血，瘀血得成。诚如《医林改错》载："元气既虚，必不能

达于血管，血管无气，必停留而瘀。"宗气虚无以发挥其贯心脉以行血脉的生理功能，导致血流不畅，心脉阻滞，出现心悸，胸闷气短，胸部有压迫感，语声低微，舌质淡，脉虚等症状。

治疗：以疏肝解郁，行气止痛为主，常用血府逐瘀汤治疗。

代表方药：血府逐瘀汤。

方解：本方主治诸症，皆为瘀血内阻胸部，气机郁滞所致。即王清任所称"胸中血府血瘀"之证。胸中为气之所宗，血之所聚，肝经循行之分野。血瘀胸中，气机阻滞，清阳郁遏不升，则胸痛、头痛日久不愈，痛如针刺，且有定处；胸中血瘀，影响及胃，胃气上逆，故呃逆干呕，甚则水入即呛；瘀久化热，则内热瞀闷，入暮潮热；瘀热扰心，则心悸怔忡，失眠多梦；郁滞日久，肝失条达，故急躁易怒；至于唇、目、舌、脉所见，皆为瘀血征象。治宜活血化瘀，兼以行气止痛。方中桃仁破血行滞而润燥，红花活血祛瘀以止痛，共为君药。赤芍、川芎助君药活血祛瘀；牛膝活血通经，祛瘀止痛，引血下行，共为臣药。生地黄、当归养血益阴，清热活血；桔梗、枳壳，一升一降，宽胸行气；柴胡疏肝解郁，升达清阳，与桔梗、枳壳同用，尤善理气行滞，使气行则血行，以上均为佐药。桔梗并能载药上行，兼有使药之用；甘草调和诸药，亦为使药。合而用之，使血活瘀化气行，则诸症可愈，为治胸中血瘀证之良方。

## 二、肝郁乘脾，痰阻心脉

肝郁日久，气机阻滞，导致气结中焦脾胃，脾运化功能受阻则痰湿内生，表现为痰湿阻于心脉的证候。该证多与情志失常有关。

临床表现：主要表现为胸闷、胸胁痛，或痛连肩臂；口苦、咽干、头晕、目眩，或伴有耳鸣、耳聋；舌边尖红，苔黄腻，脉弦或弦滑。

病机：肝郁乘脾，多因情志不遂，郁怒伤肝；郁怒伤肝，木郁乘土；或思虑伤脾，劳倦过度，脾失健运，反侮肝木所致。脾胃同居中焦，为太阴湿土，是气机升降、水液代谢的枢纽，脾胃旺则痰湿不生。肝郁日久，气机阻滞，根据五行相克理论，肝郁脾虚，导致气结中焦脾胃，运化失司，湿邪内阻。若脾气亏虚，则气机升降失常，运化失司。脾胃虚弱，则痰湿内生，痰湿阻于心脉，势必出现气滞血瘀、痰瘀互结之证，出现胸闷、心悸而痛等症状。《灵枢·痈疽》言："津液和调，变化而赤为血。"痰是水谷精微的异常产物，若心阳亏虚或由于寒邪等因素，亦可导致聚液为痰，故有"瘀血即久，亦可化为痰水"之说。反之，痰浊滋生亦可影响心，若堵塞脉道，脉道失营，气血不畅导致心气过旺，"气有余便是火"，气血动荡发为该病。《黄帝内经》言"胃之大络，名曰虚里……脉宗气也"，"虚里"即心尖搏动处。宗气虚无以发挥其贯心脉以行血脉的生理功能，导致血流不畅，心脉阻滞。主要表现为心悸，气短，胸闷憋气，左胸有压迫感，语声低微，舌质淡，脉虚。

治疗：和解少阳，温胆化痰，以通心阳。

代表方药：柴胡温胆汤或小柴胡汤合温胆汤。

方解：肝主疏泄，性喜条达，其经脉布胁肋循少腹。若情志不遂，木失条达，则致肝气郁结，经气不利，故见胁肋疼痛，胸闷，脘腹胀满；若肝失疏泄，则情志抑郁易怒，善太息。遵《黄帝内经》"木郁达之"之旨，治宜疏肝理气之法。以小柴胡汤和解少阳，温胆汤清胆化痰，使少阳枢机利，痰浊阴邪化，胆心之阳气通，而心脉通。若痰凝、阴寒较甚者，加瓜蒌薤白白酒汤。肝郁乘脾，痰阻心脉，为郁怒伤肝，肝失疏泄，导致肝郁气滞。严重者，肝郁气滞化火，火盛灼津为痰，气滞痰阻心脉，导致心胸满闷，甚至胸痛，隐隐发作，欲叹息，每遇情志不畅时诱发或者加重为临床表现。肝郁气滞则情志不畅，所以常叹息，肝气郁结，木旺乘脾，脾失健运，则腹胀，治疗以疏肝理气、和脉为法，可以用柴胡疏肝散加味。方中以柴胡功擅疏肝解郁，用以为君。香附理气疏肝而止痛，川芎活血行气以止痛，二药相合，助柴胡以解肝经之郁滞，并增行气活血止痛之效，共为臣药。陈皮、枳壳理气行滞，芍药、甘草养血柔肝，缓急止痛，均为佐药。甘草调和诸药，为使药。诸药相合，共奏疏肝行气、活血止痛之功。

### 三、肝木过盛，心火炽盛

肝木过盛，肝经火盛上扰于心的病理现象，多是由于情志不遂、郁而化火、嗜食肥甘油腻而化火，或其他脏火累及肝脏所致。

临床表现：失眠多梦，严重时彻夜不眠，急躁易怒，伴有头晕，头胀，目赤，耳鸣，口干苦，不思饮食，小便短赤，大便秘结，舌红苔黄，脉弦数。

病机：肝属木属风，喜条达柔顺而恶抑郁，若气郁木盛，则多生肝火。肝经之火炽盛，肝火燔灼而上冲，则表现为头痛，眩晕，不寐，狂躁。本病多因情志不遂，五志过极化火；或平素阳盛之体，热邪内侵，内伤于肝，引动肝经之火，循经上炎；或他脏有火累及肝；或平素喜好辛辣烟酒肥甘，郁而化热、化火。心主神明，火热内扰则心神不安，发为失眠烦躁，甚则狂躁谵语。肝阳上亢，上扰心神，故而不寐。《灵枢·口问》载"阳气尽，阴气盛，则目瞑；阴气尽而阳气盛，则寤矣"，指出营卫调和，阴阳交泰为机体寤寐的基础。五脏精血亏虚，无法上荣于心，心神失养，或邪犯五脏，扰扰神明，故五神不安其位而易致不寐。五脏气机失调而导致不寐者，多由肝木过胜，心肝火旺导致。心肝火旺主要表现为心烦不寐。心属火，主血脉；肝为刚脏属木，主疏泄，体阴而用阳。人的情绪变化，行为方式为神志意识所支配，通过肝的疏泄功能使气血运行，脏腑功能活动，如果失常则表现为心烦不寐，伴有头胀、易怒。

治疗：以疏肝泄热、镇心安神，常用龙胆泻肝汤加减治疗。

代表方药：龙胆泻肝汤加减。

方解：本方主证皆为肝经火热亢盛，上扰于心所致，所以常使用龙胆泻肝汤清热泻火。方中龙胆大苦大寒，既能清利肝胆实火，又能清利肝经湿热，故为君药。黄芩、栀子苦寒泻火，燥湿清热，共为臣药。泽泻、木通、车前子渗湿泄热，导热下行；实火所伤，损伤阴血，当归、生地养血滋阴，邪去而不伤阴血；共为佐药。柴胡舒畅肝经之气，引诸药归肝经；甘草调和诸药，共为佐使药。

## 四、肝风内动，风火扰心

肝风不因外感风邪而动者，多易上扰心神。由于肝肾阴液精血亏虚，血不养筋，肝阴不能制约肝阳，肝阳亢奋无制，进而上扰心神或邪热炽盛，热灼肝经，引动肝风上扰心神所致。

临床表现：主要表现为高热，颈项强直，两目上视，手足抽搐，角弓反张，牙关紧闭，烦躁易怒，头晕胀痛，多梦少寐，面赤耳鸣，兼见神昏谵语，舌红绛，苔黄燥，脉弦数。

病机：肝风内动，热极生风，多因外感温热病邪，致邪热亢盛，燔灼筋膜，引动肝风。热入心包，则热闭心神，发为神昏。《临证指南医案·肝风》指出"肝为风脏，因精血衰耗，水不涵木，木不滋荣，故肝阳偏亢"。肝阳上充引起肝风内动，出现头晕目眩，血压升高。具体表现为：心痛频繁发作，伴见眩晕头痛，心烦气急，夜寐不安，面红目赤，血压升高。肝属木，主筋，藏血，与风气相应。《素问·至真要大论》言："诸风掉眩，皆属于肝。"肝风是导致原发性高血压眩晕的主要病机，肝之气机失常可为正虚或邪气引动肝风所导致，肝之濡养筋脉和藏血功能紊乱，则会导致筋脉拘挛，从而引起血压升高，头晕目眩。外感六淫，或风寒、寒湿凝闭，肝阳内郁，筋脉失养拘急；或燥邪风热引动肝阳；或灼伤阴津，肝阳亢盛；或内生痰、瘀、气、湿、饮、食等邪气，均可以阻遏经脉，气血津液不能濡养，肝失濡养则气机疏泄逆乱，且诸邪均可郁久化热，热邪引动肝阳。若热邪炽盛，耗灼津液，阴液亏损，筋脉失于濡润滋养，则引发痉病。若肝风夹痰上蒙心神，则突然昏仆，不省人事，呕吐痰涎，喉中痰鸣，则发为痫。火热极盛，引动肝风，风火相煽，而致热极生风。《小儿卫生总微论方·惊痫论》中论述"肝主风，心主火""风火相搏""肝心二脏为病之源"。肝主风，心主火，风火相加，发而为搐；肝又主掣，若不得心火，则不能发搐；又人有病，则气血错乱，心神不宁，引动心火；心又主惊，若不得肝风，亦不得发搐也，须肝、心二脏相为子母，俱有实热，风火相搏，惊掣相持，乃能发搐。其状亦如风之火荡，焰炽掣然也，故肝、心二脏为病之源。

治疗：以清热凉肝息风为主，佐以养阴增液舒筋之法，常用羚角钩藤汤治疗。

代表方药：羚角钩藤汤。

方解：本方证为温热病邪传入厥阴，肝经热盛，热极动风所致。肝经热盛，故高热不退；热扰心神，则烦闷躁扰，甚则神昏；热极动风，且风火相煽，灼伤津液，筋脉失养，以致手足抽搐，发为痉厥。肝热风阳上逆所致的头晕胀痛、手足躁扰等，机理亦同。方中羚羊角咸、寒，入肝经，善于凉肝息风；钩藤甘、寒，入肝经，清热平肝，息风解痉。二药合用，相得益彰，清热凉肝，息风止痉之功益著，共为君药。配伍桑叶、菊花清热平肝，以加强凉肝息风之效，用为臣药。风火相煽，最易耗阴劫液，故用鲜地黄凉血滋阴，白芍养阴泄热，柔肝舒筋，二药与甘草相伍，酸甘化阴，养阴增液，舒筋缓急，以加强息风解痉之力；邪热每多炼液为痰，故又以川贝母、鲜竹茹以清热化痰；热扰心神，以茯神木平肝宁心安神，以上俱为佐药。甘草调和诸药为使。

## 五、寒凝肝脉，心血瘀阻

寒邪凝滞，肝经气滞，气血运行不畅，心脉血瘀阻滞所致的病证。本证多由感受寒邪所致。

临床表现：主要表现为少腹牵引睾丸、阴囊冷痛，坠胀拒按，或疼痛牵引股侧。遇寒则加剧，得温则缓解，胸闷痛，伴形体寒冷，面色苍白等寒象，舌淡苔白或暗，脉沉弦。

病机：阳气不足导致肝气凝泣，属于内寒之证，表现为忧郁胆怯，倦怠不耐劳，四肢不温，脉沉细而迟；寒为阴邪，寒则气血凝，气血运动不畅，则成瘀血凝滞于肝经，即为寒凝肝脉。肝病往往以实证居多，又以肝气郁结和肝阳上亢多见，即使是虚证，也以肝血虚和肝阴虚为主，对肝气虚的论述明显偏少，而对肝阳虚的论述则更少。所谓肝阳虚，指的是肝的阳气不足，升发、温煦的功能减退，以精神疲惫、胆怯善恐、隐隐胁痛、爪甲不荣与虚寒症状为主要表现。《素问·举痛论》曰："寒气入经而稽迟，泣而不行……故卒然而痛。""寒气客于经脉之中，与炅气相搏则脉满，满则痛而不可按也。寒气稽留，炅气从上，则脉充大而血气乱，故痛甚不可按也。"

治疗：以温经散寒，化瘀止痛为主，常用暖肝煎加减。

代表方药：暖肝煎加减。

方解：本方证为肝肾不足，寒客肝脉，气机郁滞所致。寒为阴邪，其性收引凝滞，若肝肾不足，则寒易客之，使肝脉失和，气机不畅，故见睾丸冷痛；或少腹疼痛；或疝气痛诸症。治宜补肝肾，散寒凝，行气滞。方中肉桂辛甘大热，温肾暖肝，祛寒止痛；小茴香味辛性温，暖肝散寒，理气止痛，二药合用，温肾暖肝散寒，共为君药。当归辛甘性温，养血补肝；枸杞子味甘性平，补肝益肾，二药均补肝肾不足之本；乌药、沉香辛温散寒，行气止痛，以祛阴寒冷痛之标，同为臣药。茯苓甘淡，渗湿健脾；生姜辛温，散寒和胃，皆为佐药。综观全方，以温补肝肾治其本，行气逐寒治其标，使下元虚寒得温，寒凝气滞得散，则睾丸冷痛、少腹疼痛、疝气痛诸症可愈。

## 六、肝血不足，心神失养

肝血亏虚使肝脏藏血功能失调，无法濡养心血，导致心神失养之证。本证多由脏腑精血亏虚所致。

临床表现：主要表现为头晕头痛，面白少华，心悸怔忡，胁肋隐痛，喜揉喜按，甚或发生晕厥，中风。

病机：肝木需心血为之濡润，肺气肃降以制约肝木之升发，肾水为之涵养灌溉，脾土营运以培植肝木之茂盛。若他脏功能失调，则影响肝脏而引发各种病证。肝血不足多因肾精不足，精不化血；或脾胃亏虚，生化乏源；或慢性病消耗阴血；或失血过多；或情志不遂，气火内郁，暗耗阴血所致。肝藏血功能失调，无法濡养心血，心血不足，心失所养，心动不安，故心悸怔忡；血不养心，心神不宁，则失眠多梦。肝血不足，肝不藏血，则心失所养，心血亦虚。反之，心血不足亦可导致肝血亏损，即心血不足，血脉空虚，肝无所藏，肝血亏虚。心藏神，肝藏魂，如突受惊吓，中正失司，骤然心痛，心痛及肝，则心肝二脏同病。

治疗：以滋阴养血，养心安神为主，常用天王补心丹治疗。

代表方药：天王补心丹。

方解：本方证多由肝血不足，阴虚血少，心神失养所致。阴虚血少，心失所养，故心悸失眠，神疲健忘；阴虚生内热，虚火内扰，则手足心热，虚烦，遗精，口舌生疮，舌红少苔，脉细数。治当滋阴清热，养血安神。方中重用甘寒之生地黄，入心能养血，入肾能滋阴，故能滋阴养血，壮水以制虚火，为君药。天冬、麦冬滋阴清热，酸枣仁、柏子仁养心安神，当归补血润燥，共助生地黄滋阴补血，并养心安神，俱为臣药。玄参滋阴降火；茯苓、远志养心安神；人参补气以生血，并能安神益智；五味子之酸以敛心气，安心神；丹参清心活血，合补血药使补而不滞，则心血易生；朱砂镇心安神，以治其标，以上共为佐药。桔梗为舟楫，载药上行以使药力缓留于上部心经，为使药。

## 七、肝阴不足，心脉失养

肝之阴液亏虚而内热上扰，心脉不得肝液濡润之证。本证多因情志不遂、慢性疾病等所致。

临床表现：主要表现为心脏绞痛，心悸气短，面色无华，失眠健忘，头晕耳鸣，两目干涩，视力减退，面部烘热或颧红，口燥咽干，五心烦热，潮热盗汗，或胁肋隐隐灼痛，或手足蠕动等。

病机：情志不遂，气郁化火，灼伤肝阴；或肾阴亏虚，水不涵木；或慢性疾病、温热病等耗伤肝阴，使肝阴濡养失职，虚热内扰。虚热上扰心神，而心神不安，故心烦、失眠多梦。宋代许叔微《普济本事方》提出肝心神魂相关："平人肝不受邪，故卧则魂归于肝，神静而得寐。今肝有邪，魂不得归，是以卧则魂扬若离体也。"肝为刚脏，主升发，通过升发阳气以调畅气机，肝气肝阳常有余。阴常不足，阴虚则不能敛阳，阳升而过极，不入于阴使人不寐。阳胜亢跃于外，不能如时入于阴，阴愈亏则阳愈亢，肝阳亢逆，阴阳不和而致不寐。

治疗：以育阴潜阳，滋养肝肾之阴为主，常用归脾丸加减。

代表方药：归脾丸加减。

方解：方中黄芪、党参补脾益气，使气旺血生，为君药。辅以当归、龙眼肉养血补心；白术、炙甘草补脾益气，助参芪补脾以资生化之源为臣药。佐以酸枣仁、茯苓、远志养血宁心安神；木香理气醒脾，使之补而不滞；生姜大枣调和脾胃，以助生化。使以炙甘草调和诸药。诸药相配，以奏益气补血，健脾养心之功。

## 八、心血亏虚，血不养肝

心血长期亏虚，失于濡养导致肝生理功能发生异常所表现的证候。本证多与久病体虚，劳倦过度有关。

临床表现：主要表现为头晕耳鸣，双目干涩，视物昏花，甚或夜盲，面白无华，爪甲不荣，夜寐多梦，舌淡苔白，脉弱。妇女可兼见月经量少、色淡，甚则闭经。

病机：素体久病体弱，血液生化不足；或长期慢性失血；或因劳倦过度等引起。肝藏血，人卧血归肝。肝能储藏血液并对周身血液的分布起调节作用。当人处于安静状态时（休息或睡觉），部分血液回流肝脏储藏起来；活动时，肝内的血液又被动员出来，运送到全身，供给各器官组织的需要。同样，肝也需要血的滋养，肝属木，得血滋养则生机勃勃。心为肝之子，子虚累及母行可使两经亏虚。心是一身血液运行的枢纽，心血长期亏虚无法维持血液供应则肝藏血功能必发生异常，贮藏和调节血液功能失司，导致肝失濡养。相反肝脏受损，必然影响心血的运行和盛衰，导致心血亏虚。

治疗：以补血活血兼理气行滞为主，常用归脾汤加减。

代表方药：归脾汤加减。

方解：本方证以心血亏虚，肝阴失养并见。治疗以益气补血为主，气血并补，但重在补气，意即气为血之帅，气旺则自生，血足则心有所养。方中黄芪甘温，益气补脾，龙眼肉甘平，既补脾气，又养心血以安神，为君药。人参、白术补脾益气，助黄芪益气生血；当归补血养心，助龙眼肉养血安神，为臣药。茯神、酸枣仁、远志宁心安神；木香辛香而散，理气醒脾，与大量益气健脾药配伍，补而不滞，滋而不腻，为佐药。炙甘草补气调中，为佐使药。

用法中姜、枣调和脾胃，以资化源，全方共奏益气补血之功。

## 第二节　肝心同病的中医临床常见辨证治疗

本小节介绍临床中肝心同病的中医常见证型，读者可根据临床具体情况，辨证参考应用。肝心同病的疾病较多，涉及心血管系统、消化系统、血液系统、内分泌系统等疾病，而中医以辨证为主，随证治疗。

### 一、肝郁血瘀证

肝郁血瘀证，即气机运行受阻引起全身血液循行不畅或离经之血积聚在体内而造成气血失调的一种证候。多由情志不舒，或外邪侵袭引起肝气久郁不解所致。

临床表现：主要临床表现胸胁胀闷，走窜疼痛，急躁易怒，胁下痞块，刺痛拒按，纳少，记忆力减退，失眠健忘，针刺样头痛，眼睛混浊，眼白处血丝多，容易长痘，面色干燥，暗淡无光，舌质紫暗或见瘀斑，脉涩。妇女可见月经闭止，或痛经，经色紫暗有块。

病机：肝郁血瘀证多与精神情志因素，以及肝的疏泄功能失常导致的气血运行障碍有关。气血是构成和维持人体生命活动的基本物质，两者在物质和功能上互生互用，"气为血之帅，血为气之母"。气机不通则为气滞，血行受阻则为瘀血，两种病理因素常相互影响。气滞则无法推动血行形成血瘀，血瘀致使气行不畅造成气滞，最终都可造成气滞血瘀发生，导致气血瘀滞不行。肝藏血，主疏泄，恶抑郁。若素性抑郁；或情志内伤；或他脏病变伤肝，均可致肝的疏泄功能失常，以致气机不畅，血脉瘀阻不通，发为肝郁血瘀证。另外，肝郁日久，肝之疏泄失常，阴血暗耗，心血不足；或郁久化火，耗伤心血，心失所养，神魂不守，会导致不寐、胸痹等病发生。

辨证要点：肝郁血瘀证多与精神情志因素所致的肝疏泄功能失常，气血运行受阻有关。气郁由精神因素所致，以肝为主要病及之脏，瘀血病变部位疼痛，痛有定处，或有肿块，或致发热，面色黧黑，肌肤甲错，舌质紫暗，或有瘀点瘀斑，脉涩或弦。主要脉症：精神抑郁，情绪不宁，胸部胀闷，胁肋胀痛，痛无定处，脘闷嗳气，不思饮食，大便不调，苔薄腻，脉弦。

治疗原则：以活血祛瘀，疏肝理气为主。在补气的基础上配伍行气养血活血之品，疏肝经之气机，使气机通畅，推动血行，慎用破血之药。

## 医案举隅

### 病案1

王某，女，25岁。

患者经期腹痛2年。近2年出现经期腹痛，胀痛拒按，持续两天。伴有轻微恶心，无呕吐、腹泻，经血量少、色褐，有血块，经前乳房胀痛、经后缓解，平素脾气易怒，饮食睡眠、二便可。检查：T 36℃，P 89次/分，R 20次/分，BP 120/90mmHg，心律规则，血常规正常，子宫彩超无异常，心电图示正常。舌质暗，苔薄白，脉弦。患者神志清楚，精神欠佳，体检配合，头部端正，甲状腺无肿大，胸部对称，心肺听诊无异常。

诊断：痛经（气滞血瘀型）。

处方：血府逐瘀汤加减。

当归20g，川芎15g，白芍20g，桃仁15g，红花20g，枳壳15g，延胡索20g，五灵脂15g，乌药、香附各15g，甘草10g，川楝子 20g，陈皮 15g。10 剂，水煎取 300mL，口服。

复诊：量可色暗，血块（+），腹痛明显缓解，轻微乳房胀痛，饮食，睡眠，二便可。经量中等色红。无血块。以上方继服，3 个月后症状已近消失。

按语：本病辨证为气滞血瘀证，患者平素脾气易怒，郁怒伤肝，致肝气郁结，气滞心胸，不通则痛，血液运行不畅，临床常见一些心脑血管疾病，消化系统及呼吸系统等其他疾病，辨证属于本证型的都可以参考治疗。

**病案 2**

骆某，女，21 岁。

患者双胸胁部刺痛 3 个月，尤以忧思恼怒时为显，伴心悸，经行腹泻。时有月经不调，舌暗苔薄白，脉沉细。

诊断：胸痛（肝郁血瘀型）。

处方：柴胡疏肝散加减。

柴胡 10g，枳壳 10g，赤白芍各 10g，桔梗 10g，怀牛膝 15g，生地黄 15g，当归 12g，川芎 10g，桃仁 10g，红花 10g，茯苓 30g，炒白术 12g，郁金 10g，砂仁 6g，炙甘草 6g。7 剂，水煎服。

复诊：诸症大减，效不更方，嘱其续服 7 剂以巩固之。

按语：本病辨证为肝郁血瘀证，肝郁气滞，胸中瘀血阻滞，不通则痛，故胸痛日久不愈，且痛有定处如针刺；胸胁为肝经循行部位，瘀阻日久，肝气不舒，故适逢月经肝气用事时，木气更郁，横逆犯脾，导致腹泻；肝木乘脾，津液不能正常运化引起水饮内停，水饮凌心则发心悸；舌脉亦为气滞血瘀之象。肝郁气滞导致的心血瘀阻，胸中瘀血阻滞，不通则痛的胸胁痛可参考本证治疗。

**病案 3**

王某，男，54 岁。

患者胸痛胸憋 3 个月，性格急躁易怒，不欲饮食，腹胀，气短，善叹息，舌苔薄白，脉弦。

诊断：胸痹（肝郁血瘀型）。

处方：活血利气汤加味。

旋覆花 9g（包煎），茜草 6g，瓜蒌 9g，桃仁 6g，郁金 3g，当归尾 7.5g，五灵脂 6g，生蒲黄 6g，薤白 9g。2 剂，水煎服。

复诊：服药后胸痛消失，胸憋减轻。于上方中加枳壳 3g，桔梗 5g，五灵脂、蒲黄各减 3g，服药 2 剂而愈。

按语：本病辨证为肝郁血瘀证，属胸痛而血瘀气滞较重，同时兼有胸阳不振，故用活血利气汤加桃仁、归尾、郁金、枳壳、桔梗以加强活血行气之力，加薤白以振奋心阳。方中五灵脂、生蒲黄合用为《太平惠民和剂局方》"失笑散"。功擅活血祛瘀，散结止痛，用于各种瘀血停滞，胸腹头身疼痛等症。茜草活血祛瘀，以助上二药加强行瘀之力。瓜蒌利气宽胸，并能清肺化痰，旋覆花降气止呕，消痰利水。后二味重在宣降肺气，宽胸利气。诸药配伍活血利气，行瘀散滞，为治疗气血瘀滞之胸痛的一个理想基础方。

## 二、肝郁脾虚证

肝郁脾虚证又称肝脾不和证，是以肝失疏泄，脾失健运为病机，以胸胁胀痛，腹胀，便溏等为主症的证候。

临床表现：主要临床表现为脘腹胀痛，腹痛即泄，泄后痛减，肠鸣矢气，大便时溏时泄。舌质淡，苔白，脉弦细等。

病机：肝郁脾虚证多因情志不舒，郁怒伤肝，肝失调达，横乘脾土；或饮食不节，劳倦太过，损伤脾气，脾失健运，湿壅木郁，肝失疏泄而成。在人体五行中肝属木，喜条达，肝气条达通畅而不停滞、散而不抑郁。若身体内的肝气郁结则疏泄不利，就会横逆犯脾，脾亦因之相克太过而表现为运化功能失职，出现以消化功能减弱为主的症状。现代人工作生活压力大，情绪很容易失控，情绪的失调最容易损伤肝脏，影响肝的生理功能，引起脾胃不和，就容易出现食欲缺乏，四肢无力的症状。五行理论中，肝属木，脾属土，二者存在相克关系即肝木克脾土。因此肝气调达、疏泄功能的正常运转对于脾脏发挥正常的升降、运化等功能显得至关重要。

辨证要点：肝郁脾虚证辨证要点为倦怠乏力、口干、右胁肋隐痛、纳呆、腹胀、精神抑郁或烦躁易怒、身倦乏力、肠鸣、便溏、苔白、脉弦或缓弱等症状。此证在辨证中也应重视"肝病传脾"的核心环节。肝者，罢极之本，肝木旺则乘脾土，脾主四肢，脾虚则清阳不达四末，故倦怠乏力；脾失升清，津液不能上承，故口干；肝失疏泄，经气郁滞，则胸胁胀满窜痛；太息可引气舒展，气郁得散，胀闷疼痛可减，故肝郁脾虚之人时常太息；肝气郁滞，木不疏土，脾失健运，湿邪内生，气滞水湿蕴阻中焦，故腹胀；肝胃不和，胃失和降，故纳呆。肝气郁滞，情志不畅，则精神抑郁；气郁化火，肝失柔顺之性，则急躁易怒。肝气横逆犯脾，脾气虚弱，不能运化水谷，则食少腹胀；气滞湿阻，则肠鸣矢气，便溏不爽，或溏结不调；肝气犯脾，气机郁结，运化失常，故腹痛则泻；便后气机得以调畅，则泻后腹痛暂得缓解。

治疗原则：以疏肝健脾为主，重视肝脾同调。临床运用时多选用入肝、脾经之理气药，配合使用健脾补血的药物。

## 医案举隅

### 病案 1

张某，女，50 岁。

患者左胁肋胀痛 2 年。近几日出现胸闷，头痛，头晕，左胁肋胀痛加重。伴有食少纳呆、神疲乏力，平素性格急躁易怒，小便略黄，大便不成形。查体：T 36℃，P 89 次 / 分，R 20 次 / 分，BP 120/90mmHg，舌淡，苔薄黄，舌边轻微齿痕，脉弦。患者神志清楚，精神欠佳，体检配合，头部端正，甲状腺无肿大，胸部对称，心肺听诊无异常。

诊断：胁痛（肝郁脾虚型）。

处方：逍遥散加减。

柴胡 12g，当归 10g，白芍 10g，苍术 10g，茯苓 10g，生姜 6g，川楝子 5g，延胡索 10g，香附 15g，郁金 15g，神曲 15g，麦芽 15g，紫苏叶 15g，杜仲 15g。10 剂，水煎 300mL，口服。

二诊：半月后复诊，诸症好转，左胁肋疼痛减轻，头晕头痛症状消失，胸闷症状明显缓解，饮食渐佳，大便成形。家人反映患者性情依旧急躁。

处方：柴胡 12g，当归 10g，白芍 10g，香附 15g，郁金 15g，神曲 15g，麦芽 15g，紫苏叶 15g，合欢花 15g，玫瑰花 15g。10 剂，水煎 300mL，口服。

三诊：口服半个月后患者情绪好转，症状已近消失。

按语：本病辨证为肝郁脾虚证，患者平素急躁易怒，久则伤肝，肝主疏泄，脾主运化，疏泄失司则运化失调，久致脾虚，出现食少纳呆，神疲乏力等症。治以逍遥散，治法为疏肝解郁，健脾益气。

**病案 2**

余某，男，45 岁。

患者发作性胸痛 2 年，伴心悸 2 个月。素喜膏粱厚味，酷嗜烟酒，近 2 年来偶发心前区刺痛，服消心痛即可缓解。2 个月前，突发心前区剧痛，胸憋气短，心悸，急往某医院，检查诊断为冠心病、频发室性早搏，住院治疗月余，症状有所缓解，但心悸气短、胸闷疼痛，仍时有发作，动即尤甚，烦躁不安，太息不已，纳差，脘闷腹胀，大便溏而不爽，神疲乏力，夜梦纷纭，头重如裹，肢体酸楚，口干苦不思饮，小便短赤。体胖，面浮红，舌胖齿痕，质红而绛，根部苔腻浮黄，脉弦数。

诊断：胸痹（肝郁脾虚型）。

处方：加味逍遥丸加减。

柴胡 9g，荷梗 9g，佩兰 9g，法半夏 10g，郁金 10g，黄芩 10g，山药 15g，茯苓 15g，当归 6g，薏苡仁 15g，芦根 15g，白术 15g。6 剂，每日 1 剂，水煎服 300mL。

复诊：头脑清爽，胸痛消失，余症均有好转。

按语：本案中年男性，素嗜烟酒、膏粱厚味，性情急躁，肝郁伤脾滞胃，脾失运化，胃失和降，痰湿内盛，蒙蔽胸阳，阻滞心脉，心脉失畅，心神不宁，而致胸痹、心悸可参考运用本证治疗。

**病案 3**

李某，女，40 岁，农民。

患者因家中不和，郁郁不欢，渐致心悸气短，胸中刺痛，胸胁胀满，时太息，失眠多梦，口干，不思饮食，经行无定期，并夹血块，乳房胀痛，舌苔薄黄，脉细弦。

诊断：心悸（肝郁脾虚型）。

处方：柴胡 12g，当归、白芍、郁金各 15g，丹参 20g，生龙骨 20g（先煎），生牡蛎 20g（先煎），白术 12g，柏子仁 12g，合欢皮 12g，桃仁 9g，甘草 6g，茯苓 18g，泽兰各 18g。4 剂，水煎服，并嘱心情愉快，忌恼怒。

复诊：心悸好转，精神转佳，睡眠尚可，饮食有增，余症皆轻。

处方：原方出入再进 4 剂后，心悸平，胸闷舒，余症悉除，随访 1 年，未见复发。

按语：本案辨证以肝郁为主，盖肝以血为本，以气为用，体阴而用阳。心与肝乃为主血与藏血的关系，唯心肝二脏紧密配合，则气血畅达，濡养周身。该例患者系情志抑郁，疏泄失司，导致肝郁脾虚，化源不足，久则气滞血瘀，心血瘀阻，导致心悸。逍遥散具有疏肝解郁、养血健脾的作用，为郁证之要方，加用理气活血及养心安神之品，使气血畅通，药中病机，则疗效显著。

### 三、心肝火旺证

心肝火旺是指心、肝两脏火热亢盛，循经上炎，躁扰神明，甚至灼伤脉络，迫血妄行的证候。

临床表现：主要表现为头晕、面红、目赤、口苦、口干、睡眠不安、心烦易怒、发热口渴、胁痛口苦、失眠多梦、舌红苔黄，脉弦数有力等。若心火热极，燔灼肝经，则可见壮热、昏迷、谵语、抽搐等。

病机：心肝火旺多因肝失疏泄，气郁化火或肝热素盛所致，与情志激动过度也有一定关系。"五脏各有火，五志激之，其火随起。"即长期持久或突然猛烈的精神刺激，可导致脏腑功能失常，火热内生，尤以肝火、心火为著。肝者，将军之官，其性刚烈，阳常有余，阴常不足，气易升，阳易亢，又主疏泄，调畅气机、职司情志。若精神抑郁，五志失和，疏泄失职，条达不畅，肝气郁结而有余，"气有余便是火"，奎遏生火，发为肝火。心火旺盛的主要原因是心阴不足，从而导致心火亢盛，阴不足则阳亢。若心火亢盛则易引动肝火，肝火亢盛也易引动心火，最终导致心肝两经火热亢盛，循经上炎，躁扰神明，甚至灼伤血络迫血妄行的病理状态。

辨证要点：心肝火旺的辨证以烦躁不宁，入寐艰难，入寐即醒，或彻夜不寐，头胀眩晕，不思饮食，口干口苦，视物模糊，舌红苔黄，脉弦而数；女性出现月经先期量多，甚或血崩，质浓稠如膏，经色鲜红，或紫红，或紫黑，经行发热，吐血、衄血并见面红目赤等为辨证要点。由于此证多是由于肝火旺盛导致心火偏盛，因此诊断时会有肝火盛和心火亢的症状同时出现。肝主目，故肝火旺盛常表现出一些眼部症状。最典型的表现是视物模糊，眼干眼涩。肝经火盛循经上扰也可出现头晕头胀，口干苦的表现。心主神明，故若肝经火热引动心经使得心经火热亢盛则表现为心烦急躁，失眠多梦，胸胁胀痛，口苦而渴。若心火热极，燔灼肝经，则可见壮热、昏迷、谵语、抽搐等。所以对于心肝火旺证型的诊断需要分辨是否同时出现心肝两经火热偏盛的症状。

治疗原则：以滋阴降火和疏肝为主。滋阴降火的药物多有滋补肾阴的作用，心火盛主要是由于水不涵木，心火亢盛于上而肾水亏虚于下，滋阴降火可以有效地抑制心、肝经火盛。气有余为火，理气降火可以通过疏理气机起到治疗肝经火盛的作用。

## 医案举隅

### 病案 1

支某，男，36 岁。

患者失眠 10 余年，加重 1 年。因过量饮酒失眠，口服治失眠药物（具体不详）效差，难以入睡，每天仅能入睡 2～3 小时，心烦焦躁，胃热，纳可，二便调，胸闷，心慌，气短，后背痛，时有左侧颈部痛，入眠难，早醒，头晕，头枕部胀痛，眼干涩，眼部分泌物较多，手脚心发热，口苦，汗多，纳可，大便正常，尿频黄。患者平素性急易怒，心烦，话多。查体：T 36℃，P 89 次 / 分，R 20 次 / 分，BP 120/90mmHg，舌红，苔薄黄，脉滑数。患者神志清楚，精神欠佳，体检配合，头部端正，甲状腺无肿大，胸部对称，心肺听诊无异常。

诊断：不寐（心肝火旺型）。

处方：生铁落饮加减。

磁石 15g（先煎），天冬 12g，麦冬 12g，茯苓 15g，茯神 12g，胆南星 12g，橘红 12g，远志 12g，石菖蒲 12g，连翘 12g，钩藤

12g（后下），浙贝母 15g，琥珀 3g（冲服），半夏 15g，五味子 12g，刺五加 15g，神曲 12g。7 剂，每日 1 剂，水煎，于晚 6 点、9 点分服。

二诊：服药后失眠稍改善，上方加减继服 2 周。

三诊：患者睡眠基本改善，每晚可睡 5～6 小时，改用酸枣仁汤加减巩固治疗。

按语：本病辨证为心肝火旺证，患者平素性情急躁，肝火上炎致目涩口苦，肝火扰心，热扰心神，致失眠心烦，舌红，苔薄黄，脉滑数为心肝火旺之舌脉，方选生铁落饮。

**病案 2**

患者，女，59 岁。

患者因舌尖火辣感半年余来就诊。患者平素急躁易怒，半年前无明显诱因出现舌尖火辣感，时有舌痛，伴动则汗出，早醒，口干。舌红苔薄白，脉弦细。BP：120/70mmHg。

诊断：舌痛（心肝火旺型）。

处方：木蝴蝶 12g，炒栀子 12g，夏枯草 15g，赤芍 12g，淡豆豉 12g，法半夏 10g，砂仁 6g（后下），竹叶 5g，炒白术 15g，合欢皮 20g，炒枣仁 30g，茯神 30g，黄芩 12g。7 剂，每日 1 剂，水煎服。

二诊：患者仍有舌尖火辣感，伴上颚辛辣肿胀感，寐可，不自觉流口水较多，大便不成形。舌红苔薄白，脉弦细。上方去淡豆豉、赤芍、茯神、法半夏，加连翘 15g，蒲公英 15g，益智 20g，继服 7 剂。

三诊：患者舌头及上颚辛辣肿胀感稍减，急躁易怒、睡眠、流涎等症均有不同程度减轻，有时易醒，大便不成形。舌红苔薄白，脉弦细。继以前方去连翘，加荷叶 12g，佛手 12g，继服 7 剂。后患者舌头及上颚辛辣肿胀感消失，因感冒就诊。经辨证治疗患者感冒愈，舌辣亦未复发。

按语：本病案患者年事已高，肝肾渐亏，水不涵木，复平素肝火较旺，故肝阳上亢，甚则化火；肝木克脾土，则脾虚水停，日久湿热内生；湿热随肝火上炎，灼烁舌体则舌辣。故辨证为心肝火旺。

### 四、心肝血虚证

心肝血虚多由于思虑过度，暗耗心血，或失血过多，或脾虚血液生化不足所致。

临床表现：主要表现以神志、头目、筋脉、爪甲失养等为主要病理变化的血虚之象。症见心悸、心烦、失眠多梦、易恐、健忘、胁肋隐痛、眩晕、眼干、面色苍白、唇淡爪枯、舌淡，脉细弱等。女子以血为本，心肝血虚，则冲任失充，也可见月经量少，甚至经闭。

病机：心肝血虚多由体虚久病，阴血虚少，或失血过多，或他脏病变累及心、肝两脏等引起。心、肝两脏也可互相影响，先由一脏血虚，再影响另一脏，从而发展成为心肝血虚。肝藏血、主疏泄、调节血量。心主血脉，主藏神，心的功能正常，血液才可以运送到全身，心血、心阴有滋润、充盈脉道、营养四肢百骸、充养五脏六腑之功。心血不足，脉道失充，脉失所养，影响血液运行。心血不足还会引起肝脏功能异常，使肝无所藏，摄魂失常，疏泄失司，无法调节血液运行，同时这一病变过程诠释了子盗母气的理论内涵。人卧则血归于肝，魂有所居则心神得养。若肝血不足，魂无所养，则心神不宁。

辨证要点：该证辨证要点为在血虚证的基础上同时出现心、肝两脏的异常症状。血虚证表现为面色淡白或萎黄，眼睑、口唇、舌质、爪甲颜色淡白，头晕，眼花，两目干涩，心悸，多梦，健忘，神疲，手足发麻，或妇女经量减少，色淡，经期延长甚或闭经，脉细无力等。心的症状包括心血不足与心神失养两个方面。如心悸、头晕眼花、失眠多梦、健忘、面色淡白或萎黄、唇舌色淡、脉细无力等为辨证要点；肝血虚可从肝开窍于目、主筋、女子以肝为先天等方面来考虑，如肝血虚以头晕眼花、视力减退或夜盲，或见肢体麻木、关节拘急、手足震颤、肌肉动，或妇女月经量少、色淡、甚则闭经为辨证要点。本证当与单纯的心血虚证、肝血虚证辨别。其区别在于心血虚证、肝血虚证除了血虚症状外有各自脏器的定位见症，而本证是两脏的症状同时存在，故在临床上应着重加以区分。

治疗原则：心肝血虚证在治疗上可使用滋补阴血药和补气药，以养肝补心、益气养血。"气为血之帅，血为气之母"，气能生血、行血，补血亦必先理气，以防滋补敛邪。

### 医案举隅

**病案1**

顾某，女，43岁，教师。

患者长期贫血，血红蛋白一直维持在 52～65g/L，长期服用铁剂治疗，疗效不显，今来我院门诊就诊。刻诊：面色苍白、经常性失眠、梦多、头昏目眩，心悸怔忡，自汗，失眠多梦，肢体麻木，月经量少，色淡。查体：T 36.1℃，P 60次/分，R 20次/分，BP 100/55mmHg，心律规则，舌质淡，苔薄，脉细。血常规示血红蛋白60g/L；心电图示正常。患者神志清楚，精神欠佳，体检配合，头部端正，甲状腺无肿大，胸部对称，心肺听诊无异常。

诊断：眩晕（心肝血虚型）。

处方：圣愈汤加味。

党参15g，黄芪12g，熟地黄10g，白芍10g，当归10g，川芎6g，枸杞子15g，酸枣仁10g，人参5g（另煎）。10剂，水煎服

300mL。

复诊：连服半月后，头晕减轻，夜寐改善，复查血红蛋白 75g/L，上方加陈皮 6g，再服半月，病情明显好转，面色转红润。复查血红蛋白 86g/L，原方续服，3 个月后，复查血红蛋白 97g/L。

按语：本病辨证为心肝血虚证，患者长期贫血，梦多，心悸失眠，肢体麻木，经量少均为心肝血虚之候，气随血脱，遂出现自汗等气虚表现，方选圣愈汤。

**病案 2**

周某，男，45 岁。

患者心悸，胸闷反复发作两年余，每在情绪波动时复发或加重，屡经中西药物治疗，均无显效。询知患者素性抑郁，两年前因故多次与家人争吵、斗殴，以后情志不畅，逐渐出现此疾。刻诊：心悸烦作，胸膺窒闷，嗳气则舒，食少艰寐，神疲乏力，舌淡苔薄，脉象弦细。心电图示窦性心律不齐。

诊断：心悸（肝郁气滞，肝心血虚型）。

处方：柴胡 6g，全当归 6g，炙甘草 6g，广木香 6g，苏薄荷 6g（后下），炒白芍 10g，朱茯神 10g，炒白术 10g，熟地黄 12g，阿胶12g（烊化），绿梅花 3g。7 剂，水煎服。

复诊：服药后心悸得减，胸闷稍畅，纳增寐安，嘱其屏绝忧郁，愉悦开怀，以上方调治 1 个月，诸症告愈，随访 1 年未发。

按语：心者，君主之官，神明出焉，与精神活动休戚相关，若情志不遂，肝郁抑脾，健运失司，则营阴受损，心失所养，神失所藏，即所谓肝心血虚而致心悸不宁。故予逍遥散疏解郁结，畅达气机，令脾土健运，精微得以输布，营血调和充盈以养心体。恐柴胡、薄荷疏达散结之力薄，而投以木香、绿梅花辛散宣泄，行气宽中，以增解郁之功；虑当归、白芍补血柔肝之能弱，益以熟地黄、阿胶甘润滋阴，和营生精，以助濡养之效同时，告之戒忧郁，畅情怀，使心境怡然，欢欣坦荡，肝木条达，气机通畅，则心悸能宁，久恙能安。

## 五、肝心阴虚证

肝心阴虚证多由热病、杂病日久伤耗阴液，或因五志过极、房事不节、过服温燥之品等使阴液暗耗而致阴液亏少，机体失去濡润滋养物质所致。

临床表现：肝郁化火伤阴，心肝之阴耗伤致使出现一系列心悸，心烦不寐，汗出，夜间潮热，消瘦，手足心热，烦躁失眠，口干；或神疲乏力，头晕乏力，目干而赤，胸胁胀满；或女子月经愆期，量少，闭经；舌质红，苔少，脉弦细数等症状。

病机：肝属木，主疏泄，主调畅气机和情志，促进着气升降出入的有序运动和气血运行。若肝失疏泄可以致肝气亢奋或肝气郁结；反之，若情志不遂，抑郁或恼怒亦可导致肝疏泄失常，气血不调，恼怒抑郁日久化火，灼伤阴液即可导致肝阴不足。心血的正常运行和人的精神意识思维活动，它离不开阴液的济养。若久病体虚，思虑劳神太过，暗耗心阴；或因温热火邪，灼伤心阴；或情志不畅，或经常动气动火，或肾阴不足不能上济心阴，则会耗伤心的阴液，内生虚热，影响心主血脉和藏神的功能，出现心阴虚证。

辨证要点：治疗上，肝心二脏均与肾关系密切，在药物运用上要注意肾阴的滋补。肾阴不足，水不涵木。"肝肾同源"，又称"乙癸同源""精血同源"，即肝藏血，肾藏精，精能生血，血能化精。肾精与肝血，荣则同荣，衰则同衰。肝属木，肾属水，肾水可以滋养肝木，加之肾阴为一身阴液之根本，故肾阴不足，水不涵木，则导致肝阴不足从而导致肝阴亏虚。由于心阴靠肾水的上济滋养，即水火相济，故治疗心阴虚证时，当佐以滋养肾阴的药物。若心阴不足以抑制心火，容易导致心火亢盛证，而心火亢盛亦容易耗伤心阴，两者互为因果。但心阴虚证属于虚证，心火亢盛证属于实证，阴虚火旺为本虚标实，治疗时必须分清标、本而给予相应的方药。

治疗原则：肝郁化火伤阴，心肝之阴耗伤，致使肾阴亏虚，治疗当滋阴养血，补心养肝兼以滋阴补肾。

### 医案举隅

**病案 1**

患者，女，67 岁。

患者女儿陪同来诊并诉说病情。患者因长期家庭琐事心情郁闷，睡眠差。举止反常，经常喃喃自语，与家人不能正常沟通，平时不愿吃凉食。曾在北京安定医院诊断为精神分裂症，妄想状态。诊查舌红、苔薄黄，脉沉细。

诊断：癫病（心肝阴虚型）。

处方：柏子仁 10g，天冬 12g，麦冬 12g，当归 12g，党参 15g，丹参 30g，玄参 10g，远志 6g，茯神 30g，酸枣仁 30g，生地黄 30g，柴胡 10g，合欢花 15g，五味子 6g，珍珠粉 1g（冲服），代代花 10g，凌霄花 10g，莲子心 5g。7 剂，水煎服。

二诊：女儿诉服药半月后症状好转，但近 1 周又加重，较多重复刻板言语、心烦不安，时常自言自语，而所说的话家人也听不明白。经受刺激后患者又生气加重。诊查舌苔黄，脉沉细。

处方：胆南星 10g，石菖蒲 10g，郁金 10g，法半夏 15g，香附 10g，白芍 15g，白术 15g，薄荷 6g（冲服），莲子心 5g。7 剂，水煎服。

三诊：心烦减轻，与家人沟通改善，睡眠时间及质量均有好转，仍有重复语言，诊查舌红，舌苔正常，脉弦细。

处方：柏子仁 10g，天冬 12g，麦冬 12g，当归 12g，党参 15g，丹参 30g，玄参 10g，远志 6g，茯神 30g，酸枣仁 30g，生地黄

30g，代代花 10g，五味子 6g，柴胡 10g，香附 10g，凌霄花 10g，石菖蒲 10g，胆南星 10g，琥珀粉 5g（冲服）。7 剂，水煎服。

四诊：症状减轻，舌红苔薄，不急躁但爱唠叨。

处方：北柴胡 10g，香附 10g，石菖蒲 10g，柏子仁 10g，麦冬 12g，凌霄花 10g，代代花 10g，茯神 30g，五味子 6g，太子参 15g，百合 30g，生地黄 30g，丹参 30g，合欢花 15g，灯心草 3g（包煎），白梅花 10g，酸枣仁 30g，甘草 10g。7 剂，水煎服。

五诊：心烦、失眠等症状基本消失，但自言自语还未完全缓解，诊查舌红，苔薄黄，脉弦细。

处方：柏子仁 12g，生地黄 30g，玄参 10g，五味子 6g，太子参 12g，丹参 30g，香附 10g，凌霄花 10g，代代花 10g，柴胡 10g，石菖蒲 10g，竹茹 10g，酸枣仁 20g，胆南星 10g，远志 6g，炙甘草 10g。7 剂，水煎服。

按语：《素问·灵兰秘典论》中曰："心者，君主之官也，神明出焉。"《灵枢·本神》中曰："任物者谓之心……心藏脉，脉舍神，心气虚则悲，实则笑不休。"《素问·六节藏象论》中曰："心者，生之本，神之变也。"该患者因家事生气，肝郁气滞，郁久化热；另外，心悸失眠、精神恍惚，盖因心神失养，心血不足而心神不安，思虑劳神，暗耗心阴、耗伤阴液，加之郁闷不畅，则阴虚基础上夹热夹痰，阴虚则阳亢，虚热内生，五心烦热。大喜过度，耗伤心阴，心阴不足，虚火内扰，神气不宁，故见嬉笑不止，举止失常。《医学入门》曰："热则火炎，嬉笑而口糜。"该患者舌红苔薄黄，脉细数。方用天王补心丹加减治疗，加玫瑰花、代代花以解郁，加胆星、橘红以化痰，加柴胡、菊花以疏肝清热。

**病案 2**

刘某，女，45 岁，职员。

患者既往患有高血压，心律失常，血压及心律服药控制尚可，长期因工作原因忧思过重，今来我院门诊就诊。刻诊：心悸，心烦，汗出，手足心热，烦躁失眠，口干，头晕乏力，胸胁胀满。检查：血压 150/100mmHg，舌质红苔少，脉弦细数。心电图示室性早搏。

诊断：心悸（心肝阴虚型）。

处方：天王补心丹加减。

生地黄 20g，酸枣仁 15g，当归 15g，五味子 15g，麦冬 15g，柏子仁 10g，玄参 10g，远志 10g，人参 5g（另煎），茯苓 5g，桔梗各 5g。5 剂，水煎服。

复诊：患者服药后诸症缓解，继续以原方加以巩固。

按语：由于患者长期忧愁思虑过甚，情志不调，暗耗阴血，阴虚血少，虚火内扰，致使肝不藏血，阴液不足，心无以调控所致。治当滋阴清热，养血调肝。天王补心丹由生地黄、天冬、麦冬、酸枣仁、柏子仁、玄参、茯苓、远志、人参、五味子、丹参、朱砂、桔梗组成。具有补心安神、滋阴清热的功效。适用于治疗心肝不足、肾阴亏少所致的虚烦心悸、睡眠不安、精神衰疲、梦遗健忘、不耐思虑、大便干燥或口舌生疮等病证。

## 六、肝火扰心证

临床表现：由于肝火旺盛扰及心神，患者常出现心烦，不寐多梦，甚至彻夜不眠，性情急躁易怒，不思饮食，口渴喜饮，胸闷胁痛，头痛面红，目赤口苦，小便黄赤，大便秘结。舌红苔黄，脉弦而数等症状。

病机：肝的疏泄功能正常，气机调畅，气血和平，五脏协调。反之，若肝主疏泄功能障碍，气机失调，就会导致精神情志活动的异常，表现为如下两方面：一是肝的疏泄功能减退，导致人体气机阻滞不畅，不但出现胸胁、两乳的胀闷疼痛，同时还可出现郁郁寡欢，闷闷不乐，情绪低沉，多疑善虑等肝气郁结的病理现象。二是肝的疏泄功能太过，情志亢奋，出现头胀头痛，面红目赤，急躁易怒，甚则不能卧寐等肝火亢盛的症状。此外，肝调畅情志与肝藏血密切相关。肝藏血，血舍魂，肝血充足，肝体得到肝血的滋养，则疏泄功能正常，方能很好地调节情志活动。若肝血亏损，疏泄无权，则出现多种情志活动异常的病证，如惊骇多梦，卧寐不安，梦游等。肝疏泄失职，可引起情志的异常。反之，情志异常也可引起肝的疏泄功能失常，产生肝气郁结或气滞血瘀的病理变化。心藏神，心主喜。情志不遂，暴怒伤肝，肝气郁结，肝郁化火，邪火扰动心神；或由五志过极，心火内炽，扰动心神；或由喜笑无度，心神激动，神魂不安。

辨证要点：由于受累脏腑不同，临床表现的兼证亦各有差别，肝火扰心主要病位在肝与心，但脾胃肾等脏腑若出现阴阳气血失调，亦可扰动心神。若兼有不思饮食、腹胀、便溏、面色少华多为脾虚不运；若有腰酸、心烦、心悸、头晕、健忘多为肾阴虚，心肾不交；嗳腐吞酸多为胃气不和。本病轻者仅有少寐急躁等症状，病程短，以实证为主。病情较重者可有脾气暴躁，急躁易怒，彻夜不眠，病程长，多反复发作，以虚证为主。

治疗原则：治疗以疏肝泄热，清心安神为主。

## 医案举隅

张某，男，54岁。

患者既往患有高血压7年，口服硝苯地平一片日一次，血压控制较差。近一周失眠多梦易醒，来我院门诊就诊。刻诊：失眠，性情急躁易怒，胸闷胁痛，头晕头痛面赤，目赤口苦，小便黄赤，大便秘结。检查：血压160/104mmHg，舌红苔黄，脉弦数。心电图示正常心电图。头部CT示腔隙性梗死，请结合临床。

诊断：失眠（肝火扰心型）。

处方：龙胆泻肝汤加减。

龙胆 6g，黄芩 10g，泽泻 10g，木通 6g，车前子 10g（包煎），当归 3g，柴胡 6g，生地黄 10g，栀子 10g，生甘草 6g，决明子 15g。5 剂，水煎服。

复诊：患者服药后诸症缓解，继续以原方加以巩固。

按语：患者既往患有高血压 7 年且性情急躁易怒，现见诸症一派热象，小便黄赤，大便秘结，故以龙胆泻肝汤为主方以清肝经之热，方中龙胆大苦大寒，既能清利肝胆实火，又能清利肝经湿热，故为君药。黄芩、栀子，决明子苦寒泻火，燥湿清热，共为臣药。泽泻、木通、车前子渗湿泄热，导热下行；实火所伤，损伤阴血，当归、生地黄养血滋阴，邪祛而不伤阴血；共为佐药。柴胡疏畅肝经之气，引诸药归肝经；甘草调和诸药，共为佐使药。

## 七、心虚胆怯证

常由平素心虚胆怯，突遇惊恐，忤犯心神，心神动摇，气血亏损，心虚胆怯，心神失养，不能自主所致。

临床表现：心悸不宁，健忘，胆怯易惊，坐卧不安，善恐，失眠多梦易惊醒，恶闻声响，食少纳呆，舌淡红苔薄白，脉细数或细弦等症状。

病机：心主神明是指精神、意识、思维等高级中枢神经活动由心所主，因而对其他脏腑的功能活动，也起着主导作用。心主神明的功能正常，则精神健旺，神志清楚；反之，则可致神志异常，也可引起其他脏腑的功能紊乱。胆主决断指胆在精神意识思维活动过程中，具有判断事物、做出决定的作用。胆主决断对于防御和消除某些精神刺激（如大惊大恐）的不良影响，以维持和控制气血的正常运行，确保脏器之间的协调关系有着重要的作用。故《素问·灵兰秘典论》曰："胆者，中正之官，决断出焉。"肝胆相济，则情志和调稳定。精神心理活动与胆之决断功能有关，胆能助肝之疏泄以调畅情志。气以胆壮，邪不可干。胆气虚弱的人，在受到精神刺激的不良影响时，则易于形成疾病。胆合于肝，助肝之疏泄，以调畅气机，则内而脏腑，外而肌肉，升降出入，纵横往来，并行不悖，从而维持脏腑之间的协调平衡。胆的功能正常，则诸脏易安，故有"凡十一脏取决于胆"（《素问·六节藏象论》）之说。人体是一个升降出入气化运动的机体，肝气条达，气机调畅，则脏腑气机升降有序，出入有节，而阴阳平衡，气血和调。胆之决断必须在心的主导下，才能发挥正常作用。所以"心为君主之官"，"心为君""肝为将""胆为兵"。

辨证要点：心虚胆怯证主要取决于本虚标实的程度，邪实轻重、脏损多少、治疗当否及脉象变化情况。如患者气血阴阳虚损程度较轻，未见瘀血、痰饮之标证，病损脏腑单一，呈偶发、短暂、阵发者，治疗及时得当，脉象变化不显著者，病证多能痊愈。反之，脉象过数、过迟、频繁结代或乍疏乍数者，反复发作或长时间持续发作者，治疗颇为棘手，预后较差。甚至出现喘促、水肿、胸痹心痛、厥证、脱证等变证、坏病，若不及时抢救治疗，预后极差，甚至猝死。

治疗原则：镇惊定志，养心安神。

## 医案举隅

### 病案 1

黄某，女，27岁，学生。

患者寐差多梦易惊醒数年余，近日失眠加重，来我院门诊纠正。既往体健。刻诊：失眠多梦易惊醒，健忘，胆怯易惊、坐卧不安，善恐，恶闻声响，食少纳呆。检查：血压 120/100mmHg，舌淡红苔薄白，脉弦细数，心电图示正常心电图。

诊断：心悸（心虚胆怯型）。

处方：安神定志丸加减，人参6g（另煎），石菖蒲6g，龙齿25g，茯苓10g，茯神10g，远志20g。5剂，水煎服。

二诊：患者服药后失眠好转，每夜睡眠增加至6小时，易惊善恐、食少纳呆亦较前好转。原方中加鸡内金10g，珍珠母20g，5剂，加以巩固。

三诊：患者服药后诸症缓解，继续以二诊方加以巩固。

按语：安神定志丸适用于治疗心虚胆怯证，心肝血虚，或心阴不足所致的心悸、怔忡、失眠、多梦、精神恍惚等心神不安的病证。在治疗上多用滋阴养血安神的药物如茯苓、茯神、远志等组方。由人参、石菖蒲、龙齿、茯苓、茯神、远志组成。气短乏力，头晕目眩，动则为甚。静则悸缓，为心气虚损明显，重用人参；兼见心阳不振，加肉桂、炮附子；兼心血不足，加阿胶、制何首乌、龙眼肉；兼心气郁结，心悸烦闷，精神抑郁，加柴胡、郁金、合欢皮。气虚夹湿，加泽泻，重用白术；气虚夹瘀，加丹参、川芎、郁金。

### 病案2

谭某，女，51岁。

患者绝经1年余，自48岁开始月经紊乱并情绪改变，逐渐绝经。最初即有潮热、烦躁、失眠、汗出、多疑等围绝经期症状，加之家庭不睦，儿子不争气，自己尚未退休而工作压力大，虽寻求了中、西医诸多治疗，然疗效不显。终日抑郁，急躁易怒，悲伤易哭，并伴恐惧，心中惶恐，多疑易激惹。曾在精神病医院就诊，服用较大剂量镇静类药物，稍有好转，现欲再配合中药治疗。刻诊：郁闷无激情、悲伤易哭、恐惧、但遇事易激惹、烦躁易怒、面红目赤、口干苦、嗳气、脘腹胀闷、胸胁不适、纳呆、易疲乏、大便干、心悸、失眠多梦，现已无手足心热、潮热，舌红苔薄黄，脉弦细数。

诊断：抑郁（心虚胆怯型）。

处方：栀子 10g，牡丹皮 15g，柴胡 10g，白芍 15g，白术 15g，当归 10g，茯苓 15g，薄荷 6g（后下），生姜 3 片，大枣 15g，炙甘草 10g，浮小麦 30g，香附 12g，煅龙牡粉各 30g（包煎），首乌藤 20g，合欢皮 15g。4 剂，每剂水煎 4 次，兑一起，分 4 次温服，3 次/日。

二诊：患者服药并接受心理咨询后，心态渐趋平和，急躁易怒、多疑、易哭好转。继服原方 5 剂，嘱带家人下次一起来复诊。

三诊：患者心理已安静多了，诸症仍在向好，唯失眠多梦甚为突出，不能脱离镇静安神西药的帮助。嘱继续调整心态情绪，不必担忧安眠药的副作用，可逐步减量。舌红苔薄黄，脉弦细。在前方的基础上去生姜、香附，加枣仁 30g，百合 20g，共 5 剂。嘱家人合作，共同帮助患者建立自信，转移注意力，缓解不良情绪。并嘱再去接受一次专业的心理咨询。

四诊：患者诸症继续好转，均已不甚。目前以失眠多梦、心烦为主证。舌红少苔，脉弦细数。

处方：当归 10g，酸枣仁 30g，柏子仁 10g，麦冬 10g，天冬 10g，丹参 20g，玄参 10g，五味子 10g，太子参 10g，生地黄 15g，茯苓 15g，远志 10g，百合 15g，首乌藤 20g，合欢皮 15g，煅龙牡粉各 30g（先煎）。5 剂，水煎服。

五诊：患者诸症好转，仍有失眠多梦。继服原方 5 剂。嘱以后每剂水煎 4 次，兑一起分 4 次服 2 天，早晚服。服 1 剂停 2 天，未服中药时，早上、中午服加味逍遥丸，晚上服柏子养心丸。

按语：绝经的精神神经症状主要表现为情绪不稳、急躁易怒而不能控制、自责、神经质、固执、注意力不集中、失眠、头痛、健忘、抑郁等，严重者似精神病表现。其发生可能与 5- 羟色胺、内啡肽等神经递质有关，也与其个性、职业和文化背景、家庭和社会关系等有关。本例患者即为绝经后精神神经症状较甚者，属中医之"郁证"，辨证为虚实夹杂，实者为肝郁气滞，扰动心神，虚者为心脾亏虚，心虚胆怯。以丹栀逍遥散疏肝解郁，泻肝安神，甘麦大枣汤养心安神，和中缓急，再加养心安神与重镇安神之品，疏、清、养结合，再配合心理疏导，故得良效。患者四诊时，辨证为虚证为主，实证为次，且虚不再是心脾亏虚，而是心肾阴虚，可能是因为心肾阴虚之"围绝经期"为整个疾病之病理基础，待肝火清、心神养后，基础病理方才凸显，这是需要较长时间来处理的，故以汤丸结合的方法以缓图。

## 八、痰热扰心证

本证常由于肝气郁结影响脾胃功能，脾运化水湿功能失调，日久化痰，痰火热扰心所致。

临床表现：证见发热气粗，面红目赤，痰黄稠，喉间痰鸣，躁狂谵语；或见失眠心烦，痰多胸闷，头晕目眩；或见语言错乱，哭笑无常，严重者不避亲疏，狂躁妄动，打人毁物。舌红苔黄腻，脉滑数等。

病机：痰热的形成，与某些外感或内伤因素直接相关。如外感湿邪，留滞体内；火邪伤人，煎灼津液；恣食肥甘厚味，湿浊内生；七情内伤，肝郁气滞；血行瘀滞，水液不行；以及饮食不化等，均可导致痰热生成。因此，凡与津液代谢密切相关之脏腑机能失调，以及对津液代谢有影响的致病因素，均可以导致痰热形成。痰热为浊物，而心神性清净。心神正常，各脏腑机能协调有序，则身心康泰，且心神通过驾驭协调各脏腑之精气以达到调控各脏腑机能之目的。如《灵枢·本神》说："所以任物者谓之心。"这一复杂的精神活动实际上是在"心神"的主导下，由五脏协作共同完成的。由于心为藏神之脏，故情志所伤，首伤心神，次及相应脏腑，导致脏腑气机紊乱。心藏神，为精神之所舍，故称为"五脏六腑之大主"（《灵枢·邪客》）。患者素体湿盛，肝郁日久，体内生痰，痰邪易蒙蔽清窍而出现神志不清，日久化火，火性上炎，携裹痰邪扰心，而心主神明，心主血脉，神明被扰而出现胡言乱语，神志不清。因精神刺激，思虑郁怒，气郁化火，炼液为痰，痰火内盛，或外感热邪，热灼液熬为痰，热痰内扰所引起。

辨证要点：痰浊为病，随气上逆，尤易蒙蔽清窍，扰乱心神，使心神活动失常。本证则以狂乱、意识障碍、喉间痰鸣为主症，治疗当以痰热祛，心神安。可加栀子、黄芩、全瓜蒌等药。

治疗原则：清热化痰，宁心安神。

### 医案举隅

**病案1**

李某，男，68岁。

患者既往患高血压10年，一周来心悸，心烦狂躁，胸闷，头晕目眩，失眠多梦。检查：血压154/90mmHg，舌红苔黄腻，脉滑数。心电图示T波低平。头CT示腔隙性脑梗死。

诊断：心悸（痰热扰心型）。

处方：黄连温胆汤加减。

黄连6g，竹茹12g，枳实6g，半夏6g，陈皮6g，甘草3g，生姜6g，茯苓10g，大枣3g。5剂，水煎服。

二诊：患者服药后心悸心烦好转，仍失眠多梦，原方加龙骨10g，牡蛎10g，5剂，加以巩固。

三诊：患者服药后诸症缓解，继续以二诊方加以巩固。

按语：黄连苦寒泻火，清心除烦；温胆汤清热化痰。全方使痰热祛，心神安。可加栀子、黄芩、全瓜蒌，以加强清火化痰之功。可加生龙骨、生牡蛎、珍珠母、石决明镇心安神。若大便秘结者，加生大黄泄热通腑。火热伤阴者，加沙参、麦冬、玉竹、天冬、生地黄滋阴养液。还可根据临床的兼症选用礞石滚痰丸、至宝丹等。

**病案 2**

倪某，女，57 岁。

以"抑郁胆小、心烦急躁伴焦虑，入睡困难 1 个月"为主诉来诊。曾于 2005 年中风脑梗未瘫痪，X 片显示左侧中脑小面积腔隙性脑梗死。刻诊：情绪低落，不欲与人交往，胆小紧张，心烦急躁，头沉，入睡困难，自觉腰、背、双上肢内侧有凉风走窜感，食欲不振，大便干。诊查：舌质红，苔黄厚，脉沉无力。

诊断：郁证（肝郁气滞，痰热扰心型）。

处方：柴芩连温胆汤加减。

北柴胡 10g，淡竹叶 10g，黄芩 12g，全当归 12g，法半夏 10g，化橘红 10g，云茯神 30g，炒枳实 10g，胆南星 10g，淡竹茹 10g，缩砂仁 5g（后下），炒白术 12g，炒远志 6g，沉香末 2g（分冲），生龙齿 30g（先煎），炙甘草 10g。7 剂，水煎服。

二诊：患者自觉腰、背、双上肢内侧有凉风走窜感。

处方：上方中加上嫩桑枝 30g，防风 10g，共 7 剂，日 2 次口服。1 周后复诊。症状明显改善。诊查：舌质淡，苔薄黄，脉弦滑。

三诊：续服中药上方 7 剂，症状基本痊愈。

按语：痰热扰心证以情志抑郁、委屈欲哭、急躁易怒、胸胁满闷为主要症状，可同时伴随出现健忘、失眠、身热汗出、头晕、恶心欲吐、食欲不振、咽部异物感、痰多、舌苔黄腻、脉弦滑等其他症状。治疗以柴芩连温胆汤加减，柴芩连温胆汤是以陈无铎《三因极一病证方论》中温胆汤之组成：半夏、茯苓、陈皮、竹茹、枳实、甘草、生姜、大枣，再加入柴胡、黄芩、黄连而成，功能清热化痰，解郁散结。心火旺加川黄连，心火旺并苔黄腻者加淡竹叶，心火较轻者可酌加莲子心。头晕、两目干涩加白菊花疏风清热，血压高者用野菊花、粉葛根、决明子。决明子具清肝明目、平肝降压、润肠通便之功。头痛严重者酌加羚羊角粉 1g 冲服，以取得较快镇痛缓解之功。西医学认为抑郁症患者中常见双向情感障碍，其症状特点为抑郁与焦虑交叉出现或并见。若因焦虑而导致恐惧、心神不宁，可用炒远志安神定志，并兼祛痰作用。焦虑轻者可用生龙齿、紫石英镇心安神，甚者以琥珀粉、珍珠粉、灵磁石镇惊安神。

## 九、肝郁痰瘀互结证

肝气郁闭，疏泄失职，引起气血运行受阻而形成痰浊、瘀血之证。

临床表现：心悸，怔忡，心胸憋闷作痛，痛引肩背或内臂时作时止，体胖痰多，身重困倦，食少纳呆，口唇紫暗。舌暗有瘀斑，苔腻，脉细涩。

病机：本病证的发生多与寒邪内侵、饮食失调、情志失节、劳倦内伤、年迈体虚等因素有关。病机以心气营亏虚为本；痰瘀互结，心络经隧不畅或狭隘为标。然心与肝的关系密切，《明医杂著·医论》载，"肝气通则心气和，肝气滞则心气乏"，认为心系病的病机源头乃肝气滞，故治须条达肝气，而心病自愈;《石室秘录·偏治法》曰，"人病心痛，不治心痛偏治肝"，提出心痛应首重"治肝"，而《石室秘录·双治法》则主张心痛宜"心肝双治"，言："人病心痛，不可只治心痛，必须兼治肝。"故胸痹心痛病机关键实为肝心失调，治当肝心同治，拟疏肝木、化痰瘀、益气阴之法。

辨证要点：肝木失疏为胸痹心痛的发病关键。情志郁怒伤肝，肝气郁闭，疏泄失司，气郁血瘀，引起心气亏乏，心脉不畅导致血脉不畅，则血行瘀滞，发为心痛，母（肝木）病及子（心火）故也。心主血，当心血运行失常，血液在脉管中运行不畅，甚至停滞不前，亦可影响肝主藏血和主疏泄的功能，最终导致气滞血瘀。若心神不宁，日久不愈，可导致情志抑郁、肝气郁结，可在心悸、易惊、失眠等心脏疾患上继发胁胀、烦躁易怒等肝脏病变。若心气虚，可出现心痛、气短、胸闷等症，进一步发展，心气虚不能推动血液的运行，则出现胁痛、胀满、胁下积块等。

治疗原则：此类病患素日急躁易怒，情志失调易伤肝，导致肝气郁闭，疏泄失司，气郁血瘀，引起心气亏乏，血行瘀滞，早期当以疏肝理气为主，中晚期当活血化瘀，泄浊豁痰，兼以疏肝。

### 医案举隅

**病案 1**

王某，男，72 岁。

患者既往患高血压 17 年，血压控制较差。近 1 个月胸闷心悸，心胸憋闷作痛，来我院门诊就诊。患者素日体胖痰多，身重困乏，急躁易怒，刻诊：胸闷心悸，心胸憋闷作痛，食少纳呆，口唇紫暗。查体：血压 178/100mmHg，舌暗有瘀斑，苔腻，脉细涩。心电图检查：T 波改变。心脏超声：左室大，二尖瓣、主动脉瓣微量反流。

诊断：胸痹（痰盛瘀阻型）。

处方：瓜蒌 15g，桃仁 15g，薤白 10g，降香 10g，赤芍 10g，川芎 10g，红花 10g，延胡索 10g，吴茱萸 6g，丹参 20g，南星 3g，清半夏 3g，枳壳 6g，茯苓 6g，橘红 5g，竹茹 5g，南星 3g，清半夏 3g，石菖蒲 3g，人参 3g，甘草 3g。5 剂，水煎服。

按语：瓜蒌薤白半夏汤由瓜蒌、薤白、半夏、白酒组成；涤痰汤由半夏、胆南星、橘红、枳实、茯苓、人参、石菖蒲、竹茹、甘草、生姜组成。前方偏于通阳行气；后方偏于健脾益气，豁痰开窍。痰浊郁而化热者，用黄连温胆汤加郁金；如痰热兼有郁火者，加海浮石、海蛤壳、栀子、天竺黄、竹沥；大便干结加桃仁、大黄。痰浊与瘀血往往同时并见，因此通阳豁痰和活血化瘀法亦经常并用。

**病案 2**

赵某，男，58 岁。

患者发作性心前区闷痛 20 余年，加重 1 个月。刻诊：患者 20 余年前无明显原因出现心前区闷痛，其间曾体检，查心电图提示 ST-T 波低平，自觉程度较轻未予重视。2012 年因左侧肢体活动不利，以脑梗死为诊断入院。治疗过程中，心前区发作性闷痛较之前加重，经住院治疗后症状减轻。2014 年 9 月患者体检行冠状动脉 CTA 提示心脏冠状动脉狭窄，遂次日主动至省人民医院行冠状动脉造影术提示左主干未见明显狭窄，左前降支动脉硬化，中远端狭窄 90%，左回旋支动脉硬化，近端狭窄 60%，远端狭窄 50%，右冠动脉硬化，近端狭窄 10%，于前降支植入支架 1 枚。生化检查：总胆固醇、甘油三酯、低密度脂蛋白均显著升高。后长期服用西药美托洛尔、波立维、阿司匹林、瑞舒伐他汀钙等对症支持治疗。现症见心前区闷痛不适，乏力，头昏，舌质暗红，苔黄腻，脉沉弦滑，纳眠尚可，二便调。血压 160/100mmHg。既往史：高血压病 5 年，最高可达 180/110mmHg，未系统服药；脑梗死 2 年；胃炎 2 年。

诊断：胸痹（肝郁气滞、痰瘀互结型）。

处方：柴胡 12g，郁金 20g，赤芍 15g，白芍 15g，丹参 30g，檀香 10g，红景天 15g，绞股蓝 30g，水蛭粉 5g（冲服），地龙 20g，葛根 30g，黄芩 10g，天麻 15g，瓜蒌 10g，钩藤 15g（后下），薤白 30g，胆南星 10g，川芎 20g，清半夏 12g，神曲 30g。15 剂，每日 1 剂，水煎 400mL，分早、晚两次口服。

二诊：服药期间诸症明显减轻，其间曾有 2 天心前区有闷感，余无其他不适，纳眠可，二便调。舌淡紫，苔薄黄，唇紫，脉弦滑。血压：120/75mmHg。首方效明显，嘱首方继服15剂。

三诊：服药有效，守方自行间断续服15剂，服药期间正值春节，或因抽烟、饮酒、饮食等改变而致发作性胸闷，程度较轻，无其他不适，纳眠可，二便调，舌淡紫，苔白微腻，唇暗，脉双关弦。血压125/85mmHg。

处方：上方去胆南星，加虎杖15g，改赤芍20g，白芍30g，红景天30g，黄芩15g，柴胡15g，天麻10g。15剂，每日1剂，水煎400mL，分早、晚两次服。

四诊：期间，依患者症状不同在主方不变基础之上加减，坚持服药近1年，住院检查各项生化指标均正常，行心脏冠状动脉造影，原存在斑块消失，血压控制稳定。未诉不适，纳眠可，二便调，舌紫暗，苔稍黄，脉沉。血压100/70mmHg。

处方：停上方，改中成药巩固治疗，即服盾叶冠心宁片、芪参益气滴丸、丹栀逍遥片。

按语：本病主要病因与情志失调、劳累过度、过食肥甘、体质虚弱、血行涩滞，多脏腑气血阴阳失调密切相关。其中本虚标实、痰浊血瘀是构成冠心病病机的主要环节。该患者为肝郁气滞、痰瘀互结之胸痹。患者属中老年人，平时过食肥甘厚味，导致脾胃功能失常，脾失健运，痰浊内生，上犯心胸，心脉痹阻。又因患病日久，肝失条达，肝郁气滞，气机不畅，痰为阴邪，易伤阳气，阻滞气机，其性黏腻，并随气机的升降循行在血脉中，血行迟滞，痰浊和瘀血，常相交互为病，痹阻心胸，不通则痛，而见心前区闷痛等症。故主方以瓜蒌薤白半夏汤、丹参饮合柴胡疏肝散化裁得之，以化痰祛瘀为主，辅以疏肝清热，和胃健脾，使之气机调畅，瘀解痰除，心脉得养，疾病乃愈。

## 十、肝郁痰毒证

**临床表现:** 两胁胀满或窜痛、胸闷不舒,且胁痛常随情志变化而增减,咽中似有异物梗阻感,口苦咽干。舌尖红苔黄腻,脉弦滑数。

**辨证要点:** 本证多由情志抑郁,郁怒伤肝,日久化为痰毒所致,证见两胁胀满或窜痛、胸闷不舒,且胁痛常随情志变化而增减,急躁易怒,口苦咽干等。

**治疗原则:** 肝气郁结或亢逆,疏泄失职或太过,则可导致情志活动的异常,当以疏肝解郁,化痰解毒。

### 医案举隅

**病案 1**

叶某,女,47 岁。

患者素有寐差易醒多梦 20 余年,近 2 周不寐多梦加重,甚则彻夜不眠,来我院门诊就诊。刻诊:失眠多梦,甚则彻夜不眠,两胁胀满或窜痛,且胁痛常随情志变化而增减,胸闷脘痞,咽中似有异物梗阻,检查:血压 124/76mmHg,舌尖红苔黄腻,脉弦滑数。心电图示正常心电图。头部 CT:头颅 CT 平扫未见脑实质内明显异常。

**诊断:** 不寐(肝郁痰毒型)。

**处方:** 柴胡清肝汤加减。

柴胡 10g,黄芩 9g,山栀子 3g,天花粉 10g,防风 3g,牛蒡子 5g,连翘 9g,甘草 6g,川芎 10g,白芍 10g,生地黄 10g。5 剂,水煎服。

**复诊:** 患者服药后诸症缓解,继续以原方加以巩固。

**按语:** 本方由柴胡、生地黄、川芎、当归、白芍、黄芩、山栀、天花粉、防风、牛蒡子、连翘、甘草组成。患者平素两胁胀痛，随情志改变属肝郁之证。若胸闷胁胀，急躁易怒者，加香附、郁金、佛手；若肝胆实火，肝火上炎出现头晕头痛头胀，加天麻、钩藤。

**病案 2**

姜某，男，42 岁。

患者本人及其妻诉：半年前，患者 14 岁的女儿突发疾病。患者由于悲伤过度而发病，始见失眠多噩梦，渐至彻夜不眠，胆小害怕，以至于不敢从医院门口经过，不敢外出，甚至不敢进家门。时而神志恍惚，脑子里一片空白，有时竟不知自己是谁，身上总装着一张写有姓名和门牌号的字条，以防自己丢失。总是突发奇想，一日自觉腹中一段肠子正在变细变薄，随时都有断裂危险，想到次日要到医院看病，即找来一条长 40cm，宽 2cm 的胶布从前胸贴至小腹，以免肠子因汽车振动而断裂。病发后经多方治疗均未奏效，当地某医院住院治疗。诊断为神经症，给予安定、谷维素、多虑平、氨基酸等药物治疗。但病情日重，伴心烦易怒，咽中如有物阻塞，吞咽困难，全身肌肉呈游走性痉挛跳动，纳差呃逆，周身疲乏无力，大便干结，生活不能自理，昼夜要人陪伴。后经人介绍来本院就诊。刻诊：患者衣衫不整，蓬头垢面，精神恍惚，情绪不宁，胸部闷塞，中脘痞满，痰涎壅盛，心烦欲怒，痛苦异常，反应迟钝，失眠，纳差，舌红苔黄腻，脉弦滑。

诊断：郁证（肝郁痰毒，痰热扰心型）。

处方：先以心理治疗进行交谈，配合应用解郁丸、黄连温胆丸一周，患者情绪稳定，精神好转，胸腹痞满及痰涎壅盛等减轻，纳食及失眠情况亦好转。8 天后，心烦、失眠、多噩梦等临床症状基本消失，心绪平静下来，精神、饮食及睡眠转佳，可以自己来医院就诊。2 个月后患者自觉头脑特别清醒，一如常人。

按语："气滞"是郁证最初形成或长期伴随的重要因素，而"痰毒"是进一步发展的重要病理因素。患者因家事忧伤悲愤，情志抑郁，肝气不疏，久而气滞。后影响津液运化，遂生痰化毒。治宜行气清热，安神宁志。治疗当以顺气化痰、疏肝利胆为根本，清泻痰火、宁心定志。选用解郁丸，黄连温胆丸，因本病气郁痰结过甚，一般行气化痰之药无济于事，欲使顽痰速祛，治痰必理气，用解郁丸理气清痰。温胆丸中枳实，苦泄辛散，长于除胸胁痰癖，行气豁痰开窍。药中半夏、竹茹相配，既助君药化痰，又防寒药过度，同时，更兼疏肝解郁，条达肝气之用。以黄连清泻痰火，更防火盛生痰。

## 十一、心肝阳虚证

临床表现：患者既往体虚，常表现为心悸怔忡，气短胸闷，或心胸疼痛，自汗，畏寒肢冷，神疲乏力，面色㿠白，或面唇青紫，形寒怯冷，指甲淡白，男子睾冷囊湿，阳痿不举，举而不坚，旋即阳痿，腹满能食，面青目昏，耳聋，善恐，女子经迟，崩漏，带下清冷，宫寒不孕等。舌质淡胖或紫暗，苔白滑，脉弱或结或代。

病机：心主血脉，心阳虚衰，推动、温运无力，心动失常，轻则心悸，重则怔忡；心阳虚衰，宗气衰少，胸阳不展，气滞胸中，心脉痹阻，故见胸闷气短，心胸疼痛；虚寒内生，温煦失职，故见畏寒肢冷；阳虚卫外不固，故见自汗；温运乏力，面部血脉失充，寒凝而血行不畅，故见面色㿠白或面唇青紫，舌质紫暗，脉弱或结或代；阳虚水湿不化，故舌淡胖嫩，苔白滑。肝之阳气不足，疏泄与藏血功能低下，兼见虚寒内生的病理变化。肝阳虚常见面带青色，趾指甲枯淡，胁下坚胀，或筋寒挛缩，不能固握。眼生黑花，视物不明，形寒肢冷，胁下作痛，下肢不温，头身麻木。抑郁善恐，怏怏不乐。性欲缺乏，阳痿不举或举而不坚，睾冷囊湿，无梦滑精，女子少腹寒痛，月经后期或淋漓不断，带下清冷，宫寒不孕。舌淡苔白，脉沉细弦迟。肝阳虚多由寒邪直中脏腑，折损阳气，或阴（精）血不足，阴损及阳，或肝阳虚损，无以升发，阴寒之气充斥脏腑而发病。其病位在肝，累及于肾。

辨证要点：心肝阳虚患者多由形寒畏冷，所以应该注意避风寒，慎起居，防止感受外邪，使病情加重。心肝阳虚病机演化过程中伴有几种情况，一是由于阳气不足，无力推动血行，导致血瘀，产生疼痛，故常兼见心痛、右季肋区疼痛，舌紫暗等症；二是气为血帅，气行则血行，肝心阳气不足，其气亦弱，气弱运行无力则气滞，多伴有胸闷作痛等症。三是由于心肝阳气不足，不能温化水饮，母病及子，肝阳不足，导致心阳虚更甚，致使痰饮内停，常见胸闷、发憋、气短等症，如水气上逆，则引起头眩。当阳气虚极，阳气暴脱，可出现大汗淋漓、四肢厥冷、脉微弱欲绝等证。

治疗原则：患者既往体虚，导致心肝阳虚，若日久必累及于脾肾。当先平补气血，温补肝心。

### 医案举隅

#### 病案 1

吴某，女，28 岁。

患者素有月经过多，3 天前出现面色苍白，乏力目眩，四肢寒冷，今来我院门诊就诊。刻诊：面色苍白，头昏目眩，心悸怔忡，自汗，肢体麻木，月经色淡。检查：血压 96/55mmHg，心律规则，舌质淡，苔薄，脉细。血常规：Hb 60g/L。心电图示正常心电图。

诊断：眩晕（心肝阳虚型）。

处方：补肝汤和归脾汤加减。

白术 10g，当归 10g，白茯苓 10g，黄芪 10g，龙眼肉 10g，远志 10g，酸枣仁 10g，人参 10g（另煎），木香 6g，甘草 5g。7 剂，

水煎服。

复诊：患者服药后诸症缓解，继续以原方加以巩固。

按语：本病辨证为心肝阳虚证，患者素有月经过多，为阳虚失于温煦和固摄所致，肝阳虚可见四肢寒冷，肢体麻木，乏力，心主血脉，肝主藏血，久致心肝俱阳虚，方选补肝汤合归脾汤加减。

**病案 2**

患者，男，70 岁。

主诉心烦、失眠 3 年，加重 2 个月。患者常感头闷、头部憋胀，烦躁难以静坐。常陷入自责、担忧、焦虑、恐惧情绪。诊查：舌淡红，苔薄白，脉左寸浮弱滑，关浮弦滑，尺弦滑。

诊断：郁证（心肝阳虚型）。

处方：熟地黄 60g，肉桂 30g，川椒 30g，五味子 30g，麦冬 30g，制附子 9g，炙甘草 15g，干姜 30g，党参 30g，淫羊藿 10g，颗粒剂 12 剂，水冲服，早晚分服。

复诊：患者服中药 1 周后，焦虑紧张状态略有缓解，睡眠质量改善较为明显，自述头闷感消失，心烦紧张有所缓解。

按语：患者脉象左关部至寸部浮滑上冲，呈现出心阳浮越、肝阳上冲。肝体阴而用阳，"用阳"体现为肝主疏泄，肝阳被极大地调动与消耗以满足应激状态，是肝主应激状态失调的体现。肝脏难以疏泄调畅情志，处于失代偿状态而表现出焦虑、烦躁、静坐不能、常年失眠等。治疗则针对脉象浮越上冲之势，以大剂量熟地黄滋肝阴、养肝血，降低虚性亢奋，实则为恢复阳气生长、生发之正常机能，最大限度降低阳气无序消耗态势。患者表象为阴虚阳亢之象，本质是阳虚状态下阳气敛藏功能不足。附子、干姜、炙甘草温脾阳以助阳气温煦运行正常，并在温肾阳治疗抑郁复方中起协同增效作用。滋阴的本质为收敛阳气，通过滋阴以涵养阳气，阳气的潜藏是为恢复其正常生理功能做准备。肝气主升，肺气主降，金克木，佐金平木有助于改善抑郁（慢性应激）状态。麦冬、五味子收敛肃降肺气，同时辅助引阳气归肾。《名医别录》记载五味子"补虚劳，养五脏"。

## 十二、痰饮内停证

临床表现：病证缠绵难愈，胸闷气短，活动后加重，部分患者肺底可闻及少量细湿啰音，严重者心悸气短，夜间憋醒，甚至咳逆倚息不能平卧，咳吐白色泡沫痰，双肺可闻及大量水泡音。舌苔多腻或水滑，脉多弦滑或弦细或沉。

病机：痰饮是人体水液代谢障碍所形成的病理产物，一般以较稠浊的称为痰，清稀的称为饮。其生成以水液（津液）为原料，以脏腑经络功能失调为动力。肺的宣发肃降，脾的运化转输，肾的蒸腾气化起着主要作用。三脏功能失调或虚损，水液代谢失常而内停，蓄积体内凝聚成痰成饮。因而中医学的传统观念一般将痰的产生归咎于肺、脾、肾三脏。故有"脾为生痰之源，肺为贮痰之器"的说法。朱曾柏著《中医痰病学》曰："这种认识是对的，但不全面，痰的产生除了肺、脾、肾三脏功能失调之外，还与肝、心以及三焦有密切关系。"若心气不足，心阳不振，上不能助肺金，下不能暖肾水，中不能温脾土，则肺宣肃无权，水道不通，脾运化失职，水湿内停，肾主水无力，则出入失衡，致津液内蓄凝聚而成痰邪。早期之水饮，因其症状轻微，故称为微饮。微饮的产生也是由于阳气不足，而这正是心衰患者本虚的一面，此外水饮产生和血瘀内停亦有关。气虚则气不化水、水饮内停。另外，痰饮与瘀血亦相互影响，痰饮停聚脉道，脉道不利，瘀血由生；反之"血不利则为水"，瘀阻脉道，津液不布聚而为水。此外，气有赖津血濡养，瘀阻津停，水津不能四布，五经不能并行，气不得养，可加重气虚。因此气虚、血瘀、痰饮互相影响。

辨证要点：水饮初期饮停于上焦，可出现咳嗽，喘促，痰多，胸闷等，当泻肺逐水，药物可选葶苈子，桑白皮等，病情进一步进展可波及中下二焦，脾肾阳气不足，脾虚不能转输，肾虚失于蒸化，痰饮内生。痰饮阻于中焦脾胃出现纳呆、呕恶、腹胀；若水饮泛溢肌肤则下肢水肿，甚至全身水肿；心阳虚衰，不能下温肾阳，水火失济，肾脉瘀阻，肾虚不化，而见畏寒、面色㿠白、水肿、尿少、癃闭、阴肿如皮球，肾阳虚损，不能温化水液，阳虚水泛，水凌心肺则心悸不安、脉律不整、喘促咳嗽加重。治疗上当温阳利尿消肿，药物可选车前子、泽泻、茯苓、大腹皮等。

治疗原则：痰饮为有形之阴邪，故痰饮形成以后，具有湿浊黏滞特性，可阻滞气机，影响经脉气血运行，当温痰化饮，补益心气。

## 医案举隅

### 病案1

李某，男，75岁。

患者既往患慢性心衰10余年，3天前，患者因感冒出现胸闷气短，今日来我院门诊就诊。刻诊：胸闷气短，不得平卧，阵发性咳嗽，头晕，精神不振，纳差，胃脘部不舒，寐差，乏力，二便调。查体：双下肢水肿。血压134/80mmHg，舌红苔白腻，脉弦滑。心脏超声示全心扩大，肺动脉高压（轻度），左室收缩、舒张功能减低。胸部DR示心脏增大。NT-proBNP 3802ng/L。

诊断：心衰（痰饮内停型）。

处方：苓桂术甘汤合葶苈大枣泻肺汤加减。

茯苓30g，白术15g，炙甘草15g，桂枝10g，黄芪30g，葶苈子30g，大枣10g，14剂，水煎服。

复诊：14剂后诸症缓解。测NT-proBNP 1089ng/L，以原方继续服用加以巩固。

按语：方中茯苓既利湿化饮，又健脾助运，消已停之饮，绝生痰之源，故重用为君药，臣以桂枝温阳化气以行水，茯苓、桂枝相伍为温化渗利之常用组合。佐以白术健脾燥湿，茯苓、白术相配为健脾祛湿的常用药对。桂枝合白术、茯苓，能温阳化气，利水气而治眩晕心悸。

**病案 2**

郝某，男，53 岁。

焦虑、急躁、疑虑 1 年余。近 1 年来情绪波动大，遇事则惴惴不安，心情不能自已，听见诸如死亡、癌症时，就会心生疑虑，自我暗示，随后呼吸急促，喘息不能自已，经久不能平静，及时服丹参滴丸方可缓解。经多家医院检查未发现明显器质性病变，被诊断为神经官能症，未曾服药。刻诊：烦躁易怒，胸闷气短，咽喉不利，痰深难咳，色黄白、质稠，嗜食肥甘厚味，舌质红，苔黄，脉沉。

诊断：抑郁症（肝郁脾虚，痰饮内停型）。

处方：黄连 10g，竹茹 10g，法半夏 12g，陈皮 15g，炒枳实 15g，人参 12g（另煎），白术 10g，茯苓 30g，郁金 15g，香附 15g，百合 30g，石菖蒲 15g，远志 10g，牛蒡子 15g，桔梗 12g，厚朴 15g，生地黄 12g，莲子心 15g，紫苏叶 12g，甘草 10g。7 剂，每日 1 剂，水煎 2 次取汁 400mL，分早、晚 2 次温服。

二诊：患者自述情绪还有波动，但可自控，心烦明显好转，咽喉部已无不适，舌质红，苔薄，脉弦。续服初诊方 7 剂。

三诊：服药后听见死亡等话语情绪稍有波动，但能自控，偶有心烦，时有胸闷，舌质暗，苔薄，脉沉。续服初诊方 14 剂后，疑虑焦虑、惴惴不安等症状基本消失。随访 3 个月，患者自述听见死亡等词语已经能以平常心对待，余无不适。

按语：本例患者退休后生活过于清闲，无所事事，因身边渐有亲朋离世，对"生死"过于敏感，听见诸如死亡、癌症等伤感类言语时，就会心生疑虑，惴惴不安，情绪波动，此为忧思日久伤脾。加之嗜食肥甘厚味，形体肥胖，心脾素虚，脾虚失运，痰饮内停，遇刺激性事件，气机骤然逆乱，痰随气行，蒙蔽心志，出现呼吸急促、喘息不能自已、恐惧等一系列濒死感症状。药以黄连清心除烦，为君药。臣以法半夏、竹茹清热化痰；炒枳实理气导滞；茯苓健脾化湿。佐以莲子心清热化痰，清中上焦湿热；石菖蒲、远志祛痰安神；郁金、香附行气解郁；牛蒡子、桔梗、厚朴、紫苏叶清热化痰，解郁利咽；人参、白术益气养心，健脾益胃，心正则神安，脾健则痰湿不生；生地黄、百合养阴安神。甘草为使药，调和诸药。服7剂后，患者体内热减痰消则气顺，故心烦明显好转，咽喉部已无不适，效不更方，终使脾胃健则心气足，郁解则神安，故疑虑、焦虑、惴惴不安等症状基本消失。

## 十三、肝心瘀毒证

临床表现：瘀毒因素常引起机体气机运行失调，气滞不通，血脉不行，而出现情志不遂，腹胀、纳差、乏力、消瘦、低热、黄疸、腹泻、心悸、胸闷、胸痛，舌紫暗，脉细涩结代等。

病机：瘀毒因素常引起机体气机运行失调，气滞不通，血脉不行，气血搏结，蓄积而成有形癥块及瘀滞证候。瘀即是积，主要为血液凝滞。毒指的是病因之毒，能够对机体产生毒害或毒性作用的各种致病物质，既指由外侵袭之毒，又包含内生之寒热痰湿等邪毒。瘀与毒不可分，瘀中有毒，毒中有瘀，瘀毒互结是瘀毒论的本质。六淫邪气入侵血分，阻碍血运，日久成瘀化毒；情志不遂，气机不畅，影响肝脾功能，气滞血瘀，久而化毒；饮食不当，食毒入里，损伤脾运，凝滞成瘀，瘀毒互结；毒邪入血，瘀毒郁积于体内，导致各种疼痛、腹胀、纳差、乏力、消瘦、低热、黄疸、腹泻等症状的发生。瘀毒既是病理产物，也是致病因素，二者相互影响，相互转化。瘀毒互结，持续发展，耗伤人体正气，损及心脉，气机逆乱，"心主神明"失司，心气骤减，导致"瘀毒致变"，出现胸闷、胸痛等症状发作，病情危重，可致猝死。因其瘀毒缠绵，久不化解，损害心气，无力供血。肝肾者，脾胃之母，亦有肝肾虚，不能生脾胃，以致血脉不足者，或因情志怫郁，或因先天禀赋不足，病源较深。本证型临床表现比较严重，肿瘤后期或心衰后期都会有这种情况。

辨证要点：肝心瘀毒早期，正气尚充足，瘀毒交结，临床上可无瘀毒证候，仅舌脉出现变化，舌紫苔淡脉弦等；随着疾病的发展，瘀毒久积于机体不祛，损伤正气，正气受损，气血运化功能失常，不能行气运津，致使瘀毒扩散，进一步耗损正气，继以健脾理气、清热解毒之法。如此恶性循环，则出现瘀毒扩散，临床表现为瘀毒的证候。继以健脾理气、清热解毒之法。

治疗原则：瘀毒导致机体气机运行失调，气滞不通，当以疏肝理气，清热解毒为主，兼以扶助正气，活血养心。

### 医案举隅

**病案 1**

余某，男，56 岁。

患者既往患酒精性肝炎 8 年，常年饮酒，每日 200g。2 个月前无明显诱因出现右上腹不适，纳差、消瘦，无畏寒、发热，无头晕、头痛，无反酸、嗳气，无腹胀、腹泻，无恶心、呕吐，无胸闷、气促，今日来本院门诊就诊。刻诊：右上腹不适、消瘦、乏力、纳差、厌食油腻、寐差。查体：慢性肝病面容，腹胀大如鼓，如蛙腹，青筋暴露，脐疝，移动性浊音阳性，双下肢中度浮肿。实验室检查：肝功能：ALT 554U/L，AST 451U/L，TBIL 87.4μmol/L，DBIL 56.7μmol/L，ALB 28g/L；血常规：WBC 3.5×10⁹/L，RBC 3.2×10¹²/L，PLT 65×10⁹/L；超声：肝硬化，脾大（厚6.0cm，肋下1.2cm），门静脉增宽（1.5cm），大量腹水（侧卧位最大直径12.5cm），胆囊壁厚粗糙，右侧胸腔中等量积液。脾功能亢进；肝硬化低蛋白血症；慢性胆囊炎；右侧胸腔积液（肝性胸水）。

诊断：鼓胀（肝心瘀毒型）。

处方：中满分消丸加减。

黄芩15g，黄连15g，厚朴10g，枳实15g，陈皮10g，半夏10g，猪苓20g，茯苓20g，白术15g，知母10g，泽泻15g，姜黄10g，砂仁10g（后下），7剂，水煎服。

复诊：7剂后，诸症缓解，鼓胀消减，继以原方继续服用。

按语：厚朴、枳实具有行气散满作用；黄连、黄芩可以泄热消痞；姜黄、砂仁可以暖胃健脾；干姜则可以益阳燥湿；陈皮可以理气和中；半夏可以行水消痰；猪苓、泽泻可以利水渗湿；知母可以润肾滋阴；白术、茯苓利尿效果、保肝作用也非常显著，诸药配伍不仅可以消除腹水，还能够扶本固元。

**病案2**

孙某，女，60岁。

间断胸闷胸痛半年余，加重1天。现病史：患者诉半年前无明显诱因出现胸闷胸痛，劳累及情绪激动后加重，休息后可缓解，无头晕头痛、无恶心呕吐、无发热、无咳嗽咳痰等伴随症状，当时未予重视，此后间断发作，进行性加重。1天前，患者自觉胸闷胸痛较前加重，余症同前，遂就诊于当地医院，查冠脉CTA，诊断为冠心病，为求中医治疗，今就诊于我院门诊。自发病以来，患者神清，精神一般，乏力，腰膝酸软，口干，心烦寐差，食欲尚可，大小便正常。舌暗红、苔白厚质干有裂纹，脉弦滑、尺弱。检查心电图示 ST 段压低（Ⅱ、Ⅲ、aVF 导联）。

诊断：胸痹（肝心瘀毒型）。

处方：瓜蒌 15g，薤白 15g，半夏 6g，丹参 15g，赤芍 10g，降香 6g，延胡索 10g，桑叶 10g，荷叶 10g（后下），女贞子 10g，墨旱莲 10g，太子参 10g，百合 10g，生地黄 6g，木香 10g。7 剂，日 1 剂，水煎，分早晚温服。

二诊：患者胸闷胸痛程度较前缓解，仍口干，上加天花粉 10g 以生津止渴。

三诊：患者症状较前大减，发作次数及程度均明显好转，效不更方，继服 7 剂。

四诊：患者 1 周内胸闷胸痛未再发作，已无明显不适，上方酌减化痰祛瘀药物用量后，制作丸药，连服 3 个月以巩固疗效。嘱患者适寒温，节饮食，调情志，不适随诊。

按语：患者中老年女性，肝肾阴虚，故而腰膝酸软；肾阴精不足，肝疏泄不利，以致阴亏无以充养，血瘀失于调畅，心脉失荣，血行瘀阻；阴虚内热，故而口干、心烦失眠，进则煎灼津液，炼液成痰，痰浊、瘀血互结，终为心脉痹阻，胸痛为病，结合舌脉，辨证为肝心瘀毒之证。患者处于发作期，邪实痹阻心脉，故祛邪为要，化痰行瘀以通痹。方中瓜蒌、薤白、半夏祛痰通痹，桑叶、荷叶醒脾化痰，丹参、赤芍、降香、延胡索活血行瘀；女贞子、墨旱莲平补肝肾以治本，太子参、百合、生地黄补中兼清，既可除阴虚之内热，同时又可防祛痰活血药物耗气伤阴；佐木香以行气健脾，既妨碍胃，又助祛痰。稳定期宜徐图补正，以图全功，故以丸药缓剂长期口服，方证相合，故诸症可愈。

## 十四、肝肾阴虚，心肾不交证

临床表现：肝肾阴虚，心肾不交易导致患者失眠多梦，甚则彻夜不眠，女性患者居多，更有月经方面异常，如月经紊乱，月经先期，月经量多或少，经期延长，崩漏，或月经后期，闭经。烘热汗出，眩晕，心悸，烦躁易怒，情绪抑郁，健忘多疑等。偶有关节疼痛，腰背、足跟酸痛，易骨折等。

病机：心在上焦，属火，藏神；肾在下焦，属水，藏精。心火下降至肾，能温养肾水；肾水上升至心，则能涵养心火。在正常情况下，心火和肾水就是互相升降，协调，彼此交通，保持动态平衡。若肾精亏虚，肾水不足，不能制约心火，心火独亢于上，则出现心烦失眠、潮热等一系列症状。肝藏血、肾藏精，"精血同源""肝肾同源"。若肾阴不足则可引起肝血不足，阴不制阳而导致肝阳上亢；如肝阴不足亦可导致肾阴亏虚而致相火偏亢。肝藏血，心主血，心、肝两脏互相配合，共同完成维持血液正常运行之功能，气血充沛，使心有所主，肝有所藏。又肝主疏泄，调畅情志，心主神明，两脏在情志上互相影响，木为火之母，火为木之子，母病及子，子盗母气，因此临床上肝火常可引动心火，心火亦常引动肝火，从而导致一系列临床症状。

辨证要点：心藏神、肾藏精，精能养神，神能驭精；肾藏精而主髓，精亦能生髓，髓通脊柱上达汇聚为脑，故脑为髓海、元神之府。心主神明，心主人的精神活动。因此，精髓养神，心脑为神之所藏，是以精髓足，则心脑清明；心脑清明，才能驾驭生精。因此水火既济，精神互依，则能维持人体的阴阳平衡；若心肾不交，劳心耗神，使心火独亢，故可导致潮热出汗、心悸怔忡、失眠多梦、健忘、心烦不宁等症状。肝与肾同源，肝阴不足与肾阴亏虚亦可互相影响，导致相火偏亢；肝与心共同参与血液的运行及情志活动，在病理状态下亦可互相影响或同时发病。

治疗原则：肝肾阴虚，心肾不交当以滋肾养肝，宁心安神。

## 医案举隅

### 病案 1

夏某，男，58 岁。

周身乏力、腰膝酸软 1 年余。患者平素形体偏瘦，1 年前因琐事心情抑郁，现腰膝酸软，口干，心烦，自诉虽晚间能正常入睡，但日间仍困倦，头晕明显。大便偏干，小便调，舌质红苔少，脉弦细。

诊断：虚劳（肝肾阴虚型）。

处方：当归 12g，白芍 15g，酸枣仁 15g，栀子 12g，柴胡 12g，山药 15g，茯苓 12g，丹皮 10g，泽泻 10g，山萸肉 12g，百合 30g，生地黄 20g，怀牛膝 12g，杜仲 10g，生黄芪 15g。6 剂，水煎服，日 1 剂，分 2 次服用。

二诊：患者诸症有所减轻。家属代诉晚间睡眠中手足乱动情况明显减少，但仍不耐劳累，长时间行走后仍易乏力，汗出仍明显，畏寒，舌质红苔薄，脉细。

处方：调整方药为桂枝加附子汤以调和营卫，振奋机能。

桂枝 12g，白芍 12g，炙甘草 6g，生姜 3 片，大枣 15g，炙附子 9g，6 剂，水煎服。

三诊：患者畏寒好转，汗出消失，面部稍感灼热，乏力感明显减轻，精神较前明显改善，舌质仍偏红，苔较前增多，脉细。家人代诉，近 5 日晚间睡眠中仅发生 1 次手足乱动情况，且程度较轻。嘱其服用六味地黄丸 2 个月以平补肝肾，后未再复诊。

按语：该患者年近六旬，形体偏瘦，乏力、不耐劳累和腰膝酸软为主要症状，结合舌脉，知其根源在于肝肾，肝藏血，肾藏精，精血同源。年近六旬，肾气渐衰，精血不足，则肝血无以化生。水不涵木，致肝之疏泄失常而发生郁滞，同时肝肾阴虚，阴虚阳亢，甚可化火，上扰心神，致心阴亏虚，又可灼烧津液，而出现口干、头晕、心烦等症。滋水清肝饮本为六味地黄丸与丹栀逍遥散的合方，被称之为地道的养肝肾阴之方，具有不张不显、含蓄深厚的特点。另肝肾为母子之脏，功用相辅，和则阴精生化有源，气机通畅有度，君安本位，刚柔相济；乱则肾水滋养心脉受阻，肝阴不能敛君位之相火，致夜间手足乱动、躁扰不安。故主要选用滋水清肝饮以滋养肝肾之阴，另配合百合地黄汤意在加强滋阴安神之效。而该患者临床表现的乏力、心烦、头晕、腰膝酸软、情绪低落、精神不振、口干、晚间手足乱动等症状也具备躯体化障碍的表现。另加用怀牛膝、杜仲以强壮腰膝，同时患者病久，正气渐亏，表虚不固，故有活动后易汗出及恶寒表现，加用生黄芪意在固表敛汗。二诊时患者症状虽有改善，但仍乏力，不耐劳累，情绪不振，汗出仍明显，提示久病津液丧失，虽经积极滋补肝肾，但仍不能短时起效。而津液丧失过多的同时也是亡阳之征，导致整体机能低下，此时唯有附子能起到力挽狂澜之效，临床上遇到新陈代谢机能低下的患者多要用到附子，这也是长期临床经验所得。桂枝加附子汤运用在该患者上可谓妙不可言，充分运用桂枝汤的调和营卫、协调阴阳，通过微汗法进行调整，再加附子以恢复整体机能衰退。药后患者诸症大减，但面部稍感灼热，故知患者本存肝肾阴虚，易现五心烦热，再加附子在里故易出现热象加重，因此不宜久用，应做到见好就收，后再予平补平泻之法继续滋补肝肾。

**病案 2**

患者，女，70 岁。

患者 30 年前患高血压，一直服用降压药，血压控制在正常范围。3 年前患糖尿病，经降糖药控制在 6.2mmol/L 左右。2 年前因心前区憋闷，诊断为冠心病。同时诊断为多发性脑梗死。刻诊：有时心慌，心前区憋闷，气短头晕，腰酸痛，双下肢活动无力。膝关节疼痛，走路发飘；两次走路摔倒致踝骨骨折。饮食因糖尿病控制，夜尿 4～5 次，虚烦夜寐不安，双下肢轻度浮肿，大便日 2 次。舌质暗红，苔薄白，脉沉弦细尺弱。

诊断：虚劳（肝肾阴虚型）。

处方：五爪龙 20g，西洋参 10g（另煎），炒麦冬 12g，黄精 12g，炒枣仁 18g，川芎 9g，知母 10g，生山药 15g，炒白术 15g，石斛 12g，桑寄生 15g，炒杜仲 12g，墨旱莲 12g，女贞子 15g，黄连 8g，鸡内金 12g，佛手 9g，生龙牡各 30g（先煎）。14 剂，水煎服。

二诊：服药后上午 9 点多时易出现心慌，但每次发作持续时间较前缩短，耳堵、头晕好转，头已不胀，但仍口干口苦，睡眠、饮食及二便正常。既见效机。

处方：上方去石斛、佛手，加桂枝 10g，炙甘草 8g，再进 14 剂，诸证明显缓解。

按语：本案患者素有高血压病史，况古稀之年，肾水既亏，肝阴亦不足，肝肾阴虚、阴虚火旺、心阴耗伤、营阴涩滞、脉络不通，故出现胸前区憋闷、疼痛，气短头晕，腰酸痛，双下肢无力等症。肝肾阴虚，不能上济心阴，致心火独亢于上，心肾不交，心神失养则虚烦失眠。阴虚及阳，肾不化气行水则双下肢浮肿，肝肾阴虚、心脉失养是本病心痛的主要病机。若阴虚火旺、虚热较甚，则可出现五心烦热、盗汗，舌红少苔，脉弦细数等症；若肾精不足、髓血化生乏源，又可见健忘怔忡，眼花耳鸣，毛枯发落，唇冷齿龋，舌淡，苔白，脉沉细无力等症。张璐在《张氏医通·心痛胃脘痛》中明确了"肾心痛者，多由阴火上冲之故"。从而认识到肾阴虚衰，心火独亢，心肾不交，是造成肾心痛的又一主要原因。患者素肝肾阴虚之体，因体弱多病耗伤肝肾之阴，进一步导致心阴不足，心脉蜷缩而发生心痛。症见心慌，气短，头晕，腰酸痛，双下肢活动无力，虚烦失眠，走路发飘，血糖高，皆肝肾阴虚之象。肝肾阴虚首先是肝血不足、肾精亏虚，二者均可导致心血不足、心阴亏虚、血脉失养，或阴虚内热、灼伤脉络，而发生心痛。故治宜滋补肝肾，交通心肾，养血通络。方以五爪龙、西洋参、炒白术、麦冬益气养阴生津；黄精、山药、墨旱莲、女贞子、石斛滋补肝肾之阴；知母、黄连清心肾之热，配以炒枣仁既补肝又交通心肾、养心安神；桑寄生、杜仲补肾养血通络；生牡蛎收敛心气、潜藏相火；佛手疏肝调气机。方中以二至丸滋补肝肾，酸枣仁汤养血宁神，妙在健脾益气生血以养肝肾之阴。辅以清退虚热，活血通络之剂，药后心脉得以滋养，脉络通畅，胸前区憋闷疼痛明显减轻。后加桂枝甘草汤补心之峻剂，振奋心阳、鼓舞心气以定悸，故药后诸症得以全面缓解到理想的效果。若肝肾阴虚明显，亦可选用一贯煎加减，肾精亏虚者，用还少丹酌加紫河车、龟鹿胶、阿胶等血肉有情之物。

# 第五章
# 肝心同病的临床常见疾病诊治

## 第一节　脂肪心（肥胖性心肌病）

### 一、概念

脂肪心（肥胖性心肌病）主要是指肥胖患者在排除缺血性心脏病、瓣膜病、糖尿病等其他疾病外，因心肌广泛变性而导致患者出现乏力、呼吸困难、体力活动耐力下降、下肢水肿等表现，即主要从舒张性心力衰竭到收缩性心力衰竭的演变。

### 二、病因

肝脏是代谢脂类物质的最主要脏器，肝脏脂肪代谢紊乱最重要的危险因素就是摄入的能量长期超过人体的需求以及膳食中宏量营养素失衡。患者摄入高能量、含果糖甜点和饮料、富含饱和脂肪酸以及高胆固醇食品，高能量的脂肪加重肝脏代谢负担，久之心外膜下过多的脂肪沉积，并广泛向心肌内浸润，导致心肌纤维萎缩，浸渍心肌造成脂肪心。

### 三、病理

在病理方面，脂肪肝与脂肪心之间关系复杂，诸多危险因素相互交织。如脂肪肝患者肝脏转氨酶升高，而肝脏转氨酶是脂肪心事件发生的独立预测因子。血脂异常与脂肪肝有关，同时血脂异常患者的心血管疾病风险也增加。脂肪缺氧也是主要的病因，脂肪的氧化利用障碍，干扰了心肌脂肪氧化过程，脂肪未能正常地氧化利用，造成脂肪堆积。有报告远离血管供应处的心肌缺氧程度高，因此病变明显，而靠近血管供应处的心肌缺氧程度轻，仅有轻度的病变或无病变。心肌间质脂肪浸润通常不引起明显的临床表现，如病变严重者，则可加重心脏负担，显示代偿功能低下，表现为心力衰竭。

## 四、临床表现

患者常体型高度肥胖，发病时有心悸、心前区疼痛、呼吸困难和活动耐力减少，病情加重出现阵发性呼吸困难和端坐呼吸等心功能不全症状。

## 五、诊断与鉴别诊断

### 1. 诊断

听诊有心脏杂音，心电图有非规律性心动过速，非特异性 ST 段改变。心脏磁共振检查室壁明显增厚，最主要的诊断方式是心脏组织学检查，显示正常肌细胞结构广泛脂肪细胞浸润，可从心外膜下浸润直至累及心肌全层。肉眼观心外膜下脂肪异常增多，质地较软，色黄，心肌切面可见黄色脂质条纹深入心肌纤维间，特别是近心尖部肌层几乎全被脂肪组织替代。显微镜下，心肌纤维萎缩，部分被脂肪组织分隔。

### 2. 鉴别诊断

鉴别诊断主要排除引起心脏功能收缩、心脏扩大的其他继发病因，包括心脏瓣膜病、高血压心脏病、冠心病、先天性心脏病等。可通过病史、查体及超声心动图、心肌核素影像、冠脉造影等排除诊断。

## 六、治疗

### 1. 中医治疗

中医认为脂肪心为痰浊脂毒瘀阻脉络导致，《医理真传》中也记载："痰饮者，水湿之别名也。脾无湿不生痰。"脾主运化水湿，脾气亏虚，水湿不化，聚湿成痰，脾为生痰之源，结合历代医家所言，祛湿关键在于健脾。痰湿易困阻气机，故健脾同时需加行气之药。王琦教授据此并以体质可调论为指导，自创痰湿体方健脾祛湿，行气化痰，兼以活血之功，并通过临床观察发现该方可显著降低血脂水平，降低血液黏度，改善血液循环，有效缓解症状及预防冠心病的发生。《柳选四家医案·继志堂医案》中也指出："胸痛彻背名胸痹，痹者胸阳不旷，痰浊有余也，此病不唯痰浊，且有痰血，交阻膈间。"痰湿型胸痹兼血瘀者临床一般多见胸部刺痛，夜间胸闷胸痛加重，舌暗紫等症。《医宗必读》指出："惟脾土虚湿，清者难升，浊者难降，留中滞膈，瘀而成痰。"湿聚成痰，痰郁久成瘀，健脾祛湿化痰佐以活血之药。历代医家辨证论治痰湿型胸痹时，多加活血之药。仲景言若胸痛较重，并出现短息气不足，可加白酒半升，创瓜蒌薤白白酒方，在化痰散结的同时佐以白酒活血通络，用于治疗痰饮较重、痰瘀痹阻心脉之重症。常见中医证型如下。

#### （1）痰湿互结证

主要表现：肥胖之体，心悸气短，胸脘满闷，周身困重，倦息乏力，大便黏腻不爽，小便清长。舌胖苔白厚腻，脉沉弦滑。

治法：化痰祛湿。

代表方：半夏 9g，白术 30g，天麻 6g，陈皮 9g，茯苓 15g，甘草 3g，泽泻 9g，天竺黄 9g，苇根 15g，象贝母 9g，生薏苡仁 30g，生姜 3g，大枣 5 枚。呕恶者，加竹茹 9g，豆卷 15g；如见肝区痛重，加橘络 9g，威灵仙 12g；大便黏腻加川连 9g，木香 9g；肝肿大者，加海蛤壳 15g，鸡内金 15g。

（2）**血瘀阻络证**

主要表现：心胸刺痛，痛点固定，舌紫唇暗，舌下静脉迂曲粗胀。

治法：活血通络。

代表方：丹参 30g，赤芍 12g，川芎 12g，桃仁 10g，降香 12g，红花 10g，柴胡 12g，枳实 12g，三七 5g（研冲），琥珀 3g（研冲），血竭 3g。若见心律不齐加甘松、苦参。

（3）**湿热蕴结证**

主要表现：心悸心烦，呕恶腹胀，口渴不欲饮，厌油纳呆，尿黄，大便黏腻不爽，周身困重，烦热，舌红苔黄厚，脉滑数。

治法：清热祛湿。

代表方：茵陈 15g，生栀子 9g，连翘 9g，赤小豆 30g，车前子 15g，茯苓 15g，田基黄 15g，虎杖 15g，通草 6g，泽泻 9g，竹叶 9g，苍术 12g，败酱草 15g。

（4）**气滞郁阻证**

主要表现：胸前憋痛，多向胁肋放射，连及后背肩胛、手臂，且多由于情绪而引发，心烦易怒，纳呆食少，嗳气不舒，常因情志刺激而症状加重，舌淡苔薄白，脉弦紧。

治法：行气导滞。

代表方：柴胡 9g，枳实 9g，杭白芍 15g，郁金 15g，青皮 6g，佛手 9g，玉蝴蝶 12g，川芎 12g，苏梗 9g，山楂 15g，连翘 9g。

（5）**痰浊壅盛证**

主要表现：胸闷痛如窒，痰多脘闷，身体肥胖，呕恶食少，气短困倦，大便不爽，舌淡苔薄白，脉沉滑。

治法：通阳泄浊，豁痰开结。

代表方：全瓜蒌 30g，薤白 12g，枳实 10g，半夏 10g，桂枝

15g，茯苓 12g，降香 12g。若胸闷甚者重用瓜蒌开胸化痰结。

**2. 西医治疗**

临床常用的抗血小板药物有阿司匹林、二磷酸腺苷受体拮抗剂及静脉应用血小板膜糖蛋白拮抗剂。调脂类药物主要有他汀类药物，药物品种主要有洛伐他汀、普伐他汀、辛伐他汀、氟伐他汀、阿托伐他汀等，其中辛伐他汀临床更为常用。冠心病的防治中，调脂治疗是一种有效的预防与治疗方法，其主要是针对高密度脂蛋白、胆固醇、甘油三酯进行控制，调整为适宜值。稳定型心绞痛患者病变处的动脉粥样硬化斑块易发生脱落或破裂，给予调脂治疗能积极进行预防，避免血栓形成引起恶性心血管事件。对于合并高血脂的冠心病患者，调脂类药物进行调脂治疗意义尤为重大。抗凝药物为肝素类药物，包括普通肝素和低分子肝素。除此之外有 β 受体阻滞剂、钙拮抗剂、扩血管的硝酸酯类药物。随着医疗技术的发展，逐渐开展了诸多类型的外科手术，包括大网膜包心、心包人工粘连、静脉窦动脉化、冠状动脉搭桥术、冠状动脉旁路移植术、微创冠状动脉搭桥术等。

## 七、日常预防

**1. 控盐、控脂**

盐虽然可调节机体血液循环，但会提升心排血量，易增加心脏负担，影响机体新陈代谢，摄入盐过多还会引发高血压，提高脂肪心发生率。此外，还要以低脂食物为主，可多摄入花生油、豆油、菜籽油等不饱和脂肪酸食物，调节血脂指标情况，从而对心脏达到一定保护作用。

**2. 控制碳水化合物的摄入**

摄入碳水化合物过多会导致甘油三酯指标升高，促进动脉硬化形成，建议适当多食用谷类以及小麦类食物，从而调节胆固醇、甘油三酯指标情况。

### 3. 多摄入新鲜的蔬菜与水果

水果、蔬菜中含有丰富的维生素与膳食纤维，可达到保护心脑血管的目的，特别是膳食纤维具有调脂作用，有效预防脂肪心。比如洋葱不仅可降低胆固醇指标，还可对心脏有一定保护效果；富含维生素 C 食物具有调节血管弹性、避免出血的效果；茄子也可调节胆固醇，预防脂肪心效果理想。红茶、西红柿、苹果中含有黄酮，黄酮可对心脏起到一定保护作用。

### 4. 合理摄入蛋白质

适当地摄入大豆蛋白、植物蛋白可改善动脉粥样硬化，从而实现预防脂肪心病的目的。

### 5. 按时按量饮食，少食多餐

以少食多餐为原则，控制饮食量，一日三餐按时按点用餐，摄入营养均衡，从而增强机体抵抗能力与免疫能力，不可摄入食物过多，会导致心脏缺氧，出现胸闷，呼吸不畅等不适症状。不可暴饮暴食，以免导致血脂、血糖紊乱，机体血液黏稠。改善心肌缺血缺氧状态，特别是晚间，要减少食物摄入量，降低夜间危险情况发生。


# 第二节　脂肪脑


## 一、概念

脂肪脑是指脂肪代谢紊乱，脂肪堆积加重动脉粥样硬化，累及脑血管产生脑血栓、脑出血、脑卒中等脑部疾病。

## 二、病因

现代研究发现脂肪肝被认为是代谢综合征的肝脏表现。脑肠轴是由中枢神经系统和肠神经系统构成的一个严密的神经—内分泌网络。脂肪变性肝脏其生物特性发生了变化，表现为肝脏能量储备不足，对氧应激及内毒素的敏感性增强，重要的是肝细胞成脂性的变化。脂肪肝患者外周血的瘦素、抵抗素水平升高，脂联素浓度降低，导致其糖脂代谢紊乱和动脉粥样硬化，累及脑血管而发为脂肪脑。

## 三、病理

血脂的来源有内源性和外源性两种途径。内源性血脂指的是人体自身合成的血脂成分。外源性血脂指的是人体摄取的食物经过消化吸收后入血所形成的脂质物质。脂肪代谢不平衡是高脂血症及动脉粥样硬化的始动因素。随着高脂饮食偏好的持续进行，人体整体吸收过多，来料加工化工厂——肝脏"自然发出代谢加工的信号"，以响应接受过多加工脂质物质等指令，并进行加工流程后，送入静脉血液，参与血液循环系统的转运过程而堆积脂肪。血脂异常症（高脂血症）导致动脉粥样硬化症形成及发展的历程中，伴随黏稠的脂质物质在心脏冠状动脉各分支小微血管中及脑部供血小微血管中淤塞沉积，将导致严重的脑血管疾病产生。

## 四、临床表现

头痛、恶心、呕吐及视力障碍，其发生顺序往往是先出现头痛，继之恶心、呕吐，然后出现视力障碍。其他还可有癫痫、精神障碍、眩晕、外展神经不全麻痹及生命体征变化等。

## 五、诊断与鉴别诊断

### 1. 诊断

由于脂肪脑临床上没有特异性表现，单靠其临床表现，诊断十分困难。对于长期癫痫发作合并智力障碍的患者，应行神经放射学检查。根据其好发部位、CT 上脂肪样低密度区及 MRI 上 $T_1$ 及 $T_2$ 加权像均为高信号，诊断多能确立。

### 2. 鉴别诊断

#### （1）纵隔脂肪沉积症

纵隔脂肪沉积症临床少见，多无症状，易误为纵隔肿瘤或心脏疾患，CT 检查可确诊此症。

#### （2）颅内肿瘤

根据 X 线平片、脑血管造影、脑室造影、气脑造影、CT、MRI 等检查鉴别诊断。

## 六、治疗

### 1. 中医治疗

王清任在《医林改错》中肯定了"灵机记性不在心在脑"，临床常用"补阳还五汤"治疗腑气不畅，痰热内阻，阳明胃气不能通顺下达，气壅痰郁化热，反而逆上，上扰清窍，是谓中经络；气机逆乱，夹痰热秽浊上壅清窍，导致窍闭神昏。也有医者应用舒血宁注射液治疗的基础上加用脑梗通汤，患者的神经功能缺损程度改善更明显、日常生活能力恢复更好。随着现代科学技术的发展和单味中药提取制剂及中药复合制剂的出现，患者的治疗有了更多的选择，且中药制剂价格低廉、使用方便、安全可靠，疗效显著，患者接受度高，值得临床推广使用。近年临床常用的中药制剂主要包括疏血通注射液、川芎嗪注射液和舒血宁注射液等。

常见中医证型如下。

**（1）心脾两虚证**

主要表现：头晕，头痛，倦怠乏力，心悸失眠，痴呆，心烦健忘，语言不清，情绪不稳，少气懒言，四肢发麻，舌淡胖边有齿痕，苔薄白或薄黄，脉沉细无力。

治法：养血安神，益气补中。

代表方：归脾汤加减。党参 10g，黄芪 15g，茯苓 10g，炒白术 20g，熟地黄 12g，升麻 6g，石菖蒲 15g，制首乌 6g，阿胶 6g，炒枣仁 30g，木香 6g，远志 9g，生姜 3 片，大枣 3 枚。

**（2）心肾不交证**

主要表现：表情淡漠，或强哭强笑，沉默寡言，或自言自语，反应迟钝，哭笑无常，语无伦次，多疑固执，健忘失眠，头晕耳鸣，口舌生疮，膝足发凉，大便干，舌红，苔薄黄或薄白，脉弦或细数无力。

治法：滋肾养血，交通心肾。

代表方：桂附地黄汤加减。熟地黄 12g，山药 9g，山萸肉 9g，茯苓 20g，泽泻 9g，丹皮 9g，当归 12g，川芎 12g，五味子 9g，阿胶 6g，女贞子 12g，制附子 6g，肉桂 6g，大黄 3g，黄连 9g。小便失禁，加覆盆子、益智、桑螵蛸、人参。

**（3）肝肾阴虚证**

主要表现：言语謇涩，语声低微，饮食发呛，表情呆板，步态不稳，行动缓慢，甚则筋脉拘急，四肢抽搐，头晕目眩，二便失控，舌红少津，脉弦细。

治法：滋肾柔肝，息风定搐。

代表方：大补元煎加减。党参 10g，山药 9g，熟地黄 20g，山萸肉 6g，白芍 20g，麦冬 30g，五味子 12g，怀牛膝 30g。筋脉拘挛，加全蝎、蜈蚣；小便失控，加肉桂、桑螵蛸、巴戟天。

（4）痰热内扰证

主要表现：眩晕胸闷，泛恶欲呕，心悸而烦，动则加剧，口苦面赤，痰多黄稠，肢体麻木，失眠多梦，舌红，苔黄腻，脉弦滑。

治法：清热化痰。

代表方：芩连温胆汤加减。黄连 12g，黄芩 10g，半夏 9g，竹茹 12g，枳实 10g，地龙 10g，胆南星 6g，茯苓 12g，瓜蒌 12g，郁金 15g。眩晕甚者，加白芍、旋覆花；不寐者，加酸枣仁、生牡蛎。

（5）瘀阻脑络证

主要表现：眩晕，头痛，痛如针刺，痛处固定，健忘，语无伦次或错语，面色晦暗，舌有瘀点、瘀斑，或舌下静脉曲张，脉弦涩。

治法：活血化瘀，益气通脉。

代表方：钩菊逐瘀汤加减。熟地黄 12g，当归 12g，黄芪 20g，赤芍 10g，川芎 15g，地龙 12g，桃仁、红花、牛膝、钩藤、菊花、全蝎各 10g，甘草 6g。气虚明显者，加党参；阴虚者，加生地黄、枸杞子。

中医的综合疗法疗效亦颇佳，如针灸、按摩、刮痧等。穴位按摩法，可选取足三里、丰隆、中脘、气海、天枢穴位。可采取按摩或针刺疗法刺激这些穴位，以达到辅助治疗或预防脂肪肝的目的。具体方法：拇指或食指点在上述穴位，按顺时针方向按摩100～200 次，以局部有酸胀感或发热感为度。每次 20 分钟左右，十次为一个疗程，隔日一次，一般治疗 1～3 个疗程即可。耳穴按压法，耳郭被称为"人体健康窗口"，在耳部取对应脾、胃、肝、交感、内分泌、三焦、大肠等部位的穴位，以黏有磁珠的胶布贴压，一般选取 5～6 个穴位，饭前按压 3～5 分钟，每日按压 5～6 次，使耳郭潮红发热。值得注意的是，耳穴按压法每次单侧取穴，两耳交替进行，3 天换 1 次，5 次为 1 个疗程，持续治疗 2 个月。

**2. 西医治疗**

此类疾病一般缺乏特殊治疗方法，根据不同类型采取下列方法：异染性白质脑病应用牛脑提取的芳基硫脂酶 A1000 万 U 静滴；神经节苷脂沉积病有癫痫者可予抗癫痫治疗；肾上腺脑白质营养不良应用皮质类固醇激素治疗；β－脂蛋白缺乏症应用大量脂溶性维生素，尤其维生素 E；脑腱黄瘤病给予低胆固醇饮食，人工补充胆酸治疗；Refsum 病给予无叶绿素食物，多食牛奶、牛肉等食物。

## 七、日常预防

**1. 控制能量的摄入**

老年人的基础代谢率减低，能量需要量要比成年人低。有脑卒中的老年人则更应严格控制能量的摄入，每人每天的能量摄入要控制在 29kcal/kg 体重之内，折合主食每天不宜超过 300g。推荐的食品有：馒头、米饭、面包、豆腐、豆浆、牛奶、瘦肉、鱼类以及各种蔬菜、水果。

**2. 低脂低胆固醇饮食**

脑卒中的老年人要严格控制动物脂肪或胆固醇的摄入，食用油以富含不饱和脂肪酸的植物油为主，如豆油、花生油、玉米油，蛋类每天不超过 1 个，或 2～3 天 1 个鸡蛋。

**3. 高纤维饮食**

饮食中的食物纤维可与胆汁酸相结合，增加胆盐在粪便中的排泄，降低血清胆固醇浓度。富含食物纤维的食物主要有粗粮、杂粮、干豆类、蔬菜、水果等。每人每天摄入的食物纤维量以 35～45g 为宜。

**4. 饮茶戒烟限酒**

各种茶叶均有降低血脂、促进脂肪代谢的作用，其中以绿茶降血脂作用最好。因此，高脂血症的老年人不妨多饮茶。科学研究表明，长期吸烟或是酗酒均可干扰血脂代谢，使胆固醇和甘油三酯上升。所以老年人最好是戒烟限酒。

**5. 优化生活方式**

老年患者应注意生活方式要有规律性。适当参加体育活动和文娱活动，保持良好心态，尽量避免精神紧张、情绪过分激动、经常熬夜、过度劳累、焦虑或抑郁等不良心理和精神因素对脂质代谢产生不良影响。

# 第三节　心脑综合征（脑心同病）

## 一、概念

由各类心脏疾病心排血量减少、血脂代谢异常、系统血压下降导致的晕厥抽搐昏迷、局灶性神经征、精神智力障碍等脑部症状。

## 二、病因

常见病因有短暂严重性心律失常、先天性心脏病、心绞痛等心脏疾病所引起的心排血量骤减或中断、血压急剧下降、心脏栓子脱落并继发脑缺血、缺氧或栓塞，以及脑部精神智力障碍。

## 三、病理

脑组织氧的需求及葡萄糖贮备能力，依赖心脏泵血功能。心脏疾病使排血量减少直接影响脑供血量。脑部神经与心脏联系密切，大脑皮质、间脑、下丘脑到脊髓各级水平尚有多方相互联系。左侧周围交感神经支配重点影响心律；左迷走神经可影响房室传导；刺激左星状神经节可致 ST 段下降，T 波高尖和 Q-T 延长，刺激右星状神经节则致 ST 段抬高和 T 波深倒置。下丘脑受刺激 T 波平坦或倒置 U 波明显。

## 四、临床表现

短暂性意识丧失，易激惹、情绪不稳、抑郁、注意力不集中、健忘、失眠、噩梦等神经衰弱样表现，也可有头痛、头晕、恶心、呕吐等自主神经症状，严重者可出现妄语、幻觉等。

## 五、诊断与鉴别诊断

### 1. 诊断

根据病史和临床表现，参考辅助检查有助于诊断。

（1）急性心肌梗死（AMI）ST 段压低或抬高、倒置 T 波、异常 Q 波多见于心肌缺血性病变，可有血清肌酸激酶（CK）、LDH 等酶活性异常值鉴别，脑血管疾病（CVD）血清酶值增高速度比 AMI 缓慢，但需要结合临床病史和症状。

（2）心脑卒中无胸痛，卒中样发病的 AMI 是老年性 AMI 所特有，藤氏报告 AMI 与 CVD 同时发生率达 5% ～ 10%，故未同时发生时则诊断困难。

（3）急性可逆性心肌梗死特点：①异常 Q 波多见于 $V_1$ ～ $V_3$ 导联，ST 段抬高冠状 T 波等典型 AMI 波形；②持续时间：1 ～ 2 周后可转为正常；③心肌酶逸出轻；④尸检肉眼可见 AMI 改变，心肌组织学见附壁血栓小血管血栓与周围心肌组织散在性坏死；⑤合并有 DIC、凝血功能亢进等冠状微小血管循环障碍等因素。

### 2. 鉴别诊断

### （1）晕厥

应注意与非心源性晕厥鉴别，如最常见的血管抑制性晕厥多与精神刺激、疲劳、疼痛、外伤等有关，直立性低血压晕厥与体位、药物有关，另外应注意与低血糖、癫痫鉴别。心源性晕厥较上述症状严重。

**（2）脑栓塞**

由于心脏病患者常伴有足以引起脑血栓形成的其他脑血管疾病，如高血压、动脉硬化、脑动脉炎等，故应注意与脑血栓形成鉴别。

## 六、治疗

### 1. 中医治疗

心、脑在生理、病理上密不可分。生理上，心藏神，脑为元神之府。张锡纯认为心脑共主神明且心脑相通，脑司元神，心司识神，共主神明，心、脑二者相辅相成。唐·孙思邈《备急千金要方》曰："头者，身之元首……气血精明，三百六十五络，皆上归于头"，心之血液上贯于脑，充养脑部，才能保证大脑司尽其职。病理上，本病多属本虚标实，气血亏损、阴阳失衡为本，痰瘀气滞、风火浊毒为标。瘀血、痰浊阻滞经络，风火相煽，邪毒上侵，气血运行逆乱，脑脉不通或血溢于脉外而致神明无主，心失所养。脑络损伤，脑功能受损，正气愈虚、邪气愈盛，炽盛之邪以络脉网络为通道横窜心络，引起心功能损伤。常见中医证型如下。

**（1）血脉瘀阻证**

主要表现：心胸刺痛，头晕，头痛，痛点固定，舌紫唇暗，舌下静脉迂曲粗胀。

治法：活血化瘀，通脉止痛。

代表方：血府逐瘀汤加减。丹参 30g，赤芍 12g，川芎 12g，桃仁 10g，降香 12g，红花 10g，柴胡 12g，枳实 12g，三七 5g（研冲），琥珀 3g（研冲），血竭 3g。若见心律不齐加甘松、苦参。

（2）痰浊内阻证

主要表现：形体肥胖，胸闷痛如窒，痰多脘闷，眩晕，肢体麻木，苔浊腻，脉滑。

治法：通阳泄浊，豁痰开结。

代表方：全瓜蒌 30g，薤白 12g，枳实 10g，半夏 10g，桂枝 15g，茯苓 12g，降香 12g。若胸闷甚者重用瓜蒌开胸化痰结；心痛彻背者，重用薤白通阳宣痹；阳气不宣者重加桂枝温通胸阳；痰浊明显者加菖蒲、郁金泄浊化痰；痰热偏重加山栀、胆南星、竹茹；痰浊内阻可使血滞为瘀，瘀阻脉道，痰瘀互为因果，故常需加川芎、郁金活血化瘀。

（3）肝气郁结证

主要表现：发作时胸前憋痛，向胁肋放射，连及后背肩胛以及手臂，且多由于情绪而引发，伴见胸闷重而痛轻，时作时休，善太息，两胁不舒，头部不适，脉弦紧等。

治法：疏肝解郁，升阳解痉。

代表方：柴胡疏肝散加减。柴胡 12g，郁金 12g，白芍 15g，川芎 10g，香附 12g，川楝子 12g，延胡索 10g，陈皮 10g，防风 10g，荷叶 10g，葛根 15g，丹参 15g。若兼湿阻加藿香、佩兰芳香化浊。疏肝药之中加风药，取风药升阳、助肝胆升发之效，以利气血布达，使心脉挛急得舒。

（4）阳虚寒凝证

主要表现：以胸痛剧烈，或绞痛，或感寒而发，或感寒痛甚，起病急剧为特点，常在夜间或感受寒邪时发作，平素畏寒肢冷，体乏无力，腰膝酸软，面色㿠白，大便溏薄，小便清长，胸闷气短，舌淡或紫暗，苔白，脉沉迟或弦紧等。

治法：补助心阳，散寒止痛。

代表方：参附汤合桂枝甘草汤加减。人参 10g，附片 10g，生

黄芪 30g，桂枝 15g，白芍 15g，川芎 10g，生甘草 12g，淫羊藿
15g，菟丝子 15g，巴戟天 12g。

**（5）气阴两虚证**

主要表现：胸闷隐痛，时作时休，气促脉微，伴见心悸气短，
头晕目眩，短气自汗，失眠多梦，舌淡少红。

治法：益气养心。

代表方：保元汤合生脉散加减。人参 10g（一般气虚者用党参，
元气衰者用人参，气阴两虚者用太子参或西洋参），黄芪 30g，炙
甘草 10g，麦冬 12g，五味子 10g，白术 12g，当归 10g，玉竹 15g，
黄精 15g。胸部刺痛加郁金、丹参化瘀通脉止痛；若脉结代合炙甘
草汤以益气养血，滋阴复脉；阴虚偏重可选加枸杞子、沙参、生地
黄、墨旱莲、女贞子。

**2. 西医治疗**

心血管疾病的治疗以冠心病心律失常等基础疾病为主。脑梗
死的治疗原则主要有 4 点：①增加对缺血周围半暗区的供血供氧；
②改善侧支循环；③消除脑水肿；④防止梗死灶的进一步扩展。

**（1）血管扩张剂**

病灶中心缺血恢复困难主要治疗在于解决周围半暗区缺血，治
疗原则：①对不全脑梗死或 TIA 疗效较好可改善侧支循环；②适用
于未出现脑水肿或水肿消退后亦可促进侧支循环；③伴颅内压增高
者慎用，因可导致脑疝形成；④对系统血压较低者慎用，因可致脑
局部灌注量减少，增加脑缺血；⑤老年患者剂量不宜过大、滴速不
宜过快，否则可引起血压下降。

**（2）扩容剂**

①高容量血液稀释疗法：在不放血的情况下静脉滴注上述扩
容剂致高血容量有利于改善侧支循环，对有心肾功能不全者禁用；
②等容量血液稀释疗法：放血同时等容量补充上述扩容剂；③低容

量血液稀释疗法：补充的扩容剂高于所放出的血液，目前国内外评价不一致，治疗过程中应严格无菌操作。

此外还可应用抗凝溶栓疗法、钙拮抗药、血小板抑制剂、脱水药（对重症颅脑出血并颅内压增高者病死率可从 70% 降至 30%，但是对迅速形成的脑疝则效果欠佳）及外科治疗（凡内科治疗不能控制病情及有可能形成脑疝者应及时行颞肌下减压、血肿清除术或脑室引流术。但如出血病灶位于内囊脑干一般不行手术治疗。小脑出血如血肿直径小于 3cm 者如病情无恶化征可不行手术治疗）。

### 七、日常预防

对于心脑综合征的预防，我们首先要积极治疗原发病。心脑综合征主要是由心脏疾病等所引起。我们除了积极地治疗原发病，还要保持健康的生活方式，平常戒烟、限酒和控制体重，保持适当的运动，保持良好的心理状态，避免精神刺激。同时控制饮食，严格地控制热量的摄取，饮食要低盐、低脂。平常要注意心理预防，保持精神愉快、情绪的稳定。同时要注意对于疾病一系列的原发病进行定期的体检，要注意早发现、早治疗。

## 第四节　代谢相关脂肪性肝病

### 一、概念

代谢相关脂肪性肝病（MAFLD）是一组高度异质性疾病，与代谢功能障碍密切相关，而代谢综合征是一组具有中心性肥胖、血脂异常、高血压、糖尿病或葡萄糖耐量异常的综合征。

## 二、病因

MAFLD 是一组高度异质性疾病，与代谢功能障碍密切相关。

## 三、病理

由于代谢相关脂肪性肝病与代谢综合征有相似的发病机制，故代谢相关脂肪性肝病与代谢综合征及其组分的发生发展必然存在密切联系。代谢相关脂肪性肝病与代谢综合征的多种特征相关联。机体的脂质代谢紊乱将进一步加剧基于原始病变的胰岛素抵抗。由于过多的食物摄入使体内存在过量的游离脂肪酸，而这些脂肪酸致使肝脏细胞内的线粒体出现氧化功能障碍，能量摄入和消耗之间的不平衡导致各种组织的胰岛素抵抗和肠道菌群失调，干细胞中过量游离脂肪酸的积累，导致肝细胞出现不同程度的代谢紊乱，而肝脏脂肪含量与胰岛素抵抗指数和胰岛 B 细胞功能密切相关；肝脏中脂肪堆积的过程中，细胞内损伤及肝胰岛素亢进进一步加剧炎症、纤维化和致癌作用。代谢相关脂肪性肝病与代谢综合征关系密切，胰岛素抵抗是代谢相关脂肪性肝病和代谢综合征的关键联系。

## 四、临床表现

患者通常无显著症状，部分患者可出现一些非特异性症状，包括全身乏力、腹部胀满、肝区隐痛、食欲减退以及其他消化道症状。部分 MAFLD 相关肝硬化患者发生肝衰竭、食管胃底静脉曲张破裂及肝细胞癌并出现相应的症状。

## 五、诊断

2020 年 3 月，国际脂肪肝专家小组发表了代谢相关脂肪性肝病新定义共识声明，明确代谢相关脂肪性肝病的诊断主要基于代谢紊乱，无须排除其他疾病，并且还可与其他肝病合并存在。如果肝活检组织学、影像学或血液生物标志物检查提示脂肪肝，同时合并超重/肥胖、2型糖尿病、存在代谢功能障碍之一，即可诊断为代谢相关脂肪性肝病。对于肝硬化患者即使缺乏典型的脂肪性肝炎组织学表现，但若患有肥胖、糖尿病等代谢相关疾病，即可称为代谢相关脂肪性肝病肝硬化。

## 六、治疗

### 1. 中医治疗

中医学中并没有明确与代谢相关脂肪性肝病相对应的病名。既往学者多将非酒精性脂肪肝归属于中医学"胁痛""肝癖""癥瘕""积聚""肥气""痰浊"等范畴。代谢相关脂肪性肝病的中医病位主要在肝，与脾、肾密切相关。包括饮食不节、安逸过度、情志失调、痰湿体质、年老体衰。"郁""膏""热""虚""瘀"是代谢相关脂肪性肝病的核心病机。"郁"指气机壅滞，肝气不疏，脾气不运的表现，是本病的早期阶段，多因情志不畅，肝气郁滞；或饮食不节，痰浊阻滞气机；或劳逸过度，脾气困乏，不能运化所致。表现为肝郁气滞，可兼有脾虚气滞等。"膏"主要指因过食肥甘，食而不化，脾运不及，壅滞成满，土壅则木郁，影响肝之疏泄；或痰湿体质，运化不足，稍食肥甘即不能运化，膏浊内蕴，脂膏留积于肝，着而不化，导致肝脏功能失调、疏泄不利，形成肝壅膏浊之证。"热"主要指化火转热的阶段，可变化表现为气郁久而化热，或夹痰、或夹湿、或入血生热，而表现为肝胆湿热、肝经血热等证。常见证型如下：

#### （1）肝郁脾虚证

主要表现：胁肋胀闷，抑郁不舒，倦怠乏力，腹痛欲泻，腹胀不适，食欲不振，恶心欲吐，大便不调，时欲太息。舌质淡红，苔薄白或白，有齿痕，脉弦细。

治法：疏肝健脾。

代表方：逍遥散加减（《太平惠民和剂局方》）。醋柴胡、炒白术、薄荷、炒白芍、当归、茯苓、山楂、生姜、生甘草等。

**（2）痰浊内阻证**

主要表现：体态肥胖，右胁不适或胀闷，周身困重，大便黏滞不爽，脘腹胀满，倦怠无力，食欲不振，头晕恶心。舌质淡，舌苔白腻，脉沉滑。

治法：健脾益气，化痰祛湿。

代表方：二陈汤加减（《太平惠民和剂局方》）。法半夏、陈皮、茯苓、泽泻、莱菔子、山楂、葛根、黄精、生白术、藿香、甘草等。

**（3）湿热蕴结证**

主要表现：右胁肋部胀痛，周身困重，脘腹胀满或疼痛，大便黏腻不爽，身目发黄，小便色黄，口中黏滞，口干口苦。舌质红，舌苔黄腻，脉弦滑或濡数。

治法：清热利湿。

代表方：茵陈蒿汤加减（《伤寒论》）。茵陈、栀子、大黄、虎杖、厚朴、车前草、茯苓、生白术、猪苓、泽泻等。

**（4）痰瘀互结证**

主要表现：胁肋刺痛或钝痛，胁下痞块，面色晦暗，形体肥胖，胸脘痞满，咳吐痰涎，纳呆厌油，四肢沉重。舌质暗红、有瘀斑，舌体胖大，边有齿痕，苔腻，脉弦滑或涩。

治法：活血化瘀，祛痰散结。

代表方：膈下逐瘀汤合二陈汤加减（《医林改错》《太平惠民和剂局方》）。柴胡、当归、桃仁、五灵脂、穿山甲、丹皮、赤芍、大腹皮、茯苓、生白术、陈皮、半夏、枳实等。

目前用于治疗代谢相关脂肪性肝病的中药方剂众多，常用的主要方剂有健脾疏肝方、健脾化痰方、疏肝调脂方、益气补肾调脂方及一些自拟方剂。在临床应用中，可充分利用中医辨证分型治疗与西医辨病结合的优势，发挥中西医结合治疗优势，更好地预防和治疗代谢相关脂肪性肝病。

**2. 西医治疗**

目前指南推荐代谢相关脂肪性肝病的首要目标为减肥和改善胰岛素抵抗，预防和治疗代谢综合征、2型糖尿病及其相关并发症，从而减轻患者负担，改善其生活质量并延长寿命。新共识声明强调，代谢相关脂肪性肝病患者应评估代谢综合征组分，并进行相应的治疗，而预防和治疗代谢综合征的主要目标是预防或者延缓2型糖尿病和心血管疾病病情的进展。

药物治疗对于那些因预防措施和生活方式改变而未能有效减肥或充分控制代谢危险因素的代谢相关脂肪性肝病与代谢综合征患者，应根据相关指南和专家共识进行药物治疗。目前血管紧张素Ⅱ受体拮抗剂、不饱和脂肪酸、他汀类、贝特类、二甲双胍、人胰高糖素样肽-1类似物利拉鲁肽、吡格列酮被广泛应用于治疗有关代谢相关性疾病，但是这些药物对患者并存的代谢相关脂肪性肝病特别是肝纤维化都无肯定的治疗效果。而针对代谢相关脂肪性肝病的治疗，目前在我国广泛应用的水飞蓟素、双环醇、多烯磷脂酰胆碱、甘草酸二胺、还原性谷胱甘肽、熊去氧胆酸等在针对肝脏损伤方面显示药物安全性良好，但是对代谢相关脂肪性肝病及肝纤维化的治疗效果仍有待证实。因此，针对代谢相关脂肪性肝病与代谢综合征患者的药物等治疗仍存在诸多挑战。

## 七、日常预防

生活方式管理，国内外代谢相关脂肪性肝病诊疗指南一致推荐改变生活方式作为治疗代谢相关脂肪性肝病及其相关炎症、纤维化的一线措施和基石，建议所有脂肪肝患者不管是否合并超重和肥胖都需要长期坚持生活方式干预治疗，同时对于管理代谢综合征的潜在风险因素至关重要，是预防和改善代谢综合征的有效方法。这其中包括饮食调理、运动、生物钟调整、心理干预等，其目的均以减轻和控制体质量为第一要素，任何饮食和运动干预措施强调长期坚持。因此，如何提高生活方式干预治疗的依从性和持续性是有效防治代谢相关脂肪性肝病及其相关疾病的重要问题。

## 第五节　黄色素瘤

### 一、概念

黄色素瘤病属于代谢性疾病中的类脂质沉积病，是脂质代谢紊乱导致血胆固醇显著升高，胆固醇沉着在腱鞘又称腱鞘巨细胞瘤、局限性结节性腱鞘炎等。

### 二、病因

黄色素瘤是由于脂质通过血管壁向结缔组织间质空间外溢的增加引起的。

### 三、病理

结缔组织局部脂质浓度高；血浆脂质浓度正常时存在质性不同的脂蛋白；脂质外渗增加（血管通透性增加，局部循环增加，慢性炎症）；脂质原位合成及其在组织细胞中的沉积；胆固醇逆向转运功能障碍。

## 四、临床表现

黄色素瘤可以分为：正常脂质性黄瘤、高脂血症性黄瘤和坏死性黄肉芽肿。正常脂质性黄瘤多表现为弥漫性扁平皮损，而高脂血症型常为结节状，可影响皮肤、肌腱和关节。两组的黄瘤均含有脂质（非酯化胆固醇、胆固醇酯和磷脂）和胶原蛋白，坏死性黄色肉芽肿表现为多处皮肤沉积，并有溃疡倾向。正常脂质性黄瘤和坏死性黄肉芽肿可与单克隆抗体病和淋巴增生性疾病有关。

## 五、诊断与鉴别诊断

### 1. 诊断

黄瘤的诊断通常基于临床表现，皮肤活检进行组织病理学检查是必要的。与血脂异常和早期动脉粥样硬化相关的黄斑瘤（黄斑瘤、腱性和结节性黄斑瘤）需要进一步检查。

### 2. 鉴别诊断

如果怀疑家族性高胆固醇血症，应通过跟腱成像（超声、计算机断层扫描、磁共振成像）完成检查。首选的方法是超声检查（US）。对于家族性高胆固醇血症，肌腱厚度增加以及规则纤维结构的丧失和回声区域的存在是典型的。

## 六、治疗

### 1. 中医治疗

黄色素瘤在中医中病名为黄瘤，本病主要由运化失职、气血痰瘀凝结而成。故病位在脾胃，且与肝、肺密切相关。中医学认为，脾主运化，饮食水谷需要在脾胃的运化作用下形成水谷精微，进而输送到其他脏腑，化为精气血津液以营养全身。肺主治节，通过肺的宣发和肃降作用，促进精气血津液的运行，使其输布全身而不停聚。肝主疏泄，疏通畅达全身的气机，因气行则津行，故使全身的精血津液能够上行下达，畅通无阻。而在病理上，脾胃运化失常，肺主治节失调，肝疏泄功能失司，均会导致水液失布，痰湿内生，痰湿蕴结，阻滞气机，气滞则血行受阻，日久导致气滞血瘀。如此，气、血、痰相结，阻于肌肤，最终发为本病。黄瘤病的形成是由于脂质代谢的障碍。结合现代医学分析：中医所述的水谷精微主要指人体需要的营养物质，脾失健运导致脂类不能正常的运化，从而沉积于组织，发为本病。同时，脂类代谢需要胆汁的参与，而胆汁为肝之余气所化，故其分泌和排泄均受肝疏泄功能的影响。由此可见，本病的治疗应该从健脾疏肝入手，兼以行气活血化痰。常用柴胡疏肝汤和四君子汤及温胆汤加减。参考血脂异常的中医辨证治疗。

**2. 西医治疗**

降血脂治疗可使发疹、掌部和结节性黄瘤明显消退，同时使血浆致动脉粥样硬化脂蛋白水平降至正常水平。在肌腱性黄瘤的早期阶段，治疗 12 个月后预期会消退。跟腱大面积黄瘤需要手术重建。脑腱黄瘤病的治疗主要是使用鹅去氧胆酸和他汀类药物。β-谷甾醇血症患者需要饮食措施（限制食物中的植物甾醇）和使用胆汁酸隔离剂（colestipol，消胆胺）或胆固醇吸收抑制剂（依折麦布）治疗。在局部治疗上睑黄斑瘤的干扰形式，激光消融证明是成功的，以及化学消融三氯乙酸；很少需要手术治疗。根据循证医学原则，严重血脂紊乱的患者首选他汀类药物治疗。联合药物治疗，即他汀+依折麦布和/或胆汁酸树脂推荐用于重度高胆固醇血症患者。严重的高甘油三酯血症，使用贝特或烟酸将降低急性胰腺炎的风险。高摄入 Ω-3 脂肪酸是治疗严重高甘油三酯的一种选择。

## 七、日常预防

预防黄瘤与控制机体脂质代谢紊乱密切相关，可把饮食、运动作为首要方法，脂肪摄入量每天应＜30％总热量，饱和脂肪酸占8％～10％，每日胆固醇摄入量＜300mg。降脂疗法：可以加用贝特类或单用贝特炎类降脂药。通过正确调脂疗法，不仅可以改善体内的脂代谢紊乱，也可以使多数黄色素瘤患者的皮损消退。

# 第六节　脂蛋白异常血症（血脂异常）

## 一、概念

脂蛋白异常血症是指血浆中一种或多种脂蛋白出现异常的现象，与遗传因素有关，也有可能是继发于其他疾病引起的，脂代谢病是冠状动脉粥样硬化性心脏病的主要原因之一。包括低密度脂蛋白的升高，胆固醇的升高，高密度脂蛋白的降低。

## 二、病理

脂蛋白是一类由富含固醇脂、甘油三酯的疏水性内核和蛋白质、磷脂、胆固醇等组成的外壳构成的球状微粒，根据密度大小可分为：乳糜微粒、极低密度脂蛋白、中间密度脂蛋白、低密度脂蛋白和高密度脂蛋白。可溶性脂蛋白即血浆脂蛋白在动物体内脂质的运输方面起重要作用，脂蛋白中的脂质还能与细胞膜的组分相互交换，参与细胞脂质代谢的调节。由于脂质代谢或运转异常使血浆中一种或几种脂质高于正常称为高脂血症。脂质不溶或微溶于水，必须与蛋白质结合以脂蛋白形式存在，才能在血液循环中运转，因此，高脂血症常为高脂蛋白血症的反映。由于逐渐认识到血浆中高密度脂蛋白降低也是一种血脂代谢紊乱，因而称之为脂蛋白异常血症更为全面、准确。临床上可分为两类：原发性，属遗传性脂代谢紊乱疾病；继发性，常见于控制不良的糖尿病、饮酒、甲状腺功能减退症等。

## 三、临床表现

多数无明显的症状和体征，常于血生化检验时被发现。病情严重时常并发高血压，心脑血管疾病等。

## 四、诊断与鉴别诊断

### 1. 诊断

低密度脂蛋白：≥ 4.1mmol/L 为异常，3.4 ～ 4.1mmol/L 为边缘升高。

高密度脂蛋白：< 1.0mmol/L 为低高密度脂蛋白血症。

总胆固醇≥ 5.2mmol/L 为异常。

### 2. 鉴别诊断

#### （1）甲状腺功能减退症

甲减患者常伴发血脂异常，多表现为 IIa 型（单纯高胆固醇血症）或 II b 型（混合型高脂血症）。甲减的诊断主要通过实验室检查，发现血清 TSH 水平升高、甲状腺激素（$T_3$、$T_4$）水平降低。

#### （2）库欣综合征

本病引起的血脂异常多表现为 II b 型（混合型高脂血症）。本病诊断主要根据典型症状和体征，如向心性肥胖、紫纹、毛发增多、性功能障碍等。实验室诊断包括血皮质类固醇升高并失去昼夜变化节律、尿 17- 羟皮质类固醇排出量显著增高、小剂量地塞米松抑制试验不能被抑制。

## 五、治疗

### 1. 中医治疗

中国古代文献中没有血脂异常和脂蛋白异常血症及一些并发症的病名，但有其相关的论述。多数中医学者认为本病属于中医"眩晕""肥胖"等范畴。疾病产生与肝脾肾三脏关系最为密切，其病机关键在于痰浊凝聚于血脉，肝失疏泄，脾虚失运，肾精亏虚是导致痰瘀形成高脂血症的内在病因；嗜食肥甘、膏粱厚味是化生痰浊促成高脂血症的外因条件，在脏腑之气虚衰基础上，加之病理产物的出现，属本虚标实之证，所谓标实之邪即为痰、瘀等病理产物壅塞脉道，本虚为肝脾肾三脏亏虚，二者互为因果，互相影响。常见证型如下：

（1）肝郁气滞证

主要表现：胁肋胀痛，情志不遂，体倦乏力，大便不畅，舌暗红，苔薄白，脉弦。

治法：疏肝行气。

代表方：柴胡疏肝散加减。柴胡、赤芍、白芍、川芎、枳壳、陈皮、甘草、香附、茯苓、泽泻等。

（2）肝郁脾虚证

主要表现：两胁胀满，饮食不消，呃逆嗳气，素体肥胖，大便干稀不调，舌胖大，苔白腻，脉弦滑。

治法：疏肝健脾。

代表方：逍遥散合健脾丸加减。当归、白芍、柴胡、茯苓、白术、甘草、生姜、人参、陈皮、麦芽、薏苡仁等。

（3）痰瘀互结证

主要表现：心胸闷痛，咳嗽多痰，倦怠乏力，口干口渴，舌紫暗或有瘀斑，苔腻，脉弦涩。

治法：祛痰活血。

代表方：瓜蒌薤白半夏汤合血府逐瘀汤加减。瓜蒌、薤白、半夏、当归、生地黄、桃仁、红花、川芎、赤芍、甘草等。

**2. 西医治疗**

**（1）药物治疗**

调脂药物可分为 5 类，他汀类、贝特类、烟酸类、树脂类、胆固醇吸收抑制剂等，单用或者联合应用。

**（2）饮食治疗和改善生活方式**

这是血脂异常治疗的基础措施。①减少饱和脂肪酸和胆固醇的摄入；②选择能够降低 LDL-C 的食物，如植物甾醇、可溶性纤维；③减轻体重；④增加有规律的体力活动；⑤其他，如戒烟、限盐以降低血压等。

## 六、日常预防

**1. 加强体育运动**

国内外的研究都证实，体育活动可使血浆胆固醇及甘油三酯、低密度脂蛋白含量减低。

**2. 采用饮食疗法**

控制摄入热量，使体重接近标准体重而不肥胖。所谓标准体重一般都按下述方法计算：身高（cm）- 体重（kg）。低脂饮食尤其重要，忌饮酒，因饮酒后可促进肝脏内源性胆固醇的合成。限制糖尤其是单糖的摄入。限制含短、中链脂肪酸油脂如奶油、椰子油的摄入。增加以植物蛋白质为主的食物。

**3. 重视精神因素**

情绪和血脂异常有一定的关系，平时要心情舒畅，心态平衡，不要大怒、大悲、大喜等。

# 第七节　胆心综合征

## 一、概念

胆囊炎、胆结石等各种胆道疾病可诱发胆道压力增高，通过神经反射及其他因素导致心肌能量代谢障碍和电活动的异常，从而引起各种心脏症状，称为胆心综合征。

## 二、病理

1. 自主神经功能作用。心脏受 T2 ～ 8 脊神经支配，而胆囊、胆总管受 T4 ～ 9 脊神经支配，两者在 T4 ～ 5 脊神经处存在交叉。故胆系病变可通过 T4 ～ 5 神经反射引起冠状动脉收缩，心肌血液供应减少，心肌缺血，导致心脏病变症状，并可同时伴有心电图 ST–T 改变。

2. 胆道压力增高通过迷走神经反射引起冠脉血管收缩，阻力增加，血流减少；亦可刺激迷走神经反射，引起反射性心律失常；或因胆管压力增高，致严重呕吐、腹泻，易产生电解质及酸碱平衡紊乱，导致心律失常。

3. 胆道感染细菌产生的内毒素直接损害心肌，引起心肌小动脉痉挛，微循环缺血，心肌细胞缺血缺氧；感染抑制心肌收缩；亦可使内环境紊乱，导致水电解质、酸碱平衡紊乱，影响心肌功能，尤其是低血钾是导致临床心电图改变的常见原因。

此外，胆绞痛引起的剧烈疼痛可反射性地引起心率变慢，血压下降，冠状动脉供血量减少，从而引起心电图的一系列改变；体内胆固醇的沉积受胆汁分泌、排泄的影响，胆固醇含量越高，越易形成冠状动脉粥样硬化，致使其狭窄，供血不足而胸闷。

## 三、临床表现

### 1. 胆道系统疾病症状

如恶心、呕吐、腹泻、右上腹疼痛、发热、黄疸等。

### 2. "心绞痛"样症状

在出现胆道症状同时，伴有胸骨后胸闷，向左肩、左臂放射，突发突止的特征，约 1/3 患者可出现非特异性的 ST 段改变和 T 波低平或倒置。

### 3. 其他

有些患者可伴有心律失常而感到心悸，临床上以窦性心动过缓、窦性早搏、房室传导阻滞等多见。

## 四、诊断与鉴别诊断

### 1. 诊断

（1）病史

有心绞痛、心悸、胸前闷痛、右上腹部疼痛、肩背部疼痛等临床表现。

（2）体征

胆囊区压痛明显。

（3）心电图检查

存在 ST 段或 T 波改变或心律失常。

（4）超声及实验室检测

腹部超声检查提示存在胆系结石、胆囊炎等胆系疾病，而心脏多普勒超声及心肌酶学检查均无异常。此外，随着胆道疾病的治愈，心脏症状消失，心电图恢复正常，更有助于诊断。

**2. 鉴别诊断**

**（1）冠心病**

胆心综合征患者除右上腹疼痛、不适，或伴有恶心、呕吐等典型胆绞痛表现外，可伴有心前区胸闷痛，并向两肩放射，心电图提示 ST–T 改变，行常规胆囊及胆道彩超检测，可以明确诊断。若不能排除胆道疾病，同时伴有冠心病心绞痛症状者，必要时可作 ECT 和冠脉造影等检查以明确诊断。

**（2）急性非透壁性心肌梗死**

胆心综合征患者可表现为胸前区剧烈疼痛，持续不缓解，伴大汗，含硝酸酯类药物不能缓解疼痛。心电图提示 ST–T 段明显下移，因而易被误诊。而急性非透壁性心肌梗死有心绞痛病史，以及心肌酶谱与心电图的动态演变对鉴别诊断具有重要意义。

**（3）心律失常**

除心脏本身的原因外，还应考虑胆道系统疾病导致的心脏自主神经调节紊乱、电解质紊乱等因素，消除诱因，可使心律失常减少或消失。

## 五、治疗

**1. 中医治疗**

《诸病源候论》中记载："心腹痛者……邪气发作与正气相击，上冲于心则心痛，下攻于腹则腹痛。上下相攻，故心腹绞痛，气不得息。"故可将"胆心综合征"归属于中医学"胸痹""胁痛""惊悸"等范畴。现代人多因饮食不节、情志不畅、起居失常致使痰浊、湿热、瘀血内生，或堵塞胆道，胆汁瘀积，气机壅滞，出现胁肋疼痛、痛引肩背等症状；或上逆于心，阻碍心血的运行，出现心悸、胸闷、胸痛等症状，从而诱发胆心综合征。若因怒气伤肝，或情志抑郁则肝失疏泄，血运不畅，瘀血内生，心失所养，出现心悸、心慌，胸闷而痛，或心前区刺痛，故形成肝胆郁滞，心血瘀阻之证。《素问·气厥论》云，"胃移热于胆"，若素往情志不畅，气郁日久化火亦或饮食不节，饮食停滞胃脘，或胆汁阴津煎化成石，导致痰湿、瘀血等病理因素停于中焦，郁久化火，湿热滋生，灼津成痰，痰火上扰心神，胆道阻滞，浊热上犯于心，进入心脉，形成肝胆湿热，痰火上扰之证；气郁日久，血行不畅，水湿痰食阻滞，胆汁疏泄不畅，气机不畅，气不行血，瘀血痹阻心脉，胸阳失展而发心悸、胁痛等症，形成肝失条达，瘀血停着之证；平素心虚胆怯之人，胆失通降，心气不足，心阳不振，血运无力，致痰凝血脉，形成心虚胆怯，气滞痰阻之证，诚如虞抟所谓"夫怔忡惊悸之候，或因怒气伤肝，或因惊气入胆，母能令子虚，因而心血为之不足，又或遇事繁冗，思想无穷，则心君亦为之不安"。《读医随笔·平肝者舒肝也非伐肝也》载："凡脏腑十二经之气化，皆必藉肝胆之气化以鼓舞之，始能调畅而不病。"胆附于肝，肝胆相照互为表里，与心为母子关系。肝疏泄条达，有助胆汁输泄，亦促进机体调畅气机，推动气血津液运行，保障心主血脉之功。临床上，母病常及子，肝疏泄失职、胆道不利，则心脉瘀滞，胁痛与胸痛兼见，发为胆心综合征。故胆心综合征多从肝论治，注重肝心同治。现根据该病的病机特点，参阅有关文献资料，结合临床体会将治疗胆心综合征的经验总结如下：

**（1）肝胆郁滞，心血瘀阻型**

主要表现：胸闷痛伴右胁胀痛，疼痛部位固定，多因高脂食物或受刺激而诱发并加剧，情绪急躁易怒，善太息，心悸、气短，紫暗或淡暗，脉涩或细弦。

治法：疏肝利胆，活血化瘀，行气止痛。

代表方：柴胡疏肝散合血府逐瘀汤加减。柴胡、陈皮、枳壳、川芎、当归、生地黄、红花、桃仁、赤芍、炙甘草等。

**（2）肝胆湿热，痰火上扰型**

主要表现：左胸闷痛或绞痛，痛甚牵连肩背，心烦失眠，伴右上腹胀痛，纳呆，口干口苦，大便干燥，伴见发热，舌尖红，苔薄黄腻，脉弦数。

治法：疏肝泄热，利胆祛痰。

代表方：龙胆泻肝汤加减。龙胆、栀子、黄芩、木通、泽泻、柴胡、车前子等。

**（3）心虚胆怯，气滞痰阻型**

主要表现：心前疼痛，焦虑、胆小虚烦难寐，右胁隐痛，惕惕心悸，神疲少食，性情忧郁，气短恶心，四肢浮肿，舌淡红，苔薄腻，脉沉细。

治法：补心温胆，理气化痰。

代表方：十味温胆汤加减。半夏、枳实、陈皮、茯苓、酸枣仁、远志、五味子、熟地黄等。

**2. 西医治疗**

（1）急性期治疗原发病：对症予以抗感染、解痉、利胆、止痛等治疗。

（2）若胆道疾患需手术治疗，应及时采取手术治疗，应加强术前准备和术中监护，绝不可因"心脏症状"而顾虑重重，丧失手术时机。

## 六、日常预防

日常生活中注意饮食清淡，少吃油腻及辛辣之物，心情舒畅，适当运动。

# 第八节　心碎综合征

## 一、概念

心碎综合征又称应激性心肌病，是一类心理应激或躯体应激的情况下诱发的以短暂性左心室壁功能障碍为特征的急性可逆性心肌病，因发病时心脏形态与日本捕捉章鱼的鱼篓相似，故也被称为Tako-tsubo综合征。

## 二、病理

应激性心肌病常与情绪激动或应激（包括体力应激）状态有关，其发病机制目前尚不明确，可能与以下机制有关：交感神经过度兴奋诱发儿茶酚胺的毒性作用、心脏顿抑，雌激素缺乏，冠状动脉血管结构异常，多支心外膜血管或微血管痉挛所致缺血介导的心肌抑顿，基因突变，遗传易感性等。

## 三、临床表现

应激性心肌病是一种发病酷似急性冠状动脉综合征的心肌病。

1.左侧胸痛。心前区或胸骨后疼痛，可放射到肩背部、咽喉部等，多为压榨性，烧灼样，持续20分钟以上不缓解，发病前多数患者有严重的精神或躯体应激因素。

2.多急性起病，轻者恢复较快，重者可引起恶性心律失常、心脏骤停、心源性休克、心力衰竭、晕厥等。

3.可伴有腹痛、恶心、呕吐等胃肠道症状。

4.可伴有发热乏力等全身症状。

5.酷似急性心肌梗死的心电图改变，心肌酶水平轻度升高，冠状动脉造影正常或无明显狭窄。

### 四、诊断与鉴别诊断

**1.诊断**

参考美国梅奥诊所关于该病的建议标准：

（1）具有酷似急性冠状动脉综合征的发病特征。

（2）左心室心尖部一过性运动减弱、消失或运动障碍伴或不伴有左心室中部受累。

（3）没有阻塞性冠状动脉病或急性斑块破裂的血管造影证据。

（4）新出现的心电图异常（ST段抬高或T波倒置），亦可表现为QT间期延长。

（5）心肌酶和心脏肌钙蛋白水平轻度升高。

（6）排除近期肥厚性心肌病、心肌炎、严重颅脑外伤、颅内出血、嗜铬细胞瘤。

**2.鉴别诊断**

与急性冠状动脉综合征鉴别：两者症状酷似，其根本不同是应激性心肌病左心室功能迅速恢复。此外应激性心肌病冠状动脉造影多正常或不明显狭窄；心肌酶或血清标志物大多仅为轻至中度升高；超声心动图整个心尖部不运动，膨隆状态，心尖部易检测到血栓，而急性心肌梗死可超声检测提示左心室前壁、下联、室间隔及心尖部运动减弱、消失；心电图改变为一过性，可恢复；儿茶酚胺浓度升高较急性冠状动脉综合征更为显著。

## 五、治疗

### 1. 中医治疗

中医古籍中早有记载，如《类经·藏象类》所云："凡情志之属，惟心所统。"清代沈金鳌在《杂病源流犀烛·心病源流》中指出，七情除"喜之气能散外，余皆足令心气郁结而为痛也""总之七情之由作心痛，七情失调可致气血耗逆，心脉失畅，痹阻不通而发心痛"，根据心碎综合征的临床表现，属于中医学"胸痹""厥证""心悸"等范畴。《灵枢·平人绝谷》曾记载："血脉和利，精神乃居。"《血证论》言："肝属木，木气冲和调达，不致遏郁，则心脉得畅。"故应激性心肌病应心肝同调。其一：木气搏心，脏者，藏也，为不能含蓄阳气，使阳气脱出发而日虚，若独家有风，即木气搏心故痛，亦非真心痛，若真心痛，只得半日而死，为心不受邪故也，生理情况下肝疏泄有度，气机舒畅，气血调和，则心脉调畅、精神内守、情志和畅。若七情过度，情绪剧烈变化，影响肝脏功能，肝失疏泄，气机郁遏，气血郁滞，超过了人体生理和心理的适应能力，则心神不宁、情志怫郁，常见胸痹或满闷刺痛，短气乏力等。其二：心肝虚弱，"因石增热，心肝虚弱，不能传阳至下焦，遂被正阳俱跻，变成嗽矣。或为发背，或作痛头也。"从中医辨证的角度，本病属于"胸痹"范畴，证属"心肝虚弱"，情绪失常引起脏腑功能失调，心肝虚弱，气机运行不畅，气血虚弱，则更易受情志影响而出现胸闷、胸痛。常见证型如下：

**（1）木气搏心证**

主要表现：胸闷，胸痛，胁肋胀痛，性情急躁易怒，苔薄黄腻，脉弦数。

治法：疏肝宁心。

代表方：小柴胡汤加减。柴胡、黄芩、半夏、丹参、远志等。

**（2）心肝虚弱证**

主要表现：胸闷隐痛，头晕目眩，寐差，舌淡苔白，脉弦弱。

治法：调气和血，心肝同治。

代表方：补肝汤和四物汤加减。人参、茯苓、甘草、白术。

**2. 西医治疗**

初步处理应针对心肌缺血及心功能不全或心律失常等对症处理，同时进行持续的心电监护，可给予抗心肌缺血、抗凝、β 受体阻滞剂和血管紧张素转换酶抑制剂等治疗。若合并心力衰竭者可给予利尿剂和正性肌力药，可予血管紧张素转换酶抑制剂。对于泵衰竭所致的心源性休克需使用正性肌力药和主动脉内囊反搏术。

### 六、日常预防

心病还需心药来医，心碎综合征的发生都是精神上受到重大打击，或工作生活中的巨大压力，造成心理上强烈的刺激而引发。因此，要多学习释放压力的方法，缓和精神紧张，当面对突如其来的打击时，要有充分的思想准备，更要有健康的心理作抗衡。善于控制和调节情绪的人，能够及时消解、克服它，从而最大限度地减轻不良情绪的刺激和伤害。

# 第九节　胃心综合征

### 一、概念

胃心综合征由 Roemheld 于 1912 年首先报道，又称 Roemheld 综合征，是指由于胃部疾病反射性引起心血管系统的功能紊乱，常见的原因有胃及十二指肠球部溃疡、慢性胃炎、胃癌等，食管的病变也可引起，如反流性食管炎、食管狭窄等。

## 二、病因

造成本病的原因不清，可能与自主神经功能紊乱有关，所有的胃部疾病均可引起，但常见的原因有消化溃疡，慢性胃炎，胃黏膜脱垂，胃癌以及吸烟等，食管的病变，如反流性食管炎，食管或幽门狭窄也可引起。

## 三、病理

西医认为其发病机制主要与以下几个方面有关：

1.支配心脏的脊神经与支配胃的脊神经在胸 3～5 处发生交叉，胸 5～8 相重叠，当胃部疼痛发作时，反射性引起冠状动脉痉挛、缺血而诱发绞痛或心律失常；或直接反射到心脏引起心前区疼痛不适。

2.疼痛和情绪紧张使交感神经兴奋，儿茶酚胺增高使窦房结自律性增高，出现心悸、胸闷、心律失常等。

3.胃部疾患疼痛引起机体应激反应，导致冠状动脉痉挛，出现心前区不适和疼痛。

## 四、临床表现

1.有上腹部饱胀、嗳气等胃部疾病症状。

2.胃部疾病基础上发生非劳力性心前区不适或隐痛，少数类似心绞痛，呈针刺样或压榨样疼痛；这种心疼痛与饮食有明显的相关性，与劳累无关，使用血管扩张剂后无效，而应用制酸药可以缓解。

3.发病年龄相对年轻。

4. 历时时间可长可短，短者几秒，长者数小时。

5. 心血管症状随胃部治愈而消失。

## 五、诊断与鉴别诊断

### 1. 诊断

（1）患者胃镜和（或）X线钡剂检查确定有胃病存在，如胃溃疡等。

（2）无冠心病病史，伴有心前区不适或心绞痛样发作等临床表现，且这种疼痛不能用血管扩张剂缓解。

（3）有冠脉供血不足的心电图特征，如ST段下降、T波低平或倒置等。

（4）随着胃病的治愈，上述症状消失、心电图恢复正常，即可诊断。

### 2. 鉴别诊断

冠心病胃心综合征发病年龄较小，多为吸烟者，多伴有溃疡病史等胃部疾病，其疼痛时间较长，扩冠药不起效，解痉药效果明确。而冠心病患者年龄较大，常伴有高血压、高血脂等致冠状动脉粥样硬化的危险因素，疼痛时间较短，含服硝酸甘油效果明显。胃镜、冠脉动脉造影、超声心电图等辅助检测有助于鉴别二者。

## 六、治疗

### 1. 中医治疗

《证治准绳》记载："胃脘之受邪，非止其自病者多……为心痛者亦多。"《灵枢·厥病》载："厥心痛，腹胀胸满……胃心痛也。"《外台秘要》阐述："足阳明为胃之经，气虚逆乘心而痛……谓之胃心痛也。"明确指出胃部疾患可以引起以心病变为主的表现，故可将"胃心综合征"归属于中医"胃心痛""厥心痛"等范畴。

《临证指南医案》云："肝为起病之源，胃为传病之所。""胃脘痛亦如心痛，有不一之因……胃脘弱则着而成病。其冲和之气，变至偏寒偏热，因之水谷不消，停留水饮食积，真气相搏为痛，惟肝木之相乘者尤甚。"《西溪书屋夜话录》认为，肝气、肝火、肝风，三者同出异名，其中侮脾乘胃，冲心犯肺，夹寒夹痰，本虚标实，种种不同。肝气疏泄对中焦枢纽脾胃起着关键的调节作用，不良的情志刺激可使肝气郁结，郁久可化火，横逆犯胃，胃失和降，脾失健运，气血运化不足，影响心主血脉、主神志的正常功能。可见脾胃疾病可影响心的功能，又与肝脏密切相关，故胃心综合征多从肝论治，注重肝心同治。

若情志不遂，肝失条达，横逆犯胃，胃气郁滞，胃失和降，受纳腐熟失常，气血化源不足，心血亏损，心神失养，形成肝气犯胃，心神失养之证；若素往情志不畅，饮食不节，食积、气滞停聚日久，蕴而化热，火盛则乘其土位，胃失和降，火扰心神，火迫脉急，血脉痹阻亦致胃心不舒，故形成肝胃蕴热，火扰心神之证；肝气郁结，日久不解，血流不畅，津液不行，痰瘀停积心脉，故形成肝胃郁滞，痰瘀痹阻之证；若过服苦寒之品或失治误治，或素体脾胃虚寒，久病体虚，损及心阳，形成肝胃虚寒，心阳不足之证；肝胃阴虚，心血不足，发病日久，郁热伤阴，肝失濡润，胃失濡养，无力化生气血，心血不足，形成肝胃阴虚，心血不足之证。常见证型如下：

**（1）肝气犯胃，心神失养证**

主要表现：胃脘、胸胁胀满，胸闷痛，走窜不定，善太息，情绪紧张焦虑，性情急躁，萎靡不振，每因情志因素而加重，舌苔多薄白，脉沉弦。

治法：疏肝理气，养心安神。

代表方：柴胡疏肝散和甘麦大枣汤加减。柴胡、枳壳、香附、陈皮、甘草、大枣等。

**（2）胃蕴热，火扰心神证**

主要表现：胃脘嘈杂易怒，时太息，胸闷，心悸，失眠，多梦，舌质红，舌苔厚腻，脉弦数。

治法：疏肝泄热和胃，养心安神。

代表方：化肝煎和温胆汤加减。陈皮、青皮、牡丹皮、栀子、泽泻、半夏、茯苓、竹茹、甘草等。

**（3）肝胃郁滞，痰瘀痹阻证**

主要表现：胃胀，纳呆，胸闷，胸痛，情绪紧张焦虑，萎靡不振、忧虑悲观，舌质紫暗，舌苔厚腻，脉弦涩。

治法：疏肝和胃，化瘀祛痰。

代表方：舒肝和胃丸和血府逐瘀汤加减。香附、佛手、郁金、木香、白术、陈皮、柴胡、广藿香、莱菔子、当归、生地黄、桃仁、红花等。

**（4）肝胃虚寒，心阳不足证**

主要表现：胃痛，胸痛，畏寒肢冷，喜温喜按，虚怯少力，四肢酸楚，舌淡苔白，脉沉弦细。

治法：温阳补虚，调和肝胃。

代表方：小建中汤和真武汤加减。桂枝、芍药、生姜、饴糖、附子、茯苓、白术等。

**（5）肝胃阴虚，心血不足证**

主要表现：胃胁隐痛，悠悠不休，心悸、胸闷，面色不华，不欲饮食，舌红少苔，脉细弦而数。

治法：养阴柔肝，补血养心。

代表方：柴胡疏肝散和归脾汤加减。柴胡、陈皮、香附、川芎、黄芪、人参、白术、远志等。

**2. 西医治疗**

**（1）内科治疗**

积极治疗原发病，使原发病得到控制和治愈，如明确病因后对症给予质子泵抑制剂（奥美拉唑等）或 $H_2$ 受体拮抗剂（雷尼替丁）、解痉止痛（阿托品、东莨菪碱、山莨菪碱）、保护胃黏膜（硫糖铝、枸橼酸铋钾和米索前列醇）、增强胃动力（多潘立酮、西沙比利、莫沙必利）等药物。

**（2）外科治疗**

溃疡病穿孔患者需急症手术治疗，而对胃部疾病经内科治疗效果欠佳者亦可考虑手术治疗。

本病除了注重原发病的治疗，还要戒烟酒。待胃部原发病治愈后，心血管症状可消失。

## 七、日常预防

**1. 良好的饮食习惯**

由于胃酸是按照一日三餐的规律来进行分泌，通常在三餐时就是胃酸分泌的峰值。所以应养成良好的饮食习惯，按时就餐。

**2. 良好的生活习惯**

吸烟、喝酒对人体有很大的害处，尤其是对消化系统有很大的弊端。这是因为香烟中的尼古丁等有害物可使胃部血管收缩，此外，严重时香烟还会损害胃黏膜，对黏液的分泌产生影响。而经常喝高度酒可使胃部血流量明显增加，甚至造成充血等危害人体的症状。

**3. 注意卫生**

日常生活中要注意卫生，瓜果蔬菜要洗干净，做到饭前便后洗手。要注意个人的卫生情况，勤换衣服、勤剪指甲。

# 第十节　阿尔茨海默病

## 一、概念

阿尔茨海默病是老年人多发的一种进行性认知功能退化和行为损害的中枢神经系统退行性疾病。

## 二、病因

阿尔茨海默病的发病可能与遗传、生活方式和环境密切相关，比如营养不良、压力过大、睡眠不足等。它侵害患者的脑部神经，导致记忆功能逐渐衰退，无法进行情感的沟通，甚至丧失生活能力。阿尔茨海默病初期可能表现为记忆力、学习能力、执行力和语言表达能力下降。

## 三、病理

阿尔茨海默病的发病机制非常复杂。许多研究者建立起很多假说来阐述其发病致病机制。而其中最主要和最被广泛接受的集中假说分别为胆碱能学说、淀粉样蛋白级联假说与微管结合蛋白假说。除了上述几种主流假说外还有基因突变学说、自由基氧化胁迫学说、线粒体功能障碍假说以及神经炎症假说等。其中胆碱能学说最早被提出并在临床上得到应用，而淀粉级联假说和 Tau 蛋白假说则是免疫疗法研究的依据与热点。

## 四、临床表现

阿尔茨海默病通常隐匿起病，持续进行性发展，主要表现为认知功能减退和非认知性神经精神症状。按照最新分期，阿尔茨海默病包括两个阶段：痴呆前阶段和痴呆阶段。

**1. 痴呆前阶段**

此阶段分为轻度认知功能障碍发生前期（pre-MCI）和轻度认知功能障碍期（MCI）。阿尔茨海默病的 pre-MCI 期没有任何认知障碍的临床表现或者仅有极轻微的记忆力减退主诉，这个概念目前主要用于临床研究。阿尔茨海默病的 MCI 期，即阿尔茨海默病源性 MCI，是引起非痴呆性认知损害（CIND）的多种原因中的一种，主要表现为记忆力轻度受损，学习和保存新知识的能力下降，其他认知域，如注意力、执行能力、语言能力和视空间能力也可出现轻度受损，但不影响基本日常生活能力，达不到痴呆的程度。

**2. 痴呆阶段**

即传统意义上的阿尔茨海默病，此阶段患者认知功能损害导致了日常生活能力下降，根据认知损害的程度大致可以分为轻、中、重三度。

**（1）轻度**

主要表现是记忆障碍。首先出现的是近事记忆减退，常将日常所做的事和常用的一些物品遗忘。随着病情的发展，可出现远期记忆减退，即对发生已久的事情和人物的遗忘。部分患者出现视空间障碍，外出后找不到回家的路，不能精确地临摹立体图。面对生疏和复杂的事物容易出现疲乏、焦虑和消极情绪，还会表现出人格方面的障碍，如不爱清洁、不修边幅、暴躁、易怒、自私多疑。

**（2）中度**

除记忆障碍继续加重外，工作、学习新知识和社会接触能力减退，特别是原已掌握的知识和技巧出现明显的衰退。出现逻辑思维、综合分析能力减退，言语重复、计算力下降，明显的视空间障碍，如在家中找不到自己的房间，还可出现失语、失用、失认等，有些患者还可出现癫痫、强直–少动综合征。此时患者常有较明显的行为和精神异常，性格内向的患者变得易激惹、兴奋欣快、言语增多，而原来性格外向的患者则可变得沉默寡言，对任何事情提不起兴趣，出现明显的人格改变，甚至做出一些丧失羞耻感（如随地大小便等）的行为。

**（3）重度**

除上述各项症状逐渐加重外，还有情感淡漠、哭笑无常、言语能力丧失以致不能完成日常简单的生活事项如穿衣、进食。终日无语而卧床，与外界（包括亲友）逐渐丧失接触能力。四肢出现强直或屈曲瘫痪，括约肌功能障碍。此外，此期患者常可并发全身系统疾病的症状，如肺部及尿路感染、压疮及全身性衰竭症状等，最终因并发症而死亡。

## 五、诊断与鉴别诊断

**1. 诊断**

（1）年龄在 65 岁以上。

（2）近期记忆力减退，同时语言能力和计算力、执行力等下降，还可能伴有人格改变和精神行为异常。

（3）起病隐匿，病程进展缓慢。

（4）影像学检查提示海马和颞叶内侧萎缩。

（5）脑脊液检查结果提示某些蛋白含量升高等。

**2. 鉴别诊断**

**（1）轻度认知障碍**

轻度认知障碍仅有记忆力障碍，没有其他认知功能障碍，如健忘，健忘是回忆困难，通过提示回忆可改善，没有计算力和人格障碍等表现。

### （2）血管性痴呆

血管性痴呆表现类似于阿尔茨海默病，但血管性痴呆多见于男性，多有头痛、眩晕、肢体麻木等症状，记忆力受损不如阿尔兹海默病严重，检查时多为脑梗死，而阿尔茨海默病多为脑萎缩。

### （3）帕金森痴呆

帕金森痴呆是在帕金森病基础上出现的执行力受损，但认知力受损并不严重。

阿尔茨海默病还需要和酒精性痴呆、颅内肿瘤、慢性药物中毒、肝功能衰竭等鉴别。

## 六、治疗

### 1. 中医治疗

中医学认为痴呆的病因是七情内伤、久病、年迈体虚等，这些病因可导致气血不足，肾精亏虚，痰瘀痹阻，之后脑髓空虚，脑髓失养。其基本病机为髓减脑消，神机失用。其病位在脑，与心肝脾肾功能失调密切相关。总之，本病的发生，不外乎虚、痰、瘀，并且三者互为影响。虚指气血亏虚，脑脉失养；阴精亏空，髓减脑消。痰指痰浊中阻，蒙蔽清窍；痰火互结，上扰心神。瘀指瘀血阻痹，脑脉不通；瘀血阻滞，蒙蔽清窍。在中医角度认为阿尔茨海默病属于肝心同病的一种，也应当从肝心施治。阿尔茨海默病在中医学属于"健忘""痴呆"，属于"神"病，而心藏神，主神志，主宰人的思维意识活动，心脏的功能正常，则神志有所主，正所谓"心者，精神之所舍"，所以阿尔茨海默病可以从心论治。而在《素问·玉机真脏论》有一句话为"太过则令人善忘……春脉者，肝也"，则指出肝气太过，令人善忘。全身气机通过肝来疏泄畅达，肝的功能正常，则全身脏腑经络气机调畅，从而"五脏安"。如果心理情志出现问题，肝脏气机紊乱，气滞或气逆，从而影响全身代谢异常，产生病理产物痰瘀，痰瘀可影响其余脏腑。肝藏血，舍魂，负责部分意识活动，如果肝脏功能异常，则出现呆病的表现，大致为表情淡漠，记忆力减退。常见证型如下：

（1）肝肾亏虚证

主要表现：反应迟钝，记忆力和计算力明显减退，腰酸骨软，头晕耳鸣，齿枯发焦，步行艰难，胸闷，善太息，舌色淡，苔薄白，脉沉弦细弱。

治法：补益肝肾，填精养神。

代表方：七福饮加减。本方由熟地黄、人参、白术、炙甘草、当归、远志、杏仁组成。补益脑髓可选加鹿角胶、阿胶、紫河车等益精填髓。

（2）心脾两虚证

主要表现：表情呆滞，沉默寡言，记忆减退，失认失算，口齿含糊，词不达意，伴气短易怒，食少纳呆，口涎外溢，泄泻，舌质淡，胖大边有齿痕，脉沉弱。

治法：补益心脾，益气生精。

代表方：洗心汤加减。本方由人参、甘草、陈皮、茯神、酸枣仁、石菖蒲、神曲组成。脾气虚弱明显加党参、茯苓、黄芪、白术、山药、砂仁等。若痰郁久化火，蒙蔽清窍，扰动心神，症见心烦躁动，言语颠倒，歌笑不休，甚至反喜污秽等，宜用涤痰汤涤痰开窍，并加黄芩、黄连、竹沥以增强清化热痰之力。

（3）气滞血瘀证

主要表现：反应迟钝、失语、健忘，易惊恐或行为异常，伴有肌肤甲错，舌质暗有瘀斑瘀点，脉细涩。

治法：疏肝解郁，活血开窍。

代表方：通窍活血汤加减。本方由麝香、桃仁、红花、赤芍、川芎、大枣、葱白、生姜组成。常加石菖蒲、郁金醒脑开窍。瘀血日久致气血不足加党参、黄芪、熟地黄、当归补益气血。

**2. 西医治疗**

阿尔茨海默病患者认知功能衰退目前治疗困难，综合治疗和护理有可能减轻病情和延缓发展。

**（1）生活护理**

包括使用某些特定的器械等，有效的护理能延长患者的生命及改善患者的生活质量，并能防止摔伤、外出不归等意外的发生。

**（2）非药物治疗**

包括职业训练、音乐治疗等。

**（3）药物治疗**

1）改善认知功能：如乙酰胆碱酯酶抑制剂（AChEI）、NMDA受体拮抗剂。临床上有时还使用脑代谢赋活剂如奥拉西坦等。

2）控制精神症状：可给予抗抑郁药物和抗精神病药物，抗抑郁药如氟西汀、帕罗西汀和舍曲林等，抗精神病药如利培酮和奥氮平等。

**（4）支持治疗**

重度患者自身生活能力严重减退，常导致营养不良、肺部感染、泌尿系感染等并发症，应加强支持治疗和对症治疗。

## 七、日常预防

阿尔茨海默病是可以预防的，比如减少糖盐油的摄入量；少饮或不饮烈性酒；吃富含胆碱的食物，比如豆制品、鸡蛋等；老年人应该保持健康的生活方式；定期的体育锻炼；要勤动脑，多读书、下棋等；尽量不使用铝制餐具；保持良好的心理健康状态；正常饮食之外可以服用维生素 C。

# 第十一节　肝性脑病

## 一、概念

肝性脑病俗称肝昏迷，是严重的急慢性肝病引起的中枢神经系统功能紊乱，比如表现为性格异常、智力低下、意识不清等。

## 二、病因

大部分肝性脑病是由各型肝硬化（病毒性肝炎肝硬化最多见）和门体分流手术引起，包括如经颈静脉肝内门体分流术（TIPS），如果连轻微肝性脑病也计算在内，则肝硬化发生肝性脑病者可达70%。小部分肝性脑病见于重症病毒性肝炎、中毒性肝炎和药物性肝病的急性或暴发性肝功能衰竭阶段。其余见于原发性肝癌、妊娠期急性脂肪肝、严重胆道感染等。

## 三、病理

### 1. 氨中毒

这是肝性脑病、特别是门体分流性肝性脑病的重要发病机制。消化道是氨产生的主要部位。以非离子型氨（$NH_3$）和离子型氨（$NH_4^+$）两种形式存在，当结肠内 pH > 6 时，$NH_4^+$ 转为 $NH_3$，极易经肠黏膜弥散入血；pH < 6 时，$NH_3$ 从血液转至肠腔，随粪排泄。

### 2. 假性神经递质

肝对肠源性酪胺和苯乙胺清除发生障碍，此两种胺进入脑组织，分别形成 β – 羟酪胺和苯乙醇胺，由于其化学结构与正常神经递质去甲肾上腺素相似，但不能传递神经冲动或作用很弱，被称为假性神经递质。假性神经递质使脑细胞神经传导发生障碍。

**3. 色氨酸**

血液循环中色氨酸与清蛋白结合不易通过血脑屏障，肝病时清蛋白合成降低，血中游离色氨酸增多，通过血脑屏障后在大脑中代谢为抑制性神经递质 5- 羟色胺（5-HT）及 5- 羟吲哚乙酸，导致肝性脑病，尤其与早期睡眠方式及日夜节律改变有关。

**4. 锰离子**

由肝脏分泌入胆道的锰具有神经毒性，正常时经肠道排出。肝病时锰不能经胆道排出，经血液循环进入脑部，导致肝性脑病。

## 四、临床表现

起病急，性格改变，行为改变，睡眠习惯改变，表现为睡眠倒错；肝臭的出现；扑翼样震颤，肝性脑病是具有特征性的神经系统体征。

## 五、诊断与鉴别诊断

**1. 诊断**

（1）有严重的肝病。

（2）出现精神紊乱、昏睡和昏迷，引起扑翼样震颤。

（3）肝功能生化指标出现异常，或者血氨升高。

（4）脑电图明显异常。

（5）头颅 CT 和磁共振。

**2. 鉴别诊断**

肝性脑病易与精神病、代谢性脑病、颅脑病变及中毒性脑病所出现的意识改变相混淆。肝性脑病患者会出现性格改变或行为异常，但精神障碍患者不会出现严重的肝脏疾病。代谢性脑病包括酮症酸中毒、低血糖症、肺性脑病等，但可以通过原发疾病和血液分析来鉴别。颅内病变通过各种神经系统检查如脑膜刺激征、CT、脑电图等鉴别。

## 六、治疗

### 1. 中医治疗

中医学并无"肝性脑病"病名，中医古籍的"昏愦""昏迷"可以与肝性脑病临床症状体征相对应。热、毒、瘀为其主要的致病因素，因此，通腑泄热、活血化瘀、清解热毒为其治疗原则。《诸病源候论》中云："热邪在骨髓，而脑为髓海，故热气从骨髓流入于脑，则身体发黄，头脑痛眉疼，名为脑黄候。"这就是湿热上犯脑，说明了病因为湿热。其病因为"瘀热结于内，热扰心包所致"，湿热蕴结，充斥三焦，迫于营血，最终邪陷心包。虽然目前对本病的病因病机尚无统一认识，但诸多学者认为主要责之心、脑，与肝密切相关，肝郁气滞，痰蒙清窍为发病之关键。产生的病理产物为热、痰。本病病机为肝郁气滞、痰湿热毒蒙蔽心神清窍而发病。

#### （1）脾虚湿盛，痰蒙清窍证

主要表现：脘腹痞满，面色㿠白，痰多恶心，神情呆滞，逐渐嗜睡。舌质白，苔厚腻，脉沉滑。

治法：化湿祛浊，开窍醒神。

代表方：菖蒲郁金汤。石菖蒲 9g，炒栀子 9g，鲜竹叶 9g，牡丹皮 9g，郁金 6g，连翘 6g，灯心草 6g，木通 4.5g，淡竹沥 15g（冲服），紫金片 1.5g（冲服）。

#### （2）肝热蕴蒸，上扰心神证

主要表现：身目俱黄，黄色鲜明，口渴，心中懊恼，小便色黄，情绪急躁。舌质红，苔黄腻，脉弦数。

治法：清热利湿，醒神开窍。

代表方：茵陈蒿汤。茵陈 18g，栀子 9g，大黄 6g。

**（3）热毒炽盛，内陷心包证**

主要表现：壮热烦躁，谵语狂妄，逐渐昏迷，大便秘结，小便短赤，舌苔黄燥，舌质红绛，脉数有力。

治法：清热解毒，凉血救阴。

代表方：犀角地黄汤。犀角（可用代用品）30g，生地黄 24g，芍药 12g，牡丹皮 9g。

**（4）阴虚阳亢，肝风内动证**

主要表现：躁动不安，谵语狂妄，手足震颤，抽搐，舌质红，苔少，脉细数。

治法：滋阴潜阳，镇肝息风。

代表方：羚角钩藤汤。羚角片 4.5g，霜桑叶 6g，京川贝 12g，鲜生地 15g，双钩藤 9g，滁菊花 9g，茯神木 9g，生白芍 9g，生甘草 2.5g。

**（5）阴阳两竭证**

主要表现：昏迷不醒，气息低微，汗出肢冷，舌质淡，脉微欲绝。

治法：救逆回阳，扶助正气。

代表方：参附汤。人参、附子（炮，去皮、脐）、青黛各 15g。

**2. 西医治疗**

肝性脑病的西医学治疗可以通过乳果糖、肠道非吸收抗生素、L-鸟氨酸等减少肠道氨的吸收，还可以通过纠正氨基酸代谢来纠正肝性脑病引起的氨基酸代谢不平衡。

（1）按昏迷常规护理，必要时特别护理。

（2）保证营养与热量以高糖、低脂及严格控制蛋白质为原则。热量希望能达到每日 6276J（1500cal）左右，昏迷期应禁食蛋白质，神志好转后可酌加，初以植物蛋白为主。如有食管静脉曲张破裂出血，不宜鼻饲者，应行全胃肠外营养疗法。

（3）去除诱因如及时控制感染，积极控制消化道出血，防治休克，纠正水、电解质及酸碱失衡，特别是低血钾和呼吸性碱中毒。严格限制蛋白质摄入量，立即停用含胺药物及麻醉性药物等。

（4）氨中毒治疗除须强调控制蛋白质摄入、去除诱因外，尚须注意下列各项：

1）抑制肠道细菌产氨，可口服新霉素，病情好转后，可减量后停服。也可采用甲硝唑或巴龙霉素。

2）酸化肠内容，减少氨吸收，可口服乳果糖。也可用弱酸性溶液灌肠。

3）降低血氨：①对轻型慢性肝性脑病可用谷氨酸钠（每支 5.75g/20mL，含钠 34mmol）3 支加谷氨酸钾（每支 6.3g/20mL，含钾 34mmol）1 支于 5% ～ 10% 葡萄糖液 500mL 中静滴，每日 1 ～ 2 次。有腹水或脑水肿者宜少用钠盐，对血钾偏高、肾功能不良、少尿或无尿者，宜慎用或忌用钾盐。②精氨酸 15 ～ 20g/d 加入 10% 葡萄糖液 500mL 中静滴，肾功能衰竭时不用。③ γ – 氨酪酸适用于抽搐、躁动等昏迷前患者，已昏迷者不用。一般用 2 ～ 4g 加入 5% ～ 10% 葡萄糖液 500mL 中静滴，滴速不宜过快，并应观察患者血压、呼吸，若有胸闷、气促、头昏、恶心等症状时，立即停用，慎防呼吸抑制。

4）纠正氨基酸代谢紊乱：选用复方支链氨基酸静滴。

5）苯二氮䓬受体拮抗剂有较好疗效。

6）发生弥散性血管内凝血时，及时应用肝素及丹参制剂。有脑水肿可疑时，予脱水治疗。注意防治肾功能衰竭。

## 七、日常预防

饮食方面，要少吃蛋白质含量过高的食物，以免加重肝脏的负担、诱发肝性脑病；防止便秘，保持肠道干净；当出现消化道出血时，要让肠道内的血液尽快排除；避寒保暖，预防感染。

# 第十二节　双心疾病

## 一、概念

"双心疾病"即心脏心理疾病，是心血管疾病与焦虑、抑郁等心理疾病的综合表现。患者或自身患有心血管疾病造成持续精神紧张，逐渐发展而成抑郁症及焦虑症；或自身患有抑郁焦虑等心理问题，发展而形成心血管疾病，从而进一步加重了患者本身的心理负担。

## 二、病因

西医学研究表明心理障碍和心血管疾病都可能是由遗传和环境因素引起的疾病状态。

## 三、病理

炎症反应、血小板活性增加、5-羟色胺基因功能多态性、神经内分泌机制、下丘脑-垂体-肾上腺轴活性增强，血管内皮功能障碍等病理生理过程的相互影响推动或加剧了疾病的发生发展。此外，一些心理障碍包括焦虑、抑郁等导致的心理应激可以引起交感神经系统持续激活以及儿茶酚胺大量释放，从而导致血压升高、心率增快，心肌耗氧量增加和心肌缺血加重；自主神经不稳定可引起冠状动脉痉挛或微血管功能障碍等。以上均说明心血管疾病与心理和精神疾患有着共存性及相互作用性，难以分割。

## 四、临床表现

1. 以胸闷、心悸等常见心血管躯体症状就诊，同时存在焦虑、抑郁等精神心理问题，而经系统检查无器质性心脏病的证据或仅为与症状无关的轻度异常。

2. 患有器质性心脏病，成功接受介入、外科手术等有创治疗，但由于患者对疾病的发生、发展及预后缺乏认识，心血管躯体症状未见缓解甚至加重，同时伴有焦虑、抑郁等精神心理和自主神经功能紊乱表现。

3. 罹患慢性难治性心血管或其他严重疾病，症状长期反复发作，经济压力过重，家庭、社会支持不足，身心备受折磨，生活质量差，而继发焦虑、抑郁等精神心理问题。

## 五、诊断与鉴别诊断

### 1. 诊断

（1）胸闷不舒，神疲心悸，抑郁善忧，情绪低落或不宁等。

（2）症状多由情志刺激、劳倦过度、饮食不节等因素而诱发或加重。

（3）明确有器质性心脏病病史或接受介入等有创治疗。

### 2. 鉴别诊断

需要与单纯性心脏病或是单纯性抑郁、焦虑进行鉴别。

## 六、治疗

### 1. 中医治疗

中医学中并没有"双心疾病"病名。心血管疾病属于中医的"胸痹""心痛"等范畴，心理疾病属于"百合病""郁证""脏躁"

等范畴。

历代医家已经认识到心病和情志病常并见共存，并相互影响。其主要病机概括为"气机失调，气血失和"，病性为"本虚标实"之证。张介宾在《类经·疾病类》中指出："心为五脏六腑之大主，而总统魂魄，并赅意志，故扰动于心则肺应……怒动于心则肝应……此所以五志唯心所使也。"又《灵枢·五邪》指出"邪在心，则病心痛。"沈氏《杂病源流犀烛》云："胸者，肝之分……诸经虽能令胸满气短，而不能使之痛，惟肝独令胸痛。"《证治汇补·郁证》曰："郁病虽多，皆因气不周流，法当顺气为先。"可见中医学虽没有明确指出"双心医学"的概念，但明确指出"胸痹"与"郁证"并病范畴与肝心密切相关。金元时期《丹溪心法·六郁》中详细描述了相关病证，提出"人生诸病，多生于郁"，而张景岳更提出了"因病而郁""因郁而病""郁由于心"的观点。为从肝心论治"双心疾病"奠定了坚实的理论基础。

七情过甚而致脏腑、肝失疏泄，肝郁气滞，气血瘀阻，继发本病；心肝气虚，肝气疏泄不及，心气行血无力；肝火日久，心血暗耗，心脉痹阻，胸痹心痛。

**（1）肝气郁结，心神失养证**

主要表现：胸闷，胸痛，胁肋胀痛，喜太息，精神抑郁，情绪不宁，脘闷嗳气，不思饮食，苔薄或薄腻，脉弦细。

治法：疏肝理气，宁心安神。

代表方：柴胡疏肝散加减。柴胡、川芎、枳实、香附、陈皮、厚朴各 10g，白芍、半夏各 6g，甘草 5g。

**（2）肝气郁滞，痰浊盘踞证**

主要表现：胸闷重，痰多气短，肢体沉重，形体肥胖，大便时干时稀，心情抑郁，急躁易怒，舌苔白腻，脉弦滑。

治法：行气开郁，化痰宣痹。

代表方：半夏厚朴汤合瓜蒌薤白半夏汤加减。瓜蒌实 12g，薤白、半夏各 9g，白酒 70mL（非现代之白酒，实为黄酒，或用醪糟代之亦可），半夏、茯苓各 12g，厚朴 9g，生姜 15g，苏叶 6g。

**（3）肝气郁结，心血瘀阻证**

主要表现：胸闷，胸痛，痛引及肩背，固定不移，痛如针刺，入夜尤甚，心悸，眠差，多梦，暴怒则加重，面色晦暗或有瘀斑，唇甲青紫，舌质紫暗或有瘀斑，脉弦涩或结代。

治法：疏肝解郁，活血化瘀。

代表方：血府逐瘀汤加减。桃仁 12g，红花、当归、生地黄、牛膝各 9g，川芎、桔梗各 4.5g，赤芍、枳壳、甘草各 6g，柴胡 3g。

**（4）肝火上炎，瘀火阻闭证**

主要表现：胸部憋闷疼痛，伴头晕胀痛，性情急躁易怒，口苦、口干，面红目赤，失眠多梦，大便秘结，舌质暗红，脉弦数。

治法：清肝泻火，通络止痛。

代表方：黄连温胆汤合桃红四物汤加减。黄连 6g，竹茹 12g，枳实 6g，半夏 6g，陈皮 6g，甘草 3g，生姜 6g，茯苓 10g，熟地黄 15g，当归 15g，白芍 10g，川芎 8g，桃仁 9g，红花 6g。

**（5）肝阴不足，心血亏损证**

主要表现：心胸隐痛，心烦易怒，头晕目眩，神疲乏力，两目干涩，手足心热，心烦不寐，舌质红，苔少，脉弦细数。

治法：养阴柔肝，活血通络。

代表方：一贯煎加减。北沙参 9g，麦冬 9g，当归身 9g，生地黄 30g，枸杞子 12g，川楝子 5g。

**2. 西医治疗**

**（1）心理干预**

研究显示，心理学干预可明显改善临床症状，8 ～ 12 周后可以使心电图 ST-T 显著好转，其原因可能是心理干预后冠心病患者血浆中肾上腺素和去甲肾上腺素水平明显降低所致。可采用认知行为疗法（12～16周，每周1小时），该疗法的主要目标是通过针对患者认知和思维过程的结构化和移情询问来改变患者的思维和情绪障碍。

**（2）药物治疗**

冠心病患者合并抑郁的药物治疗非常复杂，结合在心血管病患者人群中运用的安全性证据，在规范使用治疗原发心血管疾病药物的基础上，针对精神心理障碍的药物可以有效提高患者生活质量并改善预后，包括：选择性5-羟色胺再摄取抑制剂（SSRI）、特异性5-羟色胺能抗抑郁药（NaSSAs）等。

**（3）物理治疗**

心理障碍要求综合治疗，目前物理治疗方面包括失眠治疗、经颅磁刺激治疗、生物反馈治疗、音乐治疗和电抽搐治疗等物理治疗方法，这些方法有助于调节身心、改善症状、促进脑功能修复，从而减轻心理障碍的诱因和病因影响，促进全面身心健康，临床中可以根据患者的具体情况个体化选用。

双心病的治疗对于冠心病伴心理障碍的患者，除了冠心病的规范治疗和预防外，要针对心理障碍采取生物-心理-社会综合干预的方式，以达到有效控制疾病和全面恢复社会功能的目的。

## 七、日常预防

所谓"善医者，必先医其心，而后医其身"，根据"双心同调"的原则，此类患者不仅要做好一般护理，还应重视心理护理，关注患者的心理问题，及时掌握病情变化。同时根据双心疾病的发病特点，肝心同治，诸药合用，使心血得养，木郁得达，气血冲和，疾病自愈。从而达到"恬淡虚无，真气从之，精神内守，病安从来"的状态。

# 第十三节　肝病相关性抑郁、焦虑

## 一、概念

肝病相关抑郁、焦虑即为心理肝病。慢性肝病（慢性丙型肝炎、慢性乙型肝炎、脂肪肝等）的发病与社会心理因素相关，病情的反复发作，治疗效果不佳，长此以往则会导致患者心理异常，如抑郁、焦虑等不良的心理症状，使得其治疗依从性降低，不利于疾病的康复。

## 二、病因

1. 疾病本身引起的抑郁，长期的治疗及病情反复带来的痛苦、对疾病进展和是否转变为肝癌的担忧。

2. 社会和经济的压力引起的抑郁。

3. 药物治疗引起的抑郁。

## 三、病理

抑郁的发生与单胺氧化酶功能失常有关，肝病患者本身血小板的 5- 羟色胺（5-HT）功能改变、5-HT 浓度下降导致了肝病患者易伴发抑郁。另外，其他生化物质的干扰增加了抑郁障碍的发生概率，包括对下丘脑 - 垂体 - 肾上腺皮质轴（HPA 轴）的影响、致炎细胞因子激活、肽酶水平下降、细胞黏附分子 1 水平增加、一氧化氮（NO）水平增加等。

## 四、临床表现

肝病合并抑郁是一种闷闷不乐、忧愁压抑的消极心情，它主要是由现实丧失或预期丧失引起的。因为肝病对任何人来说都是一件不愉快的事，所以多数患者都会产生轻重不同的抑郁情绪。不过，患者抑郁情绪的表现方式是多种多样的。慢性病毒性肝炎（包括轻、中、重度）及肝硬化患者都存在不同程度的焦虑、抑郁等负性情绪，如脾气古怪、烦躁易怒、失落孤独、自卑、消极、悲观厌世等。有的故作姿态、极力掩饰；有的少言寡语，对外界任何事物都不感兴趣；有的饮泣不语，还有的自暴自弃，放弃治疗，甚至出现轻生的念头。

## 五、诊断与鉴别诊断

### 1. 诊断

治疗时需要综合考虑躯体和精神方面各种因素，医生采用患者自评或他评量表来评估肝病患者抑郁及焦虑症状的严重程度。

### 2. 鉴别诊断

（1）抑郁和焦虑

无其他器质性病变而出现的抑郁、焦虑。

（2）痴呆

阿尔茨海默病起病缓慢，且患者具有一定的求治要求和自知力。

（3）双相情感障碍

躁狂和抑郁常反复循环、交替往复或不规则出现。

## 六、治疗

### 1. 中医治疗

肝病相关抑郁、焦虑与中医学肝主疏泄、调达情志的生理功能异常相吻合。慢性肝病可使肝的疏泄功能减弱或太过，影响情志畅达。疏泄功能减弱则肝气郁结，心情易于抑郁；疏泄太过则情绪激动，心情易于焦虑。由此可见，慢性肝病抑郁主要责于肝。中国古代没有肝病相关抑郁焦虑的病名，但其临床表现与郁证、百合病类似。其病理因素为气、血、火、食、痰、湿。肝为刚脏，其性如木，喜条达，恶抑郁，忌精神刺激。若肝疏泄正常则气机条达，气血平和，人的精神愉快；若肝失疏泄，气机不畅，精神抑郁，出现郁闷不舒，抑郁难解；肝气亢盛，阳气升腾而上，则烦躁易怒，过度的心理压力，导致肝气郁滞。而古籍又有"怒伤肝"，正所谓百病生于气。肝藏血，心生血，肝藏血，心行之。人健康时，血液充足，运行通畅，输送营养到全身脏腑经络，维持人体正常生理功能。由于心和肝在血行方面密切相关，故临床上心肝常常同病。慢性肝病合并抑郁的许多症状，如情绪低落、睡眠障碍、食欲不振、精神压抑、悲观失望、全身不适，或不定时、不定位的疼痛（肝区或两胁窜痛最为常见）等。

（1）肝气郁结证

主要表现：胸胁胀痛满闷，情志抑郁，情绪不宁，痛无定处，舌质红，苔薄腻，脉弦。

治法：疏肝解郁，行气宽中。

代表方：柴胡疏肝散加减。陈皮（醋炒）、柴胡各 6g，川芎、枳壳（麸炒）、芍药各 4.5g，甘草（炙）1.5g，香附 4.5g。

（2）气郁化火证

主要表现：情绪急躁，胸胁胀满，口干苦，目赤，大便秘结，舌质红，苔黄，脉弦数。

治法：疏肝开郁，清肝泻火。

代表方：丹栀逍遥散加减。牡丹皮 10g，栀子（炒焦）8g，茯苓 10g，白术（土炒）10g，薄荷 3g，甘草（蜜炙）6g，柴胡（酒制）

8g，白芍（酒炒）10g，当归 8g。

**（3）血行郁滞证**

主要表现：精神抑郁，情绪急躁，失眠，健忘，偶有胸胁刺痛，舌质暗，有瘀点瘀斑，脉涩。

治法：疏肝解郁，活血化瘀。

代表方：血府逐瘀汤加减。桃仁 12g，红花、当归、生地黄、牛膝各 9g，川芎、桔梗各 4.5g，赤芍、枳壳、甘草各 6g，柴胡 3g。

**（4）心肝阴虚证**

主要表现：情绪不宁，心悸，健忘，失眠，急躁易怒，眩晕，视物不清，面红目赤，五心烦热，盗汗，舌红少苔，脉细数。

治法：滋补心肝。

代表方：天王补心丹合滋水清肝饮加减。生地黄（酒洗）120g，人参（去芦）、丹参（微炒）、玄参（微炒）、白茯苓（去皮）、远志（去心）、桔梗各 15g，五味子、当归身（酒洗）、天冬（去心）、麦冬（去心）、柏子仁（炒）、酸枣仁各 30g 等。

**（5）心神惑乱证**

主要表现：精神恍惚，心神不宁，多疑善惊，悲伤欲哭，喜怒无常，舌质淡，脉弦。

治法：补养心神，安神定惊。

代表方：甘麦大枣汤加减。甘草 9g，小麦 15g，大枣 10 枚。

**（6）痰气郁结证**

主要表现：精神抑郁，胸胁胀满，咽中如有物梗阻，咳之不出，咽之不下，苔白腻，脉弦滑。

治法：行气开郁，化痰散结。

代表方：半夏厚朴汤加减。半夏 12g，厚朴 9g，茯苓 12g，紫苏叶 6g，生姜 15g。

## 2. 西医治疗

可以选择腺苷蛋氨酸来恢复肝细胞功能，增加人体"快乐激素"多巴胺的形成，不能使用抗抑郁与抗焦虑药物，这两类药物大多数是通过肝脏代谢的，会加重肝脏病患者的代谢负担。

### 七、日常预防

应注意患者的生活方式管理，帮助患者改善睡眠质量、保证营养以及加强运动。运动可使晚期肝病患者获益，但应注意确定最佳的运动量和强度，以最大程度发挥其价值。同时，应注意患者的心理干预如人际心理治疗、团体和单独心理治疗以及家庭治疗，缓解其抑郁症状，从而有助于改善患者整体生活质量。

# 第十四节　多囊卵巢综合征

### 一、概念

多囊卵巢综合征是妇科常见的内分泌疾病，常发生于育龄妇女与处于青春期的女性。该病的发病率不但较高，通常还伴有子宫内膜癌变、2 型糖尿病、胰岛素抵抗以及心血管疾病等。

### 二、病因

代谢综合征是一组复杂的代谢紊乱症候群，指多种人体物质代谢异常的病理状态，常见的包括蛋白质、糖、脂肪等人体所需的基本营养物质的异常代谢。多囊卵巢综合征患者是代谢综合征的高发人群，肥胖型多囊卵巢综合征患者的糖、脂代谢紊乱尤为常见。

## 三、病理

到目前为止，代谢相关脂肪性肝病与多囊卵巢综合征之间的联系机制还不完全清楚。但又有研究表明，雄激素过量是潜在的驱动因素，雄激素过量可能是多囊卵巢综合征患者合并非酒精性脂肪肝的一个独立于身体质量指数（BMI）的潜在危险因素。随着更年期的临近，多囊卵巢综合征雄激素水平较正常女性增加，多囊卵巢综合征的患者中存在相对高雄激素血症胰岛素抵抗（IR），高雄激素血症胰岛素抵抗在多囊卵巢综合征人群的发生率波动在50%～80%，约有35%的多囊卵巢综合征妇女糖耐量受损（IGT），7.5%～10%有2型糖尿病。

## 四、临床表现

多囊卵巢综合征是育龄期妇女最常见、最复杂的内分泌紊乱性疾病之一，通常以月经稀发、不孕、高雄激素血症、多囊卵巢表现为主要特征。肥胖是多囊卵巢综合征患者的常见症状，尤其是中心型肥胖更为多见，在代谢、内分泌和生殖异常的发病机制中起着重要的作用。

## 五、诊断与鉴别诊断

### 1. 诊断

临床具备以下两点即可诊断多囊卵巢综合征：月经失调，生化雄激素或者是临床雄激素分泌过高。多囊卵巢综合征的诊断，高雄激素是必须具备的条件，无排卵、稀发排卵或多囊卵巢仅需具备其一即可诊断。

### 2. 鉴别诊断

在诊断多囊卵巢综合征时，需排除其他疾病，例如甲状腺疾病、高泌乳素血症、库欣综合征以及迟发先天性肾上腺增生等可造成类似症状的疾病。

## 六、治疗

### 1. 中医治疗

多囊卵巢综合征中医尚无确切病名记载，根据其症状可归属于月经后期、不孕、闭经等范畴。病位主要在肾、肝、脾。病性要素主要为虚、痰、湿、瘀。病因多为饮食不节，脾胃乃伤，脾气虚弱无力推动津液输布，聚而成痰。痰浊阻滞气机，脾胃升降失序，遂致运化机能久不得复，生化乏源，故后天之精不足，先天之精不充，初则为有形实邪壅滞胞宫，久则为精亏血少冲任不充，乃成月经后期甚或闭经、不孕。中医学理论认为肾气亏虚是多囊卵巢综合征的基本病机，肾主生殖，为先天之本。天癸至，任脉通，月事方能如期而至。肾虚精血亏虚，血海不能如期满溢，天癸不至，卵泡不长而不孕；肾虚推动无力，代谢失调，化为血瘀，瘀阻冲任胞宫而致经闭、不孕；肾虚及脾，脾为后天之本，气血生化之源，脾虚生化不足，血海空虚致月经量少、经期延长。脾虚易生痰湿，湿盛阻碍胞脉，致摄精不足，阻碍肌肤，致多毛、肥胖、痤疮；肝肾同源，肝藏血，主情志，肾虚失其封藏之功，肝郁失其疏泄之职，导致痰湿壅塞胞宫，不能摄精成孕。所以肾脾肝三脏虚损为主要原因，血瘀、痰湿、肝郁为主要诱因。

#### （1）肝肾阴虚证

主要表现：月经初潮迟至，后期，量少，渐至停闭，或月经周期紊乱，经血淋漓不净，婚后日久不孕，形体瘦小，头晕耳鸣，腰膝酸软，手足心热，便秘溲黄；舌红，少苔或无苔，脉细数。

治法：滋阴补肾，调补冲任。

代表方：左归丸加减。熟地黄 24g，山药 12g，枸杞子 12g，山萸肉 12g，川牛膝 9g，菟丝子 12g，鹿角胶 12g，龟甲胶 12g。

**（2）心肾阳虚证**

主要表现：月经后期（月经经周期延迟），月经量少，经血颜色浅淡，质地清稀，如此一段时间后出现经闭，或月经周期紊乱，月经量多或淋漓不净；或婚后久不受孕，腰腿酸软，头晕耳鸣，面色暗淡无华，感觉身体疲乏倦怠，怕冷，大便溏稀；舌质淡白，舌苔薄，脉象沉细。

治法：调补冲任，益肾调经。

代表方：右归丸加减。大怀熟地黄 250g，山药（炒）120g，山茱萸（微炒）90g，枸杞子（微炒）120g，鹿角胶（炒珠）120g，菟丝子（制）120g，杜仲（姜汤炒）120g，当归 90g（便溏勿用），肉桂 60g，制附子 60g。

**（3）痰湿阻滞证**

主要表现：月经周期延后，月经量少，经血颜色浅淡，质地黏稠，如此一段时间后出现闭经，或婚后久不受孕，白带量多，胸闷，恶心，形体丰满或肥胖，喉咙里痰多，毛发浓密，神疲乏倦，肢体酸重，舌苔白腻，脉象滑或沉滑。

治法：化痰燥湿，活血调经。

代表方：苍附导痰丸加减。苍术 2 两，香附 2 两，枳壳 2 两，陈皮 1 两 5 钱，茯苓 1 两 5 钱，胆星 1 两，甘草 1 两。

**（4）气滞血瘀证**

主要表现：月经周期延后，月经量多或量少，经期经血淋漓不净，经色暗红，质地黏稠或有血块，如此一段时间后出现闭经，或婚后久不受孕；伴见乳房胀痛，小腹胀痛，按压时感觉疼痛加重，胸胁部胀痛，舌质暗红或有瘀点，舌苔薄，脉象沉。

治法：理气活血，祛瘀通经。

代表方：膈下逐瘀汤加减。灵脂（炒）6g，当归 9g，川芎 6g，桃仁（研泥）9g，牡丹皮 6g，赤芍 6g，乌药 6g，延胡索 3g，甘草 9g，香附 4.5g，红花 9g，枳壳 4.5g。

（5）肝经湿热证

主要表现：月经稀发，月经量少或闭经，或月经紊乱，婚后久不受孕。体形壮实，毛发浓密，面部痤疮，月经前乳房胀痛，大便秘结；舌苔薄黄，脉象弦或弦数。

治法：泻肝清热，除湿调经。

代表方：龙胆泻肝汤加减。龙胆 9g，青连翘 15g，干地黄 15g，车前子 12g，淡黄芩 9g，生栀子 9g，粉丹皮 9g，泽泻 6g，苦木通 9g，生甘草 9g。

治疗中以调整月经周期、促进卵泡正常发育为主线，经后期补肾养肝，生精养血以促进卵泡发育，促进子宫内膜修复。排卵期益气活血，促进卵泡正常排出；经前期疏肝解郁，活血化瘀，调畅气机，疏通经络，促进月事如期而至。同时注意治疗兼证，兼痰湿者，予健脾化湿，行气化痰；气滞血瘀者，予疏肝理气，活血化瘀；对有情志异常表现患者，要重视心理疏导，该证治疗病程较长，要耐心解释病情，调畅情志。处方用药多采用经方、自拟方、中药新药、中西医结合、针灸、穴位埋线等方法，常用经方如归肾丸、丹栀逍遥散、桃红四物汤、寿胎丸、龙胆泻肝汤等。应用最多的中药为当归、菟丝子、熟地黄、仙茅、淫羊藿、党参、茯苓、半夏、香附、肉苁蓉、知母、茜草等。临床用药，随症加减，以病统证，取得较好疗效。

**2. 西医治疗**

适当的饮食干预、锻炼以及降低体质量是肥胖多囊卵巢综合征患者的基础治疗。临床有资料统计，肥胖型多囊卵巢综合征患者易引发心血管疾病。对于此类患者单纯采取降低 BMI 的非手术治疗，就可使得代谢、内分泌指标显著改善，大约占比 30% 的肥胖型多囊卵巢综合征患者可在调整 BMI 后恢复排卵。

## 七、日常预防

调护和预防多囊卵巢综合征，一方面应该对饮食结构进行调整，确保蛋白质摄入充足，少吃高脂肪、高胆固醇、高糖食物，尤其少吃动物肝脏、甜食等，多进食豆制品、鱼肉、新鲜水果蔬菜。少食多餐，避免暴饮暴食。

其次，应坚持运动，可选择慢跑、快走、游泳等；肥胖者应通过调整饮食结构和持续锻炼控制体重。

还有就是要养成良好的生活习惯，不熬夜，不抽烟酗酒，保持积极乐观的健康心态。

# 第十五节　血管性痴呆

## 一、概念

血管性痴呆是指由缺血性卒中、出血性卒中和造成记忆、认知和行为等脑区低灌注的脑血管疾病所致的严重认知功能障碍综合征，是继阿尔茨海默病之后最常见痴呆原因。

## 二、病因

血管性痴呆多因脑血管病变引起，如缺血性脑卒中、出血性脑卒中和脑部缺血缺氧等。除此之外，高血压、高血脂、血糖异常、心血管病、肾脏疾病、吸烟与饮酒、年龄等因素均与血管性痴呆密切相关。血管性痴呆属于一系列心脑血管疾病包括缺血性、低灌注、出血性脑损伤导致的智能及认知功能障碍综合征，故被称为"可逆性痴呆"。

脑血管病变引起脑组织血流灌注障碍，脑部相应区域处于缺氧状态，脑神经细胞缺少氧和营养物质的支持进而受损或死亡，从而引起认知功能障碍。

## 三、临床表现

智能障碍，包括认知能力、记忆力、判断和思维能力、计算能力和社会生活能力的减退，伴随着情感、性格的改变。具体表现为患者智能减退日趋严重，记忆力下降，注意力难以集中，理解力和判断力呈进行性减退，对日常工作、娱乐活动逐渐失去兴趣。随着病情进展，思维联想出现困难，逻辑性变差，言语不利，或忧郁、焦虑、恐惧等负面情绪，有些患者可出现攻击行为，症状时轻时重，波动起伏。

## 四、诊断与鉴别诊断

### 1. 诊断

血管性痴呆应先确定有无痴呆，再确定脑血管病是否存在，最后确定痴呆是否与脑血管病相关。①神经心理学检查证实的认知功能明显减退，记忆力损害，定向力、注意力、语言、视空间功能、执行功能、运动控制、实施功能的缺陷，有显著的社会功能下降；②通过病史、临床表现以及各项辅助检查，证实有与痴呆发病相关的脑血管病依据，如 CT、MRI 等相关的脑血管疾病检查，证明临床上的症状是由于脑血管病所导致的；③痴呆发生在脑血管病后3～6个月，痴呆症状可突然发生或缓慢进展，病程呈波动性或阶梯样加重；④除外其他痴呆的病因。

**2. 鉴别诊断**

**（1）阿尔茨海默病**

血管性痴呆和阿尔茨海默病都是老年人最常见的痴呆原因，临床表现有诸多类似之处。主要区别在于阿尔茨海默病通常起病隐匿，进展缓慢，记忆力减退等认知功能障碍突出，神经影像学可见脑皮质萎缩。而血管性痴呆认知功能的恶化一般有明显的阶段性，当脑血管事件发生时血管性痴呆认知功能障碍较明显，脑血管病史和神经影像学特征可以帮助诊断。

**（2）正常颅压脑积水**

正常颅压脑积水起病较隐匿，表现为进行性认知障碍、步态失调、尿失禁等，无其他的卒中史（除蛛网膜下腔出血史外），当血管性痴呆出现脑萎缩或脑室扩大时，需与正常颅压脑积水鉴别，结合临床与影像学检查可以鉴别。

**（3）Pick 病**

额颞叶痴呆的一种，该病起病较早，表现为进行性痴呆，早期即有明显的人格改变和社会行为障碍、语言功能受损，认知功能障碍出现得相对较晚，影像学检查额叶和（或）颞叶萎缩。

**（4）路易体痴呆**

路易体痴呆为进行性、波动性的认知障碍，表现出认知障碍逐渐加重，同时也有时轻时重的特点。反复出现视神经幻觉、帕金森综合征是路易体痴呆患者的核心症状，可出现直立性低血压和尿失禁。当其伴有短暂的意识障碍、反复跌倒、晕厥时，容易与血管性痴呆混淆，可通过影像学上有无梗死灶、神经系统检查有无定位体征等与血管性痴呆鉴别。

**（5）帕金森病痴呆**

帕金森病痴呆早期出现锥体外系受累症状如静止性震颤、肌强直、运动迟缓等表现，如手脚不灵活，胳膊腿发紧、发硬，易摔倒等。认知障碍出现较晚，以记忆力、计算力、视空间受损为主。一般无卒中病史，无局灶性神经系统定位体征，影像学上无梗死、出血以及脑白质病变等。

## 五、治疗

### 1. 中医治疗

《素问·灵兰秘典论》记载："心者，君主之官也，神明出焉。"心主宰人的神志活动，血管性痴呆患者多有精气虚衰、心气心血耗伤，若心气、心血不足，心神失养，神无所主，则精神异常。肝藏魂，主疏泄，肝失疏泄，易生风、火、痰、瘀诸邪相互郁结于体内，上扰清窍，使脑髓损伤，精神失调，神机失用，发为痴呆。常见中医证型如下。

（1）肝郁气滞证

主要表现：智能减退，人格及情感改变，神情恍惚，表情淡漠，健忘易恐，失眠多梦，头晕善太息，胸胁胀闷。舌淡苔薄白，脉弦。

治法：疏肝理气，养肝安神。

代表方：逍遥七气汤加减。柴胡9g，白芍12g，当归9g，菖蒲9g，茯苓9g，白术12g，薄荷9g，远志9g，厚朴6g，甘草12g等。

（2）心肝火盛证

主要表现：智能减退，人格及情感改变，易出现紧张、焦虑，眩晕头痛，心烦不寐，咽干舌燥，尿赤便干。舌红苔黄，脉弦数。

治法：清肝泻火，养心安神。

代表方：龙胆泻肝汤加减。龙胆6g，黄芩9g，泽泻12g，木通9g，当归8g，生地黄20g，柴胡10g，生甘草6g，栀子9g，车前子9g等。

### （3）肝阳上亢证

主要表现：智能减退，人格及情感改变，烦躁易怒，头晕健忘。舌质红，脉弦细。

治法：平肝潜阳，安神益智。

代表方：天麻钩藤饮加减。天麻9g，川牛膝、钩藤各12g，石决明18g，山栀9g，杜仲9g，黄芩9g，益母草9g，桑寄生9g，首乌藤9g，茯神9g。

### （4）痰浊壅阻证

主要表现：智能障碍，表情淡漠，嗜睡，反应迟钝，寡言少语。舌体胖大质淡，苔白腻，脉细滑。

治法：燥湿涤痰，开窍醒神。

代表方：二陈汤合涤痰汤加减。半夏15g，橘红15g，茯苓10g，石菖蒲5g，党参5g，生姜5片等。

### （5）气滞血瘀证

主要表现：智力减退，神情淡漠，反应迟钝，善忘善恐，寡言少语，口干不欲饮，久病反复加重或肢体麻木不遂。舌暗或有瘀斑，苔薄白，脉细弦或见涩脉。

治法：活血行气，通窍安神。

代表方：通窍活血汤加减。赤芍3g，川芎3g，桃仁9g，红花9g等。

### （6）肝肾阴虚证

主要表现：除智能以及人格情感改变外，伴有头晕目眩，耳鸣，腰酸膝软，急躁易怒，夜尿多或小便余沥。舌质红少苔，脉沉细。

治法：滋补肝肾，开窍醒神。

代表方：一贯煎加减。北沙参10g，麦冬10g，当归10g，生地黄30g，枸杞子12g，川楝子5g等。

（7）心脾两虚证

主要表现：患者神思恍惚，健忘少寐，魂梦颠倒，心悸易惊，多忧善虑，面色不华，肢体倦怠，纳呆，便溏。舌淡红苔薄白，脉细无力。

治法：益气健脾，养血宁心。

代表方：归脾汤加减。白术 3g，茯苓 3g，黄芪 3g，人参 6g，当归 3g，远志 3g，木香 3g，甘草 5g 等。

（8）髓海不足证

主要表现：智力减退，反应迟钝，头晕耳鸣，怠惰思卧，毛发焦枯，骨软痿弱。舌淡苔白，脉沉细弱。

治法：补肾益髓，填精养神。

代表方：七福饮加减。人参 6g，熟地黄 9g，当归 9g，白术 5g，炙甘草 3g，酸枣仁 6g，远志 5g 等。

**2. 西医治疗**

预防和治疗脑血管病及其危险因素是治疗血管性精神障碍最根本的方法，如抑制血小板聚集、控制血压、血糖及血脂等。临床选用 NMDA 受体拮抗剂针对认知症状的治疗，药物主要有美金刚，可改善轻中度血管性痴呆患者的认知功能障碍。针对精神行为症状的治疗：

（1）若患者的精神异常行为症状少见，程度较轻者，首选非药物治疗，包括心理疏导和劝慰、调整周围环境、音乐疗法及行为治疗等，可减轻患者的精神行为症状。

（2）若患者的精神行为症状多见，程度较重，表现多样者，则应进行药物治疗，首先使用抗痴呆药物，如胆碱酯酶抑制剂和 NMDA 受体拮抗剂，其在改善患者认知功能障碍的同时，还改善精神行为症状。

（3）当精神行为症状进一步加重，胆碱酯酶抑制剂和 NMDA

受体拮抗剂不能奏效时，可短期使用非典型抗精神病药物。奥氮平和利培酮可改善痴呆患者的精神行为症状，阿立哌唑对痴呆患者的精神行为症状也有一定的改善作用。

## 六、日常预防

由于患者都大多是老年人，缺少对疾病健康知识的了解，导致心理压力增大，容易产生不良情绪，对康复缺少信心，应及时对患者进行疾病知识方面的教育，对患者进行心理方面的疏导，及时与患者家属沟通交流，与家人一起给予患者治疗上的信心和支持。指导老年患者进行清淡饮食，不宜摄入过多的脂肪，指导老年患者食用一些新鲜的水果和蔬菜，加强蛋白质和维生素的摄入，增加身体中的微量元素和矿物质。并指导患者多进行体育锻炼和功能训练，平时多动脑筋，利用计算、记忆等方式促进大脑的运转，防止记忆力减退，与患者多沟通，引导患者及时参与集体活动，缓解情绪。

# 第十六节　高血压

## 一、概念

高血压是指以体循环动脉血压（收缩压和／或舒张压）增高为主要特征（收缩压 ≥ 140mmHg，舒张压 ≥ 90mmHg），可伴有心、脑、肾等器官的功能或器质性损害的临床综合征。

## 二、病因

原发性高血压有很多原因，主要是遗传和环境因素交互的结果。高血压有明显的家庭聚集性特点，子女遗传率高达46%，约60%高血压患者有家族遗传史。饮食中钠盐、高蛋白质、饱和脂肪酸也与高血压患病率成正比。除此之外，精神应激与吸烟也是导致高血压的主要因素。

### 三、病理

血压主要取决于心输出量和体循环周围血管阻力，心脏和血管是高血压病理生理作用的主要器官。长期高血压会引起的心脏改变主要是左心室肥厚和扩大，而血管内皮功能障碍是高血压最早期和最重要的血管损害。除外高血压可累及脑、肾脏以及视网膜等多个器官。长期的高血压会使脑血管发生缺血和变性，一旦破裂会引发脑出血，脑动脉粥样硬化并发脑血栓。慢性肾衰竭和视网膜小动脉早期痉挛都是高血压容易引发的疾病。

### 四、临床表现

高血压的症状因人而异。早期可能无症状或症状不明显，常见的是头晕、头痛、颈项板紧、疲劳、心悸等。仅在劳累、精神紧张、情绪波动后发生血压升高，休息后恢复正常。缓进型高血压病常见的临床症状有头痛、头晕、注意力不集中、记忆力减退、肢体麻木、夜尿增多、心悸、胸闷、乏力等。高血压多数症状在紧张或劳累后可加重，清晨活动后血压可迅速升高，故心脑血管事件多发生在清晨。当血压突然升高到一定程度时甚至会出现剧烈头痛、呕吐、心悸、眩晕等症状，严重时会发生神志不清、抽搐，多会在短期内发生严重的心、脑、肾等器官的损害和病变，如中风、心梗、肾衰等。

## 五、诊断与鉴别诊断

### 1. 诊断

根据患者的病史、体格检查和实验室检查结果，可确诊高血压。诊断内容应包括：确定血压水平及高血压分级；有无合并其他心血管疾病危险因素；判断高血压的原因，明确有无继发性高血压；评估心、脑、肾等靶器官情况；判断患者出现心血管事件的危险程度。

#### 血压水平的定义和分类

| 分类 | 收缩压（mmHg） | | 舒张压（mmHg） |
| :---: | :---: | :---: | :---: |
| 正常血压 | ＜ 120 | 和 | ＜ 80 |
| 正常高值 | 120～139 | 和（或） | 80～89 |
| 高血压 | ≥ 140 | 和（或） | ≥ 90 |
| 1级高血压（轻度） | 140～159 | 和（或） | 90～99 |
| 2级高血压（中度） | 160～179 | 和（或） | 100～109 |
| 3级高血压（重度） | ≥ 180 | 和（或） | ≥ 110 |
| 单纯收缩期高血压 | ≥ 140 | 和 | ＜ 90 |

### 2. 鉴别诊断

初诊高血压应鉴别继发性高血压。常见有肾脏病、肾动脉狭窄、原发性醛固酮增多症、嗜铬细胞瘤引起的高血压等，大多数继发性高血压可通过原发病的治疗或手术得到改善。

## 六、治疗

### 1. 中医治疗

眩晕的病因病机论述虽多，但集中而言，不外乎"风""痰""虚"三个方面。外感六淫邪气，肝风内动，气血不足，肾精不足，

"痰饮"停留于上焦、中焦、下焦均可以引起眩晕。常见中医证型如下。

**（1）肝阳上亢证**

主要表现：头目胀痛，眩晕耳鸣，口苦，多梦失眠，遇烦劳焦躁易怒，肢麻震颤。舌红苔黄，脉弦或数。

治法：清火息风，平肝潜阳。

代表方：天麻钩藤汤加减。钩藤 0.9g，天麻 15g，蝉蜕 15g，防风 15g，人参 15g，麻黄 15g，僵蚕 15g，蝎尾 15g，甘草 0.3g，川芎 0.3g，麝香 3g 等。伴目赤、口苦、易怒者可加夏枯草、丹皮；伴腰膝酸软，目涩耳鸣，加首乌、枸杞子；若手足麻木或震颤，眩晕剧烈，加牡蛎、龙骨等清热止痉，镇肝息风。

**（2）气血亏虚证**

主要表现：眩晕，劳累即发、动则加剧，面色黄白，倦怠懒言，神疲乏力，唇甲不华，心悸少寐，发色不泽，纳少腹胀。舌淡苔薄白，脉细弱。

治法：调养心脾，补益气血。

代表方：归脾汤加减。白术、当归、白茯苓、黄芪、远志、龙眼肉、酸枣仁（炒）、人参、木香、炙甘草等。若纳呆腹胀，加泽泻、薏苡仁祛湿健脾；兼见心悸、健忘少寐者，可加合欢皮、菖蒲、首乌藤安神养心。

**（3）肾精不足证**

主要表现：眩晕日久不愈，健忘，腰酸膝软，两目干涩，或耳鸣遗精，五心烦热。舌红苔少，脉细数。

治法：益精填髓，滋养肝肾。

代表方：左归丸加减。地黄 24g，山药 12g，枸杞子 12g，山茱萸肉 12g，川牛膝 9g，菟丝子 12g，鹿角胶 12g，龟甲胶 12g 等。若阴虚火旺可加丹皮、知母、地骨皮、黄柏；滑泄遗精者加连须、芡实、桑螵蛸等固精止遗；伴精神萎靡，形寒肢冷，可加肉桂、淫羊藿；兼见下肢浮肿者，加泽泻、茯苓温肾利水。

（4）痰湿中阻证

主要表现：头重头晕，或伴胸闷恶心，呕吐痰涎，视物旋转，多寐食少。舌苔白腻，脉濡数。

治法：健脾和胃，化痰祛湿。

代表方：半夏白术汤加减。半夏 4.5g，白术 3g，天麻 3g，陈皮 3g，茯苓 3g，甘草 1.5g，生姜 2 片，大枣 3 个，蔓荆子 3g 等。眩晕呕吐较甚视物旋转者可加竹茹、代赭石以止呕降逆；兼见重听耳鸣加郁金、菖蒲醒神开窍；伴心烦可加黄连、菊花，清化痰热。

**2. 西医治疗**

常用降压药物包括钙通道阻滞剂（CCB）、血管紧张素转换酶抑制剂（ACEI）、血管紧张素 II 受体阻滞剂（ARB）、利尿剂和 β 受体阻滞剂五类，以及由上述药物组成的固定配比复方制剂。联合应用降压药物已成为降压治疗的基本方法，适应于血压＞160/100mmHg 或高于目标血压 20/10mmHg 的高危人群，为了达到目标血压水平，这些高危人群往往初始治疗即需要应用 2 种降压药物。如仍不能达到目标血压，可在原药基础上加量，或可能需要 3 种甚至 4 种以上降压药物。血压超过 140/90mmHg，也可考虑初始联合降压药物治疗。

## 七、日常预防

吸烟是心血管疾病的独立危险因素之一，少量饮酒可防治冠心病，但酗酒会增加心血管疾病发生风险。吸烟、喝酒、高盐、饮食不当等危险因素，会增加血管病变的发生率。因此，改善不良生活习性，保持健康生活方式，是预防血管病变的关键。由患者自己制定短期、长期计划，并按照计划内容实施，如提倡低盐饮食、少量饮酒、戒烟等能有效预防血管病变的发生。合理运动对血压控制、预防血管疾病有积极作用，患者可根据年龄、生活习惯、运动喜好等选择适宜的项目进行运动。运动以中低强度的有氧运动为主，运动后心率以（170 － 年龄）次 / 分为宜，尽量避免剧烈运动；每周最好能运动 4 ～ 5 次，每次 30 分钟左右。

# 第十七节　脑卒中

## 一、概念

脑卒中又称"中风""脑血管意外"，是一种急性脑血管疾病，是由于脑部血管突然破裂或因血管阻塞导致血液不能流入大脑而引起脑组织损伤的一组疾病，包括缺血性和出血性卒中。

## 二、病因

脑卒中发生的最常见原因是脑部供血血管内壁小栓子，脱落后导致动脉栓塞，即缺血性卒中；或脑血管、血栓出血造成，即出血性卒中。冠心病伴有房颤患者的心脏瓣膜容易发生附壁血栓，栓子脱落后可以堵塞脑血管，也可导致缺血性卒中。此外，吸烟、不健康的饮食、肥胖、缺乏适量运动、过量饮酒和高同型半胱氨酸等多个危险因素同时存在，或者患者自身存在一些基础疾病如高血压、糖尿病和高脂血症等，均会增加脑卒中的发病风险。

## 三、病理

缺血性脑卒中是由于颅内血管急性堵塞，引起脑组织的血流急剧下降，导致脑组织受损。脑血流断流 4～10 分钟，即可引起脑组织死亡；每 100g 脑组织每分钟血流小于 16～18mL 会在 1 小时内引起脑梗死；每 100g 脑组织每分钟血流小于 20mL 会引起脑缺血而非脑梗死，除非持续数小时或数天。如果血流在一定数目的细胞死亡之前恢复，患者仅会有短暂性的症状；出血性脑卒中是由于脑组织代谢障碍和血管活性物质的释放，使得血管通透性增加，导致大量血液成分漏入血管外造成脑水肿。另外，脑出血时动脉压升高也是造成脑水肿的主要原因。脑水肿加重导致急性颅内压增高，进一步发展可形成脑疝，脑疝是各类脑出血最常见的直接致死原因。

## 四、临床表现

脑卒中的典型症状仅为头痛、呕吐，很容易与其他疾病混淆，可以通过"FAST"判断法：F 即 face（脸），要求患者笑一下，看看患者嘴歪不歪，脑卒中患者的脸部会出现不对称，患者无法正常露出微笑；A 即 arm（胳膊），要求患者举起双手，看患者是否有肢体麻木无力现象；S 即 speech（言语），请患者重复说一句话，看是否言语表达困难或者口齿不清；T 即 time（时间），明确记下发病时间，立即送医。

## 五、诊断与鉴别诊断

### 1. 诊断

脑卒中的最常见症状为一侧脸部、手臂或腿部突然感到无力，猝然昏仆、不省人事。其他症状包括：突然出现一侧脸部、手臂或腿麻木或突然发生口眼歪斜、半身不遂；神志迷茫、说话或理解困难；单眼或双眼视物困难；行路困难、眩晕、失去平衡或协调能力；无原因的严重头痛、昏厥等。仪器检查包括神经学检查，电脑断层扫描（多数情况下没有对比增强）或核磁共振，多普勒超声和造影，主要靠临床症状，辅以成像技术。成像技术也可帮助确定卒中的亚型和原因。此外血液测试也可以帮助诊断。

**2. 鉴别诊断**

缺血性脑血管病起病相对较缓，没有头痛、呕吐，这一些症状，一般在安静状态下起病。出血性脑血管病，一般是在活动后出现，有头痛、呕吐这样的症状。在影像学上缺血性脑病，显示为低密度灶或者低信号，而出血性脑血管病比如脑出血，在 CT 上显示为高密度灶以及血肿。

# 六、治疗

## 1. 中医治疗

### （1）中经络

1）风痰阻络证

主要表现：突然偏身麻木，肌肤不仁，口舌歪斜，言语不利，甚则半身不遂，舌强言謇或不语，头晕目眩，痰多而黏，舌质暗淡。舌苔白腻，脉弦滑等。多见于脑梗死的急性期。

治法：息风化痰，活血通络。

代表方：化痰通络汤加减。茯苓 10g，半夏 9g，生白术 9g，天麻 12g，胆南星 6g，天竺黄 6g，紫丹参 15g，香附 9g，酒大黄 6g，三七粉 3g 等。

2）风火上扰证

主要表现：半身不遂，偏身麻木，舌强言謇或不语，或口舌歪斜，眩晕头痛，面红目赤，口苦咽干，心烦易怒，尿赤便干。舌质红或红绛，舌苔黄腻，脉弦有力或弦数等。多见于急性期。

治法：平肝息风，清热泻火。

代表方：天麻钩藤饮加减。天麻 9g，钩藤 15g（后下），石决明 30g（先煎），川牛膝 9g，黄芩 9g，栀子 9g，夏枯草 9g，胆南星

6g 等。

3）气虚血瘀证

主要表现：半身不遂，口舌歪斜，舌强言謇或不语，偏身麻木，面色无华，气短乏力，自汗，心悸，手肿胀，便溏。舌质暗淡，舌苔薄白或白腻，脉沉细。多见于恢复期，也可见于急性期。

治法：益气活血。

代表方：补阳还五汤加减。黄芪 30g，当归 9g，桃仁 9g，红花 9g，赤芍 15g，川芎 9g，地龙 9g 等。若见心悸、胸闷、脉结代者合用生脉散。

4）阴虚风动证

主要表现：平素头晕头痛，耳鸣目眩，手足心热，口燥咽干，少眠多梦，腰膝酸软，突然一侧手足沉重麻木，口舌歪斜，半身不遂，舌强语謇。舌质红绛或暗红，少苔或无苔，脉细弦或细弦数等。多见于恢复期，亦可以见于急性期。

治法：滋阴潜阳，息风通络。

代表方：镇肝息风汤加减。白芍 15g，天冬 9g，玄参 9g，枸杞子 9g，龙骨 15g，牡蛎 15g，牛膝 9g，当归 9g，天麻 9g，钩藤 12g，丹参 12g 等。

5）肝肾亏虚证

主要表现：半身不遂，患肢僵硬，拘挛变形，舌强不语，肢体肌肉萎缩。舌红或淡红，脉沉细。多见于恢复后期或后遗症期。

治法：滋养肝肾。

代表方：左归丸合用地黄饮子加减。地黄 10g，首乌 15g，枸杞子 12g，山萸肉 10g，麦冬 9g，石斛 9g，当归 9g，鸡血藤 15g 等。

**（2）中脏腑**

1）痰湿蒙神证

主要表现：神志昏蒙，痰涎壅盛，面白唇暗，半身不遂，静卧不烦，肢体松懈，四肢不温，或周身湿冷，二便自遗。舌苔白腻，脉沉滑。多见于急性期。

治法：化痰息风，开窍醒神。

代表方：涤痰汤加减。法半夏 9g，陈皮 9g，枳实 9g，胆南星 9g，茯苓 15g，石菖蒲 9g，竹茹 6g，远志 9g，丹参 15g，甘草 9g 等。鼻饲苏合香丸。

2）痰热内闭证

主要表现：神志昏蒙，鼻鼾痰鸣，半身不遂，或肢体强痉拘急，面赤身热，气粗口臭，躁扰不宁，大小便闭，甚则抽搐、呕血。舌质红绛，舌苔黄腻或褐黄干腻，脉弦滑而数。多见于急性期。

治法：清热化痰，醒脑开窍。

代表方：清心宣窍汤加减。黄连 9g，栀子 9g，丹参 15g，天麻 9g，钩藤 15g（后下），石菖蒲 9g，牡丹皮 9g，羚羊角粉 0.6g（冲服）等；鼻饲安宫牛黄丸。

3）元气败脱证

主要表现：昏愦不知，目合口张，四肢松懈软瘫，鼻鼾息微，肢冷，汗多，二便自遗。舌质紫暗，舌苔白腻，脉微欲绝。多见于急性期之危重症，病情危笃临终之时，属于中风危候，多难救治。

治法：益气回阳固脱。

代表方：参附汤加减。人参 15g（单煎），附子 9g（先煎）等。

**2. 西医治疗**

对发病时间为 24～48 小时的急性缺血性脑卒中患者，推荐口服阿司匹林治疗；对接受静脉阿替普酶治疗的急性缺血性脑卒中患者，口服阿司匹林常需要延迟至 24 小时后，如伴有其他疾病时可以考虑 24 小时内口服阿司匹林，但是否采用阿司匹林还需要考虑实质性获益或风险；对适合阿替普酶静脉溶栓或机械取栓治疗的急性缺血性脑卒中患者，不推荐使用阿司匹林作为替代治疗；静脉注射替罗非班和依替巴肽的临床疗效尚不明确，还需临床试验进一步验证；其他 Ⅱb/Ⅲa 类糖蛋白受体拮抗剂（包括阿昔单抗）治疗急性缺血性脑卒中可能具有潜在危害，不推荐使用；对于轻型卒中患者，在发病 24h 内启动双重抗血小板治疗（阿司匹林和氯吡格雷）并持续 21 天，有益于降低 90 天内卒中复发；评分条件适宜的患者应接受支架取栓器血管内治疗。

## 七、日常预防

### 1. 控制能量的摄入

老年人的基础代谢率减低，能量需要量要比成年人低。有高脂血症的老年人则更应严格控制能量的摄入，每人每天的能量摄入要控制在 29kcal/kg 体重之内，折合主食每天不宜超过 300g。营养学家给老年人推荐的食品有：馒头、米饭、面包、豆腐、豆浆、牛奶、瘦肉、鱼类以及各种蔬菜、水果。

### 2. 低脂低胆固醇饮食

脑卒中的老年人要严格控制动物脂肪或胆固醇的摄入，食油以富含不饱和脂肪酸的植物油为主，如豆油、花生油、玉米油，蛋类每天不超过 1 个，或 2～3 天 1 个鸡蛋。

### 3. 高纤维饮食

饮食中的食物纤维可与胆汁酸相结合，增加胆盐在粪便中的排泄，降低血清胆固醇浓度。富含食物纤维的食物主要有粗粮、杂粮、干豆类、蔬菜、水果等。每人每天摄入的食物纤维量以 35～45g 为宜。

### 4. 饮茶戒烟限酒

实验研究证明，各种茶叶均有降低血脂、促进脂肪代谢的作用，其中以绿茶降血脂作用最好。因此，脑卒中老年人不妨多饮茶。科学研究表明，长期吸烟或是酗酒均可干扰血脂代谢，使胆固醇和甘油三酯上升。所以老年人最好戒烟限酒。

**5. 优化生活方式**

老年患者应注意生活方式要有规律性。适当参加体育活动和文娱活动，保持良好心态，尽量避免精神紧张、情绪过分激动、经常熬夜、过度劳累、焦虑或抑郁等不良心理和精神因素对脂质代谢产生不良影响。

# 第十八节　动脉粥样硬化

## 一、概念

动脉粥样硬化（AS）是最常见、最重要的一种动脉硬化性血管疾病，可同时累及冠状动脉、颈动脉以及其他动脉，是冠心病、脑卒中以及其他阻塞性血管疾病的病理基础。

## 二、病因

本病病因尚未完全确定，研究表明，本病是多病因的疾病，即多种因素作用于不同环节所致，这些因素称为危险因素。包括40岁以上的中、老年男性，吸烟，肥胖或者有冠心病、糖尿病、高血压、血脂异常家族史以及长期口服避孕药等。

## 三、病理

动脉粥样硬化的基本病变是动脉血管内膜的脂质沉积，大量炎症细胞浸润，内膜灶状纤维化，粥样斑块形成，致动脉血管管壁变硬、变厚，管腔狭窄甚至闭塞，从而引起心、脑、肾及外周动脉血管等相应动脉供血器官缺血改变，最终导致动脉粥样硬化性心血管疾病的发生。

## 四、临床表现

主要是有关器官受累后出现的症状。一般表现可有脑力和体力衰退，触诊桡动脉等体表动脉时可发现变粗、变长、迂曲和变硬。

## 五、诊断与鉴别诊断

### 1. 诊断

一般表现可有脑力和体力衰退，触诊桡动脉等体表动脉变粗、变长、迂曲和变硬。AS早期不容易诊断，高龄患者如检查发现血脂异常，X线、超声及动脉造影发现血管狭窄性或扩张性病变应首先考虑本病。若发展到相当程度，尤其是器官明显病变时，可结合X线、多普勒超声、CT血管造影、磁共振显像血管造影、动脉造影诊断。①患者常有血胆固醇、甘油三酯增高，高密度脂蛋白减低，脂蛋白电泳图形异常，多数患者表现为第Ⅲ或第Ⅳ型高脂蛋白血症；②X线检查可见主动脉伸长、扩张和扭曲，有时可见钙质沉着；③动脉造影可显示四肢动脉、肾动脉与冠状动脉由于粥样硬化所造成的管腔狭窄、病变部位及范围；④多普勒超声波检查有助于判断四肢动脉、肾动脉血流通畅情况。

### 2. 鉴别诊断

（1）主动脉粥样硬化大多数无特异症状，胸部X线检查可发现主动脉结向左上方凸出，有时可见片状或弧状钙质沉着阴影。

（2）冠状动脉粥样硬化可引起心绞痛、心肌梗死、心肌纤维化等。

（3）脑动脉粥样硬化可以引起脑缺血，造成眩晕、晕厥等症状，还易引起脑血栓，脑动脉血栓形成或破裂时引起脑血管意外。

（4）肾动脉粥样硬化可引起肾萎缩或顽固性高血压，可出现肾动脉血栓形成。

## 六、治疗

### 1. 中医治疗

动脉粥样硬化因禀赋不足，年老体衰，肾精亏损，或过食肥甘，脾胃受损，或情志过极，五志所伤，或毒邪侵犯机体，造成脏腑功能紊乱，津液不能正常输布代谢，痰滞体内，毒邪煎熬、熏蒸血液，血凝成瘀。常见中医证型如下：

（1）痰瘀互结证

主要表现：局部刺痛，或肢体麻木、痿废，胸闷多痰。舌紫暗或有斑点，苔腻，脉弦涩。

治法：活血化痰，理气止痛。

代表方：瓜蒌薤白半夏汤合桃红四物汤加减。瓜蒌实 12g，薤白 9g，半夏 9g，白酒 70mL，当归 15g，熟地黄 15g，川芎 15g，白芍 15g，桃仁 15g，红花 15g 等。痰浊郁而化热者，可予黄连温胆汤加减。

（2）气阴两虚证

主要表现：神疲乏力，口干少饮。舌质红或淡，脉细弱。

治法：益气养阴，活血通脉。

代表方：生脉散合人参养荣汤加减。人参 9g，麦冬 9g，五味子 6g，黄芪 30g，当归 30g，桂心 30g，甘草 30g，橘皮 30g，白术 30g，芍药 90g，熟地黄 9g，茯苓 4g，远志 15g 等。兼有气滞血瘀者，可加川芎、郁金。

（3）气虚血瘀证

主要表现：面色淡白或晦滞，身倦乏力，气少懒言，疼痛如刺，常见于胸胁，痛处固定不移，拒按。舌淡暗或有紫斑，脉沉涩。

治法：益气活血，祛瘀止痛。

代表方：保元汤合血府逐瘀汤加减。桃仁 12g，红花 9g，当归 9g，生地黄 9g，川芎 4.5g，桔梗 4.5g，赤芍 6g，柴胡 3g，人参 6g，黄芪 20g，陈皮 15g，白术 15g，白芍 10g 等。合并阴虚者，可合用生脉散或人参养荣汤。

（4）气滞血瘀证

主要表现：局部胀闷，走窜疼痛，甚则刺痛、拒按；或有肿块坚硬，局部青紫肿胀；或有情志抑郁，急躁易怒；或有面色紫暗，皮肤青筋暴露；舌质紫暗或见瘀斑，脉涩。

治法：疏肝理气，活血通络。

代表方：血府逐瘀汤加减。桃仁 12g，红花 9g，当归 9g，生地黄 9g，牛膝 9g，川芎 4.5g，桔梗 4.5g，赤芍 6g，枳壳 6g，甘草 6g，柴胡 3g 等。若卒然心痛发作，可含服复方丹参滴丸、速效救心丸等。

**2. 西医治疗**

（1）一般治疗

1）合理饮食：饮食总热量不应过高，防止超重。减少饱和脂肪酸和糖类摄入，脂肪摄入限制在 20g/d，其中饱和脂肪酸限制在 2g/d。增加可溶性纤维的摄入。

2）坚持适量的体力活动：根据自身情况、活动习惯、心脏功能设定活动强度，循序渐进。

3）合理安排工作及生活：提倡不吸烟，避免二手烟，可饮少量酒。

4）控制易患因素：糖尿病患者应及时控制血糖，包括饮食控制；高血压患者应给予降压药，使血压降至适当水平；血胆固醇增高者应控制胆固醇，适当给予降脂药物。

**（2）药物治疗**

1）调节血脂：调节血脂治疗应将降低低密度脂蛋白（LDL-C）水平作为首要目标，药物主要为他汀类药物，不良反应有横纹肌溶解、血转氨酶和肌酸激酶水平升高、胃肠道症状等，其中横纹肌溶解是最危险的不良反应，应警惕。

2）抗血小板黏附和聚集：主要药物有阿司匹林、氯吡格雷、替格瑞洛等，不良反应主要为消化道症状和出血。

3）抗凝和溶栓治疗：对动脉内形成血栓导致管腔狭窄或阻塞者，可用溶栓药物，如尿激酶、链激酶、重组组织型纤溶酶原激活剂等，继而用抗凝药物或新型口服抗凝药物，常用药物有肝素、低分子肝素、达比加群、利伐沙班等。

4）扩血管治疗：扩血管治疗可解除血管痉挛和促进侧支循环。冠心病心绞痛时应用血管扩张药，主要为硝酸酯制剂和长效钙离子通道阻滞药，不仅能扩张冠状动脉，改善心肌供血，还能扩张外周血管，减轻心脏负荷，主要不良反应有低血压、心率增快等；另外，应用 β - 受体阻滞剂能降低心肌耗氧量，从而预防和减少心绞痛发作。

5）抗氧化治疗：抗氧化治疗可延缓 LDL 氧化，改善内皮细胞及平滑肌细胞的功能，抑制病变的发展，药物包括维生素 C、维生素 E、丙丁酚（普罗布考）等。

6）抗炎治疗：炎性反应是引起粥样斑块不稳定的关键因素，抑制炎性反应也在动脉粥样硬化的治疗中占有重要地位，抗炎治疗可阻止血管炎症的发生和发展，改善粥样斑块的稳定性和患者的预后以及相关临床症状。抗炎药物包括他汀类药物、阿司匹林、血管紧张素转换酶抑制剂（ACEI）等。特别是他汀类药物，除降脂外，还有抗炎作用。

7）介入或手术治疗：如患者病变严重，特别是冠状动脉、主动脉、肾动脉和四肢动脉出现明显管腔狭窄或闭塞，可采取介入或手术治疗，如经皮腔内球囊扩张术、支架植入术、旁路移植术等。

## 七、日常预防

### 1. 科学饮食

饮食宜清淡、低盐，粗细粮搭配，多吃水果及富含纤维食物，限制糖、含糖饮料和红肉的摄入，忌肥甘厚腻、暴饮暴食。

### 2. 适当锻炼

体育活动要循序渐进，不宜勉强做剧烈活动。

### 3. 生活规律

保持乐观、愉快的情绪，劳逸结合，保证充足睡眠，戒烟限酒。

### 4. 积极控制危险因素

包括高血压、糖尿病、高脂血症、肥胖症等。

# 第十九节　冠心病合并肝损伤

## 一、概念

冠状动脉粥样硬化性心脏病（冠心病）是指冠状动脉（冠脉）发生粥样硬化引起管腔狭窄或闭塞，导致心肌缺血缺氧或坏死而引起的心脏病。冠心病是动脉粥样硬化导致器官病变的最常见类型，也是严重危害人类健康的常见病，本病多发于40岁以上成人，男性发病早于女性，近年来发病率逐年上升并且呈年轻化趋势。

## 二、病因

冠心病的发病来自冠脉的供血与心肌的需血之间的矛盾。在正常情况下，冠状动脉中血流量可随身体的生理情况而有显著的变化，使冠状动脉的供血和心肌的需血两者保持着动态平衡。在剧烈体力活动时，冠状动脉适当地扩张，血流量可增加到休息时的 6～7 倍。因此当冠脉血流量不能满足心肌代谢的需要，就可以引起心肌缺血缺氧，急剧的、暂时的缺血缺氧即可引起心绞痛。心肌缺血后，氧化代谢受抑，致使高能磷酸化合物储备降低，细胞功能随之发生改变。产生疼痛感觉可能与缺血缺氧的情况下心肌内积聚过多的代谢产物有关，如乳酸、丙酮酸、磷酸等酸性物质，或类似激肽的多肽类物质，它们刺激心脏内自主神经传入纤维末梢，经 1～5 胸交感神经节和相应的脊髓段，传至大脑，产生疼痛感觉。

## 三、病理

肝、心二脏共同调节神经—内分泌—免疫网络的整体活动，涵盖了高级神经中枢通过下丘脑—交感神经—肾上腺髓质—儿茶酚胺对人体的生化代谢、血液循环进行调控的生理过程。多种情志因素可导致肝脏功能障碍，从而引起胆汁分泌排泄功能障碍，血脂代谢失常；同时可影响冠状动脉的舒缩功能，致冠脉痉挛。

## 四、临床表现

中医学认为冠心病从其症状描述上当归属于"胸痹""真心痛"范畴，胸痹的临床表现可见胸部闷痛，甚则胸痛彻背，喘息不得卧等症状，轻者仅感胸闷如窒，呼吸欠畅，重者则有胸痛，严重者心痛彻背，背痛彻心。

### 五、诊断与鉴别诊断

**1. 诊断**

冠状动脉造影或冠状动脉 CT 血管造影（CTA）证实至少一支主要分支管腔直径狭窄在 50% 以上，有或无心绞痛、心力衰竭、心律失常、猝死复苏；既往或当时有明确的 ST 段抬高或非 ST 段抬高型心肌梗死证据；有明确的 PCI 史；有明确的冠脉旁路移植术（CABG）史。

**2. 鉴别诊断**

**（1）隐匿型冠心病**

隐匿型冠心病无临床症状，但有心肌缺血客观证据（心电活动、心肌血流灌注及心肌代谢等异常）的冠心病，又称无症状性冠心病。缺血心电图改变可见于静息时，或在增加心肌负荷时，常为动态心电图记录所发现，又被称为无症状性心肌缺血。大多数患者经冠状动脉造影可见冠状动脉明显狭窄病变。

**（2）稳定型心绞痛**

稳定型心绞痛即稳定型劳力性心绞痛，亦称普通型心绞痛，是最常见的心绞痛。指由心肌缺血缺氧引起的典型心绞痛发作，其临床表现在 1 ～ 3 个月内相对稳定，即每日和每周疼痛发作次数大致相同，诱发疼痛的劳力和情绪激动程度相同，每次发作疼痛的性质和疼痛部位无改变，疼痛时限相仿，服用硝酸甘油后也在相近时间内产生疗效。

**（3）缺血性心肌病（ICM）**

缺血性心肌病属于冠心病的一种特殊类型或晚期阶段，是指由于长期心肌缺血导致心肌局限性或弥漫性纤维化，从而产生心脏收缩和（或）舒张功能受损，引起心脏扩大或僵硬、充血性心力衰竭、心律失常等一系列临床表现的综合征，其临床表现与特发性扩张型心肌病相似。

### （4）ST 段抬高型心肌梗死

若冠状动脉管腔急性完全闭塞，血供完全停止，导致所供血区域心室壁心肌透壁性坏死，临床上表现为典型的 ST 段抬高型心肌梗死（STEMI），即传统的 Q 波性心肌梗死。

### （5）不稳定型心绞痛（UA）与非 ST 段抬高型心肌梗死

不稳定型心绞痛指介于稳定型心绞痛和 AMI 之间的临床状态，包括除稳定型劳力性心绞痛以外的初发型、恶化型劳力性心绞痛和各型自发性心绞痛。UA 是在粥样硬化病变的基础上，发生了冠状动脉内膜下出血、斑块破裂、斑块糜烂、破损处血小板与纤维蛋白凝集形成血栓、冠状动脉痉挛以及远端小血管栓塞引起的急性或亚急性心肌供氧减少所致，是 ACS 中的常见类型。若 UA 伴有血清心肌坏死标志物水平明显升高，此时可确诊为非 ST 段抬高性心肌梗死（NSTEMI）。UA 和 NSTEMI 是紧密相连的两种情况，二者的主要差别在于缺血是否严重到心肌损伤所产生的心肌坏死标志物足以被检测到。

## 六、治疗

### 中医治疗

胸痹心痛是由于正气亏虚，痰浊、瘀血、气滞、寒凝而引起心脉痹阻不畅的一种病证，肝主疏泄、主藏血，调理气血，其在维持心血生成、调节、运行，情志活动及水液的代谢等方面起着重要作用，是心气充沛、心血正常运行的基础。肝气不调，疏泄失职致使气机升降失司，气滞心胸，当以疏理气机；致使气血运行迟涩，经脉不利，瘀血痹阻，心脉不通，当以益气活血；致使水液代谢障碍，痰浊壅塞，痹阻胸阳，胸阳失展，当以泄浊豁痰，辛温通阳。发作期以标实为主，缓解期以本虚为主，应以先治其标，后治其本，祛邪扶正，兼顾同治。常见中医证型如下。

**（1）心血瘀阻，气滞心胸证**

主要表现：心胸疼痛满闷，如刺如绞，痛有定处，入夜为甚，甚则心痛彻背，或痛引肩背，时欲太息，遇情志不遂时容易诱发或加重。舌质紫暗，有瘀斑，苔薄或薄腻，脉弦涩。

治法：疏肝理气，活血化瘀。

代表方：血府逐瘀汤合柴胡疏肝散加减。柴胡 6g、陈皮 6g、川芎 6g、香附 6g、桃仁 12g、红花 9g、当归 9g、生地黄 9g、牛膝 9g、桔梗 6g、赤芍 6g、枳壳 6g、甘草 6g 等。

**（2）肝气郁结，痰浊闭阻证**

主要表现：胸闷重而心痛微，痰多气短，肢体沉重，形体肥胖，遇阴雨天而易发作或加重，两胁胀满疼痛，走窜不定，嗳气频作，得嗳气或矢气则舒，伴有倦怠乏力，咳吐痰涎。舌体胖大且边有齿痕，苔白滑或浊腻，脉弦滑。

治法：疏肝解郁，豁痰宣痹。

代表方：逍遥散合瓜蒌薤白半夏汤加减。柴胡 15g、当归 15g、白芍 15g、白术 15g、茯苓 15g、生姜 15g、薄荷 6g、炙甘草 6g、瓜蒌实 12g、薤白 9g、半夏 9g 等。

**（3）肝络失养，气阴两虚证**

主要表现：心胸隐痛，时作时休，心悸气短，动则益甚，兼胁肋隐痛，悠悠不休，遇劳加重，伴倦怠乏力，声息低微，易汗出。舌质淡红，苔薄白，脉细弦。

治法：养阴柔肝，益气通脉。

代表方：一贯煎合人参养荣汤加减。北沙参 10g、麦冬 10g、当归 10g、生地黄 30g、枸杞子 12g、川楝子 5g、黄芪 30g、桂心 30g、甘草 30g、橘皮 30g、白术 30g、人参 30g、白芍药 90g、五味子 4g、茯苓 4g、远志 15g 等。

**（4）正虚瘀结，寒凝心脉证**

主要表现：卒然心痛如绞，心痛彻背，痛有定处，多因气候骤冷或骤感风寒而发病或加重，两胁隐痛，神倦乏力，伴形寒，手足不温，冷汗自出，胸闷气短，心悸，面色苍白，舌紫暗，苔薄白，脉沉紧或沉细。

治法：补气活血，散寒通阳。

代表方：八珍汤合当归四逆汤加减。人参 20g，白术 20g，茯苓 20g，当归 20g，川芎 20g，熟地黄 30g，炙甘草 30g，桂枝 9g，通草 6g 等。

# 第二十节　老年精神病

## 一、概念

老年精神病是指人步入老年期后（60 岁以后）由于脑血管疾病、脑动脉硬化等原因使老年人在认知、情感和行为等方面出现异常改变，同时会出现痛苦体验或社会功能损害的精神障碍，老年期之前发病并持续到老年期的各类精神障碍也属于老年精神病范畴。动脉硬化性脑病是老年精神类疾病中一种较为常见的类型，系老年人脑小动脉硬化基础上出现的大脑半球白质弥漫性脱髓鞘性疾病，主要表现为进行性痴呆。

## 二、病因

有研究表明，年龄增长与动脉硬化性脑病的发生率呈正相关，且女性比男性更容易发生动脉硬化性精神障碍疾病，其机制可能与女性激素水平变化有关，女性绝经后雌激素水平下降，脑血流减少造成脑缺血、缺氧，缺血缺氧使女性患病率增加。

## 三、病理

动脉硬化性脑病患者常常同时合并高血压病和高脂血症，引起血管内皮细胞损伤，使血脂和脂蛋白过多浸入血管内膜，大脑深部白质区小动脉硬化，使该区域长期处于低灌注状态，进而引起脑白质变性，甚至神经脱髓鞘，最后引起皮层下动脉硬化性脑病的发生。

## 四、临床表现

最开始表现为轻度记忆力下降，注意力难以集中、反应迟钝；逐渐出现轻度神经错乱，进而性格改变，行为或精神异常；后期发生神经系统局灶体征，运动迟缓、失语、失写、失认、视物模糊、耳鸣、步态不稳、四肢酸软无力、尿失禁、帕金森综合征样表现。

## 五、诊断与鉴别诊断

### 1. 诊断

有高血压、动脉硬化、反复中风发作、糖尿病、心脏病、严重的高脂血症等危险因素存在。发病年龄在 55 ~ 75 岁，常有腔隙性梗死的症状及体征。存在认知障碍且由心理学检测所证实，初期有局灶的神经症状，如癫痫发作，行为异常，逐渐出现理解力、记忆力、判断力下降，最后发展为痴呆，少数患者可无痴呆；中、后期可有帕金森综合征、假性延髓性麻痹等，个别患者伴有尿失禁或癫痫发作。CT、MRI 检查符合神经影像学特点。

**2. 鉴别诊断**

**（1）阿尔茨海默病**

阿尔茨海默病引起的痴呆为皮质性痴呆，是大脑的一种变性疾病，主要表现为进行性智力下降，通常不伴有皮质下动脉硬化性脑病的危险因素，CT 或 MRI 有助于鉴别。

**（2）渗出性脑积水**

渗出性脑积水影像学检查常见脑室系统均匀扩大，脑室周围对称性低密度灶，但脑沟多正常，不伴有脑萎缩，故可经影像学检查与皮质下动脉硬化性脑病相鉴别。

## 六、治疗

**1. 中医治疗**

动脉硬化性脑病属中医"呆证""健忘""痴呆"等范畴。动脉硬化性脑病是一种因脏腑、阴阳、气血等功能失调所致的本虚标实之病；其病位在脑，并与五脏相关，这里尤其强调与心、肝关系密切，致病因素主要责之于痰、郁、瘀、虚等。在中医学中，心、肝两脏参与血液的生成、贮藏及运行，与脑脉相同，参与大脑血脉的相关功能，故心肝失调会增进脑动脉粥样硬化发生的进程，脑动脉粥样硬化又会反作用于脑，影响心、肝两脏生血行血的功能，肝木化火损伤筋脉，心脉受损失于濡养，膏浊厚腻之物及水谷精微积滞于脉道，心肝不调而产生的气滞、痰浊、瘀血阻滞等实证因素加速了动脉粥样硬化斑块的形成，"心主神志""肝藏魂"，心、肝两脏参与调神功能受阻，必会牵连"脑主神明"之功用，引起精神疾病。常见中医证型如下。

**（1）肝郁气滞证**

主要表现：患者表现为记忆力下降，反应迟钝，失眠多梦，头晕，善太息，胸胁胀闷。舌淡苔薄白，脉弦。

治法：疏肝理气，活血通络。

代表方：柴胡疏肝散加减。柴胡 6g，陈皮 6g，川芎 3g，香附 3g，枳壳 3g，芍药 3g，炙甘草 3g 等。

（2）肝火上炎证

主要表现：患者智力减退，注意力难以集中，易出现紧张、焦虑，眩晕头痛，尿赤便干。舌红苔黄，脉弦数。

治法：清肝泻火，理气解郁。

代表方：龙胆泻肝汤加减。龙胆 6g，黄芩 9g，山栀子 9g，泽泻 12g，木通 9g，车前子 9g，当归 8g，生地黄 20g，柴胡 10g，生甘草 6g 等。

（3）痰蒙神窍证

主要表现：患者智力障碍，表情淡漠，嗜睡，反应迟钝，寡言少语，严重者步态不稳、四肢酸软无力。舌体胖大质淡，苔白腻，脉细滑。

治法：息风化痰，醒脑开窍。

代表方：半夏白术天麻汤合涤痰汤加减。半夏 3g，白术 3g，天麻 3g，陈皮 3g，茯苓 3g，甘草 3g，蔓荆子 3g，制南星 12g，枳实 10g，橘红 6g，石菖蒲 5g，人参 5g，竹茹 6g 等。

（4）痰火扰心证

主要表现：患者性格改变，行为或精神异常，运动迟缓，步态不稳，四肢酸软无力，尿失禁，心烦不寐，咽干舌燥，尿赤便干。舌红苔黄，脉数。

治法：清热化痰，宁心安神。

代表方：芩连温胆汤加减。川连 6g，竹茹 12g，枳实 6g，半夏 6g，橘红 6g，甘草 3g，生姜 6g，茯苓 10g 等。

（5）痰瘀互结证

主要表现：患者性格改变，行为或精神异常，或肢体麻木，步态不稳，胸闷多痰，或痰中带紫暗血块。舌紫暗或有斑点，苔腻，脉弦涩。

治法：活血化痰，理气止痛。

代表方：瓜蒌薤白半夏汤合桃红四物汤加减。瓜蒌实 12g，薤白 9g，半夏 9g，当归 15g，熟地黄 15g，川芎 15g，白芍 15g，桃仁 15g，红花 15g 等。

### （6）气虚血瘀证

主要表现：患者性格改变，行为或精神异常，四肢酸软乏力，口干不欲饮，久病反复加重或肢体麻木不遂。舌暗或有瘀斑，苔薄白，脉细弦或见涩脉。

治法：益气活血，祛瘀散结。

代表方：保元汤合血府逐瘀汤加减。人参 3g，黄芪 9g，甘草 3g，肉桂 2g，桃仁 12g，红花 9g，当归 9g，生地黄 9g，牛膝 9g，川芎 4.5g，桔梗 4.5g，赤芍 6g，枳壳 6g，甘草 6g，柴胡 3g 等。

### （7）心脾两虚证

主要表现：患者记忆力下降，注意力难以集中，反应迟钝，运动迟缓，步态不稳，四肢酸软无力，健忘少寐，面色不华，肢体倦怠，纳呆，便溏。舌淡红苔薄白，脉细无力。

治法：益气活血，祛瘀散结。

代表方：归脾汤合养心汤加减。黄芪 15g，白茯苓 15g，茯神 15g，半夏曲 15g，当归 15g，川芎 9g，远志 9g，柏子仁 9g，酸枣仁 9g，北五味子 9g，人参 9g，甘草 12g，白术 3g，黄芪 3g，龙眼肉 3g，木香 3g 等。

### （8）心肾不交证

主要表现：患者记忆力下降，反应迟钝，运动迟缓，尿失禁，健忘少寐，心烦，失眠，健忘，眩晕，耳鸣，腰膝酸软，五心烦热，潮热，盗汗。舌红，脉细数。

治法：交通心肾，养阴安神。

代表方：黄连阿胶汤加减。黄连 12g，黄芩 6g，芍药 6g，阿胶 9g 等。

### （9）肝肾亏虚证

主要表现：患者精神行为改变，反应迟钝，运动迟缓，头晕目眩，耳鸣，腰酸膝软，夜尿多或小便余沥不尽。舌质红少苔，脉沉细。

治法：滋肾平肝，息风潜阳。

代表方：左归丸合地黄饮子加减。地黄 24g，山药 12g，枸杞子 12g，山茱萸 12g，川牛膝 9g，菟丝子 12g，鹿角胶 12g，龟甲胶 12g，巴戟天 15g，石斛 15g，肉苁蓉 15g，附子 15g，五味子 15g，官桂 15g，白茯苓 15g，麦冬 15g 等。

### 2. 西医治疗

严格控制血压、血糖、血脂水平；在治疗上主要针对动脉硬化给予药物，比如阿司匹林、他汀类的药物。对症治疗可延缓病情进展，可用抗抑郁、抗焦虑的药物，或改善认知功能的药物如石杉碱甲等。给予健脑、营养脑神经、改善脑代谢药物如奥拉西坦胶囊。日常生活中应注意清淡饮食，作息规律，多做户外运动及大脑思维锻炼。

## 七、日常预防

### 1. 脑动脉粥样硬化的预防

### （1）合理饮食

饮食总热量不应过高，防止超重，减少饱和脂肪酸和糖类摄入，脂肪摄入限制在 20g/d，其中饱和脂肪酸限制在 2g/d，增加可溶性纤维的摄入，多食用富含维生素的瓜果蔬菜。

### （2）坚持适量的体力活动

根据自身情况、活动习惯、心脏功能设定活动强度，循序渐进。

**（3）其他方面**

合理安排工作及生活，提倡不吸烟，避免二手烟，可饮少量酒。

**（4）控制易患因素**

糖尿病患者应及时控制血糖，包括饮食控制；高血压患者应给予降压药，使血压降至适当水平；血胆固醇增高者应控制胆固醇，适当给予降脂药物。

**2. 脑血管疾病的预防**

（1）高血压人群注意控制血压，饮食方面要注意低盐低脂肪饮食。

（2）戒烟限酒，适当运动。

（3）积极控制高血压、糖尿病、高血脂等危险因素，将危险因素控制在合适的范围。

（4）每年按时体检，多注意测量观察自身血糖、血脂、血压的变化。

**3. 老年精神障碍的预防**

**（1）防止精神衰退**

老年人应参加适当的活动，可以根据自己的兴趣爱好，练习书法、绘画、种花、养鱼，学习各种技能，即使没有什么兴趣爱好，也可以在活动中多和他人交流或一起进行娱乐，保持脑细胞充分活跃。

**（2）注意饮食营养健康**

讲究饮食营养也可以对脑的老化和痴呆症有一定的预防作用。铝元素可以使脑组织退化，引起老年性精神病，因此应尽量避免应用铝制品烹调或盛放食物，少吃含有铝的食物，如油条、粉丝、海蜇。在饮食上要增加 B 族维生素的摄入，多吃营养脑细胞的食物，合理进食香菇、大豆、鸡蛋、牛奶、动物肾脏以及发酵的豆制品，并且要戒烟戒酒。

**（3）经常咀嚼**

咀嚼功能与大脑中枢相互关联，咀嚼使脑循环畅通，加强大脑皮质的活化，从而预防脑老化和老年性痴呆，所以老年人缺失牙齿后应尽早镶上假牙以恢复咀嚼功能，预防老年性痴呆的发生。

**（4）避免精神刺激**

保持心情舒畅，乐观豁达，不要有强烈的情绪波动，尤其不要忧虑过度。老年人生活应该规律，这样才能预防老年性精神病的发生。

**4. 老年精神病物理康复训练**

**（1）生活训练**

要求患者每日按时起床及洗漱，于起床后对床单、用物进行整理，使物品维持清洁、整齐，在晚上入睡前洗澡更衣。

**（2）文体娱疗**

可陪同患者进行音乐欣赏，鼓励老人参加锻炼，如体操、太极拳、散步及做操等健身运动，或是观看电影。

**（3）脑部锻炼**

每天坚持读报、背诵文章、诗词或背诵数字，从 1 ～ 100，再从 100 ～ 1，为了防止脑细胞过早地衰退，就要有意识地勤用脑、善用脑，使脑部血管处于舒张状态。

**（4）社会功能训练**

重点在于促进患者相互沟通，并学会赞美及感恩，和病房病友介绍自己、友好相处。

**（5）健康宣教**

每日给予患者一对一健康宣教，提高患者及其家属对跌倒相关知识的了解，告知患者及其家属穿好防滑鞋，固定放置常用物品。

**（6）家属陪护**

在家属离开情况下需提前联系护理人员，指导、教会患者及其家属学习卧、坐、起、站及行间隔 30s 方法，使患者及其家属的预防跌倒意识、防护能力提高。

**5. 老年精神病注意事项**

**（1）控制症状**

从生物 - 心理 - 社会医学模式的观点看来，人脑经常受到体内外环境多方面的影响。其功能发生障碍之后，也应从多种途径促使其恢复。

**（2）去除病因**

有因才有果，找病因是治病最为关键的一步。因躯体疾病感染、中毒或心理社会因素引起的精神病，治疗时应特别重视病因的消除，应该分别采取治疗躯体疾病、抗感染、解毒、社会治疗和精神治疗等措施。

**（3）必须按照医嘱服药**

因为老年精神疾病患者神经系统的退化，使神经细胞的数目减少，势必引起老年患者对药物的敏感性增强，再加上老年人肝脏对药物解毒功能的降低，容易出现药物在体内的蓄积。

**（4）密切观察药物的副作用**

治疗老年精神病时，要注意除了对药物的敏感性增强以外，还容易出现药物副作用，例如老年人最容易发生的副作用，锥体外系、直立性低血压、谵妄状态，即表情茫然。

**（5）防止患者过量服药导致自杀**

老年精神分裂症患者在抑郁症状的基础上，自杀观念很强，危险性很大，所以家属要将药物保管好，按顿给患者服药，并观察患者是否把药咽下，防止患者将药藏匿起来，一次大量吞服而发生意外。

### （6）精神病患者的护理要双管齐下

老年人患者身心都需重视，应重视全面照顾患者的生活，保证老年人的安全，防止意外事故的发生；同时，患者的心理治疗也是很重要的，应加强心理护理，针对患者的特殊心理状态，给予精神上的支持保证、安慰或鼓励。良好的护理是药物治疗顺利进行的重要保证。老年性精神病随着近年来我国老龄化的加深在社会中的表现越来越明显，而治疗老年性精神病使老人享受天伦之乐又是每个儿女的责任，所以要准确把握老年性精神病治疗时的原则，使老人在健康有益的环境里得到更好的治疗。

# 第二十一节　心衰的肝瘀血

## 一、概念

心源性肝瘀血属于慢性心力衰竭患者的一种并发症，在临床极为常见。慢性心力衰竭患者出现心功能失代偿等情况时，造成肝静脉内血液压力及质量的改变，进而损害肝细胞，严重时可引发肝硬化，故将这种心源性疾病导致的肝脏并发症称心衰的肝瘀血。

## 二、病因

当心脏疾病晚期出现心功能失代偿时，体循环瘀血，导致肝静脉压升高，久之出现肝脏瘀血肿大。肝细胞在肝脏长期瘀血及缺氧的情况下坏死，并使结缔组织增生，造成肝瘀血。

## 三、病理

在病理方面，心衰造成的肝瘀血的病理机制并不明确，猜测发生这一现象可能的原因是静脉在长期充血性心力衰竭后出现瘀血，肝细胞也在长期充血性心力衰竭后缺氧，进而造成肝功能的损害，肝内血管在长期阻塞性充血的情况下扩张，使肝小叶发生中心性坏死，并引发肝纤维化，最终可进展为瘀血性肝硬化，在此过程中可有肝脾肿大、肝功能异常等的表现。

## 四、临床表现

患者除具有常见呼吸困难和活动时加重、咳嗽并伴大量白色或粉红色泡沫痰、食欲降低、双下肢浮肿等心衰表现外，还有肝功能异常、肝脏肿大、肝区压痛、肝 – 颈经脉回流征，少数有黄疸等肝脏疾病表现。

## 五、诊断与鉴别诊断

### 1. 诊断

超声诊断时出现肝大和下腔静脉扩张则基本可确诊，而多普勒彩超对进一步确定诊断及分析病因提供了更多的依据。多普勒频谱及血流显像可用于诊断后期以及定期随访观察心衰治疗情况。

### 2. 鉴别诊断

鉴别诊断主要排除右心房压力增高致肝血流动力学出现异常的情况，进而导致中央肝小叶被动充血和肝脏肿大、功能障碍。随着肝外窦后压力的增高程度及持续时间的改变，门静脉血流不仅减慢且出现不同程度的减少，从而导致功能性肝脏动脉门静脉分流。此时，患者上腹部增强 CT 中下腔静脉逆向充盈显影（IVCR），部分合并下腔静脉血管增宽（以 IVC 短径 ≥ 30mm 或 IVC 短径与同一层面腹主动脉短径之比＞1.3 作为 IVC 扩张的标准）。所以应考虑到与心衰、心包等疾患所致的右心压力增高而出现肝瘀血相鉴别。

## 六、治疗

### 1. 中医治疗

心衰的肝瘀血在中医里没有明确病名，根据症状划分，归属于积聚中的积证。患者体虚复感外邪，他病日久不愈。主要症状是腹内结块，或胀或痛，病位在心、肝。心系病情迁延不愈则可致肝失疏泄，伤及经脉，遂影响新血生成，继而成气滞血瘀、瘀血内结之证。在治疗方面，《素问·至真要大论》提出的"坚者削之""结者散之，留者攻之"等原则，具有一般的指导作用。《金匮要略》以鳖甲煎丸治之。《证治准绳》在总结前人经验的基础上，提出了"治疗是病必分初、中、末三法"的主张。《景岳全书》则对攻补法的应用做了很好的概括，"治积之要，在知攻补之宜，而攻补之宜，当于孰缓孰急中辨之"。《医宗必读·积聚》把攻补两大治法与积聚病程中初中末三期有机地结合起来，并指出治积不能急于求成，可以"屡攻屡补，以平为期"，颇受后世医家的重视。《医林改错》则强调瘀血在积聚病机中的重要作用，对活血化瘀方药的应用有突出的贡献。常见中医证型如下。

### （1）气虚气滞血阻证

主要表现：多见胸闷，气短，乏力，腹部胀痛，腹部积块质软不坚，固定不移。舌暗苔薄，脉弦。

治法：益气活血，消积散瘀。

代表方：四君子汤合柴胡疏肝散合失笑散加减。人参 6g，白术 15g，茯苓 20g，炙甘草 15g，陈皮 15g，香附 15g，枳壳 10g，川芎 12g，柴胡 6g，芍药 15g，蒲黄 6g，五灵脂 6g。

### （2）正虚瘀结证（肝硬化阶段）

主要表现：久病体弱，表现为腹部积块坚硬，隐痛或剧痛，饮食大减，消瘦形脱，神倦乏力，面色萎黄或黧黑，甚则面肢浮肿，或有出血。舌质淡紫，舌光无苔，脉细数或弦细。

治法：补益气血，化瘀消积。

代表方：八珍汤合化积丸加减。当归 10g，川芎 15g，熟地黄 10g，白芍 15g，人参 6g，茯苓 20g，白术 15g，炙甘草 10g，三棱 3g，莪术 3g，香附 10g。

### 2. 西医治疗

有研究证明与单用利尿剂相比，强心剂联合利尿剂治疗心源性肝瘀血具有一定的优势，其机制可能是利尿剂抑制不同部位对 $Na^+$ 重吸收作用，或促进肾小球 $Na^+$ 滤过，促进门静脉压力显著降低，从而有效缓解肝瘀血。另外心力衰竭患者心排血量和肾动脉血流量降低，醛固酮及继发性血管升压素分泌增加，使水、$Na^+$ 潴留，进而加重肝瘀血，保钾利尿剂可拮抗醛固酮，从而减少水、$Na^+$ 的潴留。利尿剂另一作用能够有效扩张静脉，从而极大减轻心脏前负荷，配合强心剂通过促进心脏收缩力来改善心力衰竭症状。从总体上来说，如果患者肝瘀血诱发因素为右心衰，通常情况下单独应用强心剂治疗效果较差。

## 七、日常预防

### 1. 日常生活

多食用大枣、桂圆、蜂蜜、黄豆、百合等养心益肺食物，使体内气血调和、体质强健。此外，对于阴阳体质不同的人，饮食方面也多有不同，阴虚者宜多吃甘凉濡润的食物，阳虚者宜多吃甘温热性食物，热性体质的人宜吃寒凉的食物，寒性体质的人宜吃温热的食物。

**2. 运动方面**

好动者宜静、好静者宜动。盛夏宜少动以防阳盛伤阴，隆冬宜多动以防阴盛损阳。动静结合，以顺应阴阳消长，达到"真气从之，精神内守，病安从来"的效果。此外，运动以柔缓为主，如散步、打太极拳等，可以增强自身的免疫力，抵抗外邪的侵袭。

**3. 保持平和的心态**

抑郁、生气、烦躁对于体内之气的运行有一定的影响。若情志调畅，气机疏达，气血和调，何而为病？心态平和，积极向上才是正确的生活之道。

# 第二十二节　心衰后合并肝损伤

## 一、概念

心衰时由于心输出量减少及血液循环阻力增加，心脏不能提供充足的富氧血供造成循环淤血导致肝脏的损伤称心衰后合并肝损伤。

## 二、病因

感染、炎症、慢性酒精中毒和全身性疾病可能会同时影响心脏和肝脏。常见的疾病如非酒精性脂肪肝可能会增加心功能不全的风险。相反，急、慢性心衰可能会导致急性缺血性肝炎和慢性淤血性肝病，这就构成了心脏与肝脏相互影响的复杂的疾病。

## 三、病理

在病理方面，急慢性心衰与急性缺血性肝炎以及慢性淤血性肝病关系密切。急性失代偿性心力衰竭患者心输出量减少造成的灌注受损会引起急性肝细胞坏死，造成缺氧性肝炎、缺血性肝炎或休克肝。肝脏作为人体最大的内脏器官，接受着门静脉和肝动脉的双重供血来满足肝脏复杂的新陈代谢活动。心输出量减少引起肝脏低灌注或低氧，导致小叶中心区肝细胞溶解坏死。肝静脉压力升高引起的肝脏淤血和心输出量减少引起的灌注受损导致了疾病的发生。而慢性淤血性心衰继发肝病主要归因于三个方面：肝静脉压升高、肝血流量减少以及动脉血氧饱和度降低。心输出量减少、心室舒张末期容积增加和充盈压升高，从而导致中心静脉压升高并通过肝静脉传递到肝小静脉，造成静脉血液回流障碍，肝静脉及肝窦扩张淤血，最终引起淤血性肝功能损害。慢性淤血性肝病肝功能异常主要表现为白蛋白降低及血清胆汁淤积标志物升高。

## 四、临床表现

主要表现为呼吸困难、体力活动受限和液体潴留（肺循环淤血、体循环淤血及外周水肿）、营养不良、肝脏肿大压痛、肝功能异常、腹水、外周水肿等。

## 五、诊断与鉴别诊断

### 1. 诊断

心衰所致的肝脏缺血缺氧及淤血可引起肝功能检查的异常，伴随着心衰的血流动力学异常可导致肝细胞溶解破坏释放转氨酶、胆汁淤积以及凝血因子和白蛋白合成减少等一系列功能紊乱。

**2. 鉴别诊断**

鉴别诊断主要与 AHF 伴有心脏基础疾病造成的肝缺血、单纯的右心衰竭或严重的全心衰竭的肝瘀血、肝脏长期缺血及淤血导致的肝损伤、炎症因子造成的肝损伤相鉴别。

# 六、治疗

## 1. 中医治疗

中医络病理论认为，心气虚乏、运血无力是心力衰竭疾病发生发展的病机之本，而血运无力、络脉瘀阻则导致脏腑功能受损，气血津液输布失司，加之络脉瘀阻不通，阻于局部，形成痰瘀互结闭阻肝络而见肝脏肿大变形，出现络息成积的病理改变。治疗以温阳益气为主。本病一般都有不同程度的血瘀，气虚则血瘀加重，补气则能缓解血瘀。血为气之母，血旺则气旺，血衰则气少，气虚补气不忘补血。气血以温为宜，气得温则行，血得温则活，水得温则化，温阳贯穿于治疗的全过程，如此则正复邪祛，气充血行。根据病情轻重缓急，适当配合化瘀行水之法，活血祛瘀与温阳利水相互为用，寓通于补当中，以补为主，以通为辅，祛邪而不伤正，不可滥用攻伐，徒伤正气，正气愈虚则气血愈难复。常见中医证型如下：

### （1）胸阳不振，寒凝肝脉证

主要表现：胸闷，喘息，活动加重，夜间不能平卧，胸胁胀痛，或少腹拘急冷痛，牵引睾丸坠痛，双下肢浮肿，恶寒肢冷，尿少。舌体胖嫩，边有齿痕，苔白滑，脉弦细无力或迟。

治法：温阳散寒，利水消肿。

代表方：真武汤合暖肝煎加减。茯苓 20g，白术 20g，白芍 15g，附子 6g，生姜 15g，枸杞子 20g，当归 15g，陈皮 15g，乌药 6g，肉桂 6g。

**（2）心血瘀阻，肝郁气滞证**

主要表现：心悸怔忡，甚则疼痛，状若针刺，喘促咳嗽，夜难平卧，胁肋部胀满不适，遇情志不舒加重，嗳气频作，得矢气则舒。舌质紫暗或有瘀斑、瘀点，脉弦涩或结代。

治法：益气养心，疏肝解郁。

代表方：桃红饮合柴胡疏肝散加减。桃仁 15g，红花 10g，当归尾 10g，川芎 15g，柴胡 10g，香附 20g，川芎 10g，茯苓 20g，枳壳 10g，白芍 15g。

**（3）肝络失养，气阴两虚证**

主要表现：心悸气短，心烦失眠，体瘦乏力，面白无华，唇甲色淡，口干咽燥，胁肋隐痛，悠悠不休，遇劳加重，小便短赤，潮热盗汗，尿少肢肿。舌暗红，少苔或无苔，脉细弦数或虚数。

治法：滋养肝阴，益气活血。

代表方：一贯煎合炙甘草汤加减。生地黄 10g，北沙参 10g，当归 15g，枸杞子 15g，麦冬 10g，桂枝 10g，阿胶 10g。

**2. 西医治疗**

肝损伤除了治疗原发病外，应及时给予不同作用机制的保肝药进行治疗。抗炎药（如甘草酸类、还原型谷胱甘肽等）联合细胞膜保护剂可从不同环节起到保肝作用。多烯磷脂酰胆碱为肝细胞膜修复保护剂的代表药物，多元不饱和磷脂胆碱是肝细胞膜的天然成分，可进入肝细胞，并以完整的分子与肝细胞膜及细胞器膜相结合，增加膜的完整性、稳定性和流动性，使受损肝功能和酶活性恢复正常，调节肝脏的能量代谢，促进肝细胞的再生，并将中性脂肪和胆固醇转化成容易代谢的形式。此外，还具有减少氧应激与脂质过氧化，抑制肝细胞凋亡，降低炎症反应和抑制肝星状细胞活化、防治肝纤维化等功能，从多个方面保护肝细胞免受损害。

## 七、日常预防

由于经济增长、城市化、人口老龄化等因素的影响，高血压、动脉粥样硬化性心血管疾病、糖尿病、肥胖等危险因素都会引起本病的发生。积极改善生活方式，控制血糖、血压、心律和胆固醇水平有望控制本病的发生。

# 第二十三节　肝心纤维化

## 一、概念

肝心纤维化是多种原因引起的肝细胞与心肌细胞外间质成分过度异常地沉积，并影响其正常的生理功能的一类慢性损伤性疾病。

## 二、病因

心肌纤维化是高血压、心肌梗死及心肌病等多种心血管疾病造成的。慢性充血性心力衰竭、慢性缩窄性心包炎和各种病因引起的肝静脉阻塞综合征，均可使肝内长期淤血、缺氧，从而导致肝脏的损害最终发展为肝纤维化。其形成机制主要是心衰等多种损伤因素长期慢性刺激肝脏所致。

## 三、病理

目前针对肝心纤维化没有明确的病理机制，有研究认为，转化生长因子β（TGF-β）通路是引发和维持肝心纤维化发生的关键因素。TGF-β作为重要细胞因子参与了高血压心肌纤维化形成过程。有研究表明 TGF-β/Smad 通路是心肌纤维化过程中重要的信号通络。活化的 TGF-β 首先与细胞膜表面Ⅱ型 TGF-β 受体结合，形成异源二聚体复合物。后者再与 Co-Smad 结合成为转录复合物，调节特定靶基因。而 TGF-$\beta_1$ 通过活化一系列通路信号分子和激酶，诱导心肌成纤维细胞增殖，细胞外基质沉积，从而介导血管紧张素Ⅱ（Ang Ⅱ）诱发心脏重构。另有研究表明，除 Ang Ⅱ 外，醛固酮、内皮素等均可刺激 TGF-β/Smad 信号通路参与高血压心肌纤维化。肝细胞受损时可释放出炎性及纤维化相关介质，触发星状肝细胞（HSC）的活化，活化的 HSC 细胞相互刺激，促进免疫细胞（包括 T、B 淋巴细胞以及单核细胞）募集以及分泌细胞因子，如 TGF-β、血小板衍化生长因子（PDGF）。

## 四、临床表现

轻者由于代偿良好而无明显体征，重者可导致充血性心力衰竭、恶性心律失常、猝死、疲乏无力、食欲减退有时伴恶心呕吐、慢性消化不良、腹胀气、便秘或腹泻、肝区隐痛等症状。临床上部分患者无明显症状，经进一步检查才发现。当临床表现出现蜘蛛痣、鼻衄、牙龈出血、皮肤和黏膜有紫斑或出血点、女性月经过多的症状时往往提示肝纤维已经发展到肝硬化的阶段。

## 五、诊断与鉴别诊断

### 1. 诊断

肝心纤维化主要进行以下几种检查：①血液检查：检查肝纤维化四项，即透明质酸、Ⅲ型前胶原、Ⅳ型胶原、层粘连蛋白，能反映肝脏细胞功能和活动性纤维化程度。Ⅰ型前胶原羧基端肽（PICP）、Ⅲ前胶原氨基端肽（PIIINP）为心肌胶原代谢经典血清标志物，可辅助诊断心纤维化。②超声检查：肝胆影像检查可发现肝包膜增厚，表面不规则的结节状或各叶比例发生改变等肝硬化或门静脉高压的征象，但早期肝纤维化不明显时，诊断能力较差，难以准确地进行肝纤维化分期。③肝瞬时弹性成像技术：用于判断肝纤维化程度，具有快速、无痛、可重复、无创等优点。④肝穿刺活检：经皮肝组织活检是诊断肝纤维化、肝硬化的金标准，能够明确诊断肝脏纤维化程度。⑤心血管磁共振成像钆剂延迟增强，是评估心脏纤维化的金标准。

**2. 鉴别诊断**

**（1）先天性肝脏纤维化**

先天性肝纤维化以继发性的门脉高压症及其并发症为主要表现，也有一部分可能合并先天性肝内胆管扩张或多囊肾。先天性肝纤维化症状出现较早，一般成年之前会出现症状，症状主要为呕血、便血、肝脾区不适或胀痛、贫血、腹腔积液、胆道感染伴发热、黄疸、腹痛等。如果合并多囊肾的患者，可能会出现尿毒症。一般不并发肝性脑病以及肝功能衰竭。

**（2）门脉性肝硬化**

门脉性肝硬化会出现慢性淤血性脾大，脾大后引起脾功能障碍、腹水以及侧支循环的形成，表现为胃底食管下段静脉丛曲张、直肠静脉丛曲张、脐周浅静脉高度扩张、海蛇头、胃肠淤血以及腹水。

# 六、治疗

## 1. 中医治疗

肝属木为母脏，心属火为子脏，心阳不足，血脉瘀滞日久，子盗母气，必致肝脉淤滞，日久也可致肝络病。情志抑郁，或暴怒伤肝，以致肝失疏泄，藏血失职，运化失司；劳累过度，耗气伤津，加速病情进展。其核心病机为燥结，而痰饮、水湿、瘀血、郁热等均为其继发病机。关于肝心纤维化的中医病机，以"正虚血瘀"为主要病机，其"正虚"为心气亏虚和肝肾阴虚，"因虚致积"可促使疾病进一步发展。中医学认为人体的气在体内及体表循环往复，对外抗邪、固护体表，对内维持体内各脏腑的正常运行，此为"正气"。若"正气"长期受损或不足，则外界"邪气"易侵犯人体，反复损伤人体正气，再遇复感外邪，形成本病本虚标实的特点。《临证指南医案》善用辛香通络、甘缓补虚、辛泄祛瘀等法治疗本病。常见中医证型如下。

（1）痰浊内阻证

主要表现：脘痞闷，腰酸乏力，嗜卧，倦怠乏力，呕吐痰涎。舌苔腻，脉滑。

治法：化痰祛湿，健脾和胃。

代表方：胃苓汤加减。滑石 10g，防风 15g，木通 3g，栀子 10g。

（2）湿热中阻证

主要表现：口干苦或口臭，胁胀或痛，纳呆，胃脘胀闷，倦怠乏力，皮肤巩膜黄染，大便黏滞秽臭或干结。舌质红苔黄腻，脉弦数或弦滑数。

治法：清热化湿。

代表方：茵陈蒿汤加味。茵陈 10g，栀子 10g，大黄 3g。

（3）气虚血瘀证

主要表现：疲倦乏力，食欲不振，大便异常，肝区不适或胀或痛，面色晦暗。舌质暗红，舌下静脉曲张，脉弦细。

治法：益气养阴，活血化瘀。

代表方：补阳还五汤合一贯煎加减。川芎 10g，桃仁 15g，红花 10g，赤芍 15g，当归 10g，地龙 5g，黄芪 30g，茯苓 20g，枸杞子 15g，陈皮 10g，乌药 5g，肉桂 5g。

## 2. 西医治疗

肝心纤维化患者通过有效药物治疗以及戒酒、运动、改变生活方式等措施，延缓进展程度，主要目的是抗炎、抗病毒，调节免疫等。通过调节 PDGF、TGF-β 等特殊细胞因子活性或阻断其细胞内信号传导途径来抑制纤维化细胞的激活和增殖是近年来研究的热点，如 TGF-β 抗体、TGF-β 反义寡核苷酸、可溶性Ⅱ型 TGF-β 受体、特异性 PDGF 受体 β 亚单位核酶、己酮可可碱等均显示较强的抗纤维化作用。近年研究发现使用内皮素受体拮抗剂、血管紧张素转化酶抑制剂或血管紧张素Ⅱ受体拮抗剂也能抑制激活的 HSC 增殖。

## 七、日常预防

肝心纤维化患者应注意补充营养，促进细胞再生和修复，每日应保证供给蛋白质 100～200g，适当限制脂肪，增加碳水化合物的供给，增加富含维生素的食物，多进食含维生素 $B_1$ 的食物，多食用一些燕麦、小米、面粉、酸奶、海带、食醋等有调脂作用的食品。养成良好生活习惯，戒烟酒、适当运动、规律作息、避免劳累、保持愉快。症状得到控制后的患者，应鼓励其适当锻炼，增强体质，提高生活质量。

# 第二十四节　心血管疾病用药后的肝损伤

## 一、概念

治疗心血管疾病药物往往长时间或过量摄入毒物即会导致肝脏

无法及时代谢，从而导致有毒物质的蓄积，进一步损伤肝脏细胞，从而造成肝脏细胞的坏死或凋亡。肝脏损伤类型可以是肝细胞损伤型，或者是淤胆型，也可以是混合性肝损伤。

## 二、病因

药物性肝损伤的病因迄今尚未充分阐明，通常可概括为药物的直接肝毒性和特异质性肝毒性作用，其过程包括药物及其代谢产物导致的"上游"事件以及肝脏靶细胞损伤通路和保护通路失衡构成的"下游"事件。药物的直接肝毒性是指摄入体内的药物和其代谢产物对肝脏产生的直接损伤，往往呈剂量依赖性，通常可预测。药物的直接肝毒性可进一步引起免疫和炎症应答等其他肝损伤机制。

## 三、病理

心血管疾病用药后肝细胞损伤的作用机制可能与药物导致肝细胞坏死或肝细胞膜的通透性增加有关。目前认为造成肝损伤的机制主要包括：①药物本身的致病因素：如以异烟肼、利福平和吡嗪酰胺联用的结核化疗方案，这3种药对肝功能均有一定影响，可导致药物性肝损伤，甚至致命的暴发性肝衰竭及肝功能衰竭；②原发疾病的影响：原有慢性肝脏疾病、免疫紊乱和营养不良、肾功能不全的患者均可增加机体对药物毒性的易感性；③老年人易发生药物性肝损伤，其原因可能有：肝脏肾脏功能减退，对药物的代谢及排泄能力下降，肾小球滤过作用减退导致药物的血药浓度增高等。

## 四、临床表现

### 1. 抗心律失常药的肝损伤

大多数抗心律失常药物的代谢是在肝脏经肝药酶催化进行的，所以抗心律失常药物中有不少可以引起轻重程度不同的肝损伤，肝细胞损伤性和淤胆性病变都可出现。

**2. 抗高血压药的肝损伤**

降压药长期服用易引起肝损伤，而且过度降压可引起重要脏器血供显著减少，影响这些脏器功能。大幅度地降低血压，肝脏难以承受，尤其是老年患者，易引起血清肝酶升高。降压药物引起肝损伤主要是肝细胞损伤型，常出现转氨酶的增高、黄疸等表现。

**3. 他汀类药的肝损伤**

他汀类药物是目前最常用的调节血脂药，他汀类药物应用广泛，且呈现不断上升的趋势。他汀类药物所引起的肝损伤常见门静脉淋巴细胞浸润，伴或不伴胆汁淤积，他汀类药物引起的肝功能异常按程度分为轻度和中、重度异常，轻度异常是指血清谷丙转氨酶（ALT）或谷草转氨酶（AST）超过正常值但低于正常上限值（ULN）3倍，即 < 3 倍 ULN；中、重度异常是指 ALT 或 AST ≥ 3 倍 ULN；严重者引起血清胆红素增高、白蛋白降低、凝血功能异常等肝脏代谢或合成功能受损。

**4. 强心苷类药的肝损伤**

强心苷类药物是一类具有强心功效的甾体苷类化合物，临床主要用于心力衰竭的治疗。具有肝功能不全的患者使用强心苷类药物，更易发生中毒反应，主要是因为当肝功能减退时，可影响强心苷类药物在体内的代谢，使半衰期延长，发生蓄积中毒，出现黄视症或绿视症、胃肠反应、心脏毒性反应等。

**5. 抗血小板药的肝损伤**

抗血小板药是用来抑制血小板的环氧化酶生长的药物，阿司匹林作为其中的代表药之一，具有良好的抗血小板聚集效果。长期或大剂量的服用阿司匹林可导致肝毒性，引起不同程度的肝损伤，ALT、胆红素和血清碱性磷酸酶（ALP）均可升高。通常情况下，肝损伤在短期内无明显症状，多在用药几个月后出现腹部触痛、右上腹不适、肝区胀痛等症状，同时患者的血清干细胞酶水平会出现升高。

## 五、诊断与鉴别诊断

### 1. 诊断

药物性肝损伤发病时间差异很大，与用药的关联常较隐蔽，缺乏特异性诊断标志物。因此全面细致地追溯可疑药物应用史和除外其他肝损伤病因，对于建立相对应诊断至关重要。当存在多种可能病因时，仔细甄别肝损伤的最可能原因非常重要。当出现下列情况应考虑肝活组织检查：经临床和实验室检查仍不能确诊；停用可疑药物后，肝脏生化指标仍持续上升或出现肝功能恶化的其他迹象；停用可疑药物 $1 \sim 3$ 个月，肝脏生化指标未降至峰值的 50% 或更低；怀疑慢性药物性肝损伤或伴有其他慢性肝病时；长期使用某些可能导致肝纤维化的药物，如氨甲蝶呤等。

### 2. 鉴别诊断

药物性肝损伤临床表型复杂，需通过细致的病史询问、症状、体征和病程特点、病原学检查、生化学异常模式、影像学乃至病理组织学检查等，与各型病毒性肝炎、MAFLD、酒精性肝病、自身免疫性肝炎（AIH）、原发性胆汁性肝硬化（PBC）、肝豆状核变性、$\alpha_1$ 抗胰蛋白酶缺乏症、血色病等各类肝胆疾病相鉴别。此外还应排除感染、中毒、心力衰竭、低血压或休克、血管闭塞以及肺功能不全等引起的全身组织器官缺氧性损伤。需注意肝窦阻塞综合征（SOS）/ 肝静脉闭塞性疾病（VOD）可以腹水为首发临床表现。

## 六、治疗

### 1. 中医治疗

中医按其临床表现可将肝损伤归属于"黄疸""胁痛""虚

劳""痞满""鼓胀"等范畴。《黄帝内经·素问》言："正气存内，邪不可干"，正气亏损、气血阴阳失和于内，外合"药毒"之邪是肝损伤的致病之因。肝损伤患者大多素体禀赋不足或因长期饮食作息不规律以致劳伤日久，气血有亏。针对心血管药物引起肝损伤，其病性为本虚标实，湿热、气滞、血瘀为其病理产物，依照肝损伤不同阶段的证候特点分型、分期论治。肝损伤的病位在肝，肝失疏泄是其病机之一，因此在治疗肝损伤的过程中，应当适当佐以疏肝及柔肝的药物。柴胡为疏理肝气之要药，《滇南本草》中对柴胡的功效描述道："行肝经逆结之气，止左胁肝气疼痛"，其在疏肝类中药中有着不可替代的地位。白芍味苦，归肝、脾经，可养血敛阴，柔肝止痛。柴胡配伍白芍，一散一敛，相得益彰，使得肝气调达，阴血能固，二者相互为用，疏肝而不伤阴血，敛肝而不遏气机，使之升散无耗伤阴血之弊。湿热为肝损伤的一个重要的病理产物，多系肝脾不调，湿邪郁久化热而生，治以清热利湿，凉血解毒之法，多配以茵陈、金钱草、青蒿、栀子等具有清热解毒、利湿退黄功效的药物。瘀血则是肝损伤的另一个病理产物之一，并且瘀血也是心力衰竭的重要病理产物之一，活血化瘀作为其治疗方法，常用丹皮、赤芍、桃仁、莪术等中药。常见中医证型如下。

### （1）气滞湿阻证

主要表现：胁肋胀满疼痛，饮食减少，食后胀甚，得嗳气或矢气稍减，小便短少。舌苔薄白腻，脉弦。

治法：疏肝理气，运脾利湿。

代表方：柴胡疏肝散合胃苓汤加减。柴胡10g，香附20g，川芎10g，茯苓20g，枳壳20g，白芍15g，苍术15g，猪苓15g。

### （2）肝胆湿热证

主要表现：胁肋胀痛，或灼热疼痛，口苦口黏，胸闷纳呆，恶心呕吐。舌红苔黄腻，脉弦滑数。

治法：清热利湿。

代表方：龙胆泻肝汤加减。龙胆 5g，栀子 10g，黄芩 10g，柴胡 10g，生地黄 10g，车前子 20g，泽泻 20g，甘草 10g，当归 10g。

**（3）肝胃不和证**

主要表现：脘腹满闷，胸胁胀满，心烦易怒，善太息，呕恶嗳气或吐苦水，大便不爽。舌质淡红，苔薄白，脉弦。

治法：疏肝解郁，理气和胃。

代表方：越鞠丸合枳术丸加减。香附 20g，川芎 10g，苍术 20g，栀子 10g，神曲 10g，枳实 10g，白术 15g。

**（4）气阴两虚证**

主要表现：胁肋隐痛，悠悠不休，遇劳加重，口干咽燥，心中烦热，伴有倦怠乏力，食欲不振，恶心呕吐，脘腹满闷不适，大便不畅。舌红少苔，脉细弦而数。

治法：益气健脾，养阴柔肝。

代表方：一贯煎合香砂六君子汤加减。生地黄 10g，北沙参 10g，当归 15g，枸杞子 10g，麦冬 10g，沉香 10g，香附 20g，砂仁 10g，人参 6g，白术 15g，茯苓 20g，甘草 10g，陈皮 10g。

**2. 西医治疗**

西医治疗包括停用药物，避免相同或同类药物的再次应用，合理选择用药或联合用药，并适当予以一定的保肝药物。支持治疗包括卧床休息，优质蛋白饮食，保持饮食的清淡，并及时补充各种必需营养物质，多饮水加强毒性药物的排泄，注意维持水、电解质及酸碱平衡，同时避免再次使用肝毒性药物，密切观察患者症状体征，并监测患者肝功能及凝血等指标。解毒药物主要为含巯基的药物，其可通过结合药物毒性产物，从而起到保肝作用，代表药有还原型谷胱甘肽、乙酰半胱氨酸等，甘草酸制剂也广泛应用于肝损伤的治疗当中，可用于转氨酶升高的肝细胞型或混合型肝损伤。

## 七、日常预防

我国人口众多，临床不规范用药较为普遍，医护人员和公众对药物性肝损伤的认知和警惕性相当欠缺。因此，防治形势较为严峻，需要采用系统方法减少整体风险和增加获益。

# 第二十五节　肝心综合征

## 一、概念

肝心综合征是指由肝脏疾病引起的，出现心悸、心绞痛、心功能不全、心律失常等一系列心脏临床症状，体征及心电图异常改变的临床综合征。

## 二、病因

研究发现，肝脏疾病影响心脏可能有多种原因。有学者认为，肝炎病毒侵犯肝脏，产生的免疫复合物可引起心脏损伤。肝功能不全，可引起冠状动脉收缩，从而使心肌缺血，异位节奏点兴奋，进而出现心律失常。另外，肝脏疾病对大脑皮层产生干扰，使患者出现自主神经功能紊乱，加之长期应用利尿剂出现的电解质紊乱，为心脏折返激动提供了条件。近期研究发现肝损伤时出现的肠源性内毒素可引起心血管损伤，这些内毒素在未经肝脏解毒前可直接进入体循环，经过一系列的炎症反应，引起心肌细胞损伤。另外，因为肝脏对脂质的代谢发挥重要作用，而脂质代谢紊乱是导致动脉粥样硬化的关键原因。所以，肝脏损伤可以间接导致心血管疾病。

## 三、病理

肝心综合征的发病机制可能由于多种因素引起，目前认为可能与以下因素有关：①肝脏病变时通过神经反射机理及内分泌、激素代谢功能紊乱，导致周围循环的调节功能失调，引起循环系统的一系列症状；②肝功能异常，胆红素、内毒素等代谢产物对心脏的抑制作用；③肝炎病毒对心肌的直接损害或免疫损伤作用；④肝脏疾病对大脑皮层经常性干扰，使自主神经功能紊乱，为心脏折返激动提供了发生的条件；⑤肝功能受损，胆汁排泄机能异常给心血管机能带来不利影响；⑥肝脏疾病可反射性地引起冠状动脉收缩，导致心肌缺血；⑦肝炎患者思想顾虑重，情绪易波动可能也是肝心综合征的发生原因；⑧肝病时并发的水电解质、酸碱平衡失调，营养物质缺乏，有效循环血容量不足，低糖，低白蛋白血症，贫血，发热等，导致心肌代谢障碍和活动障碍。

## 四、临床表现

患者有明确的肝脏病症状和体征，同时出现心悸、胸闷、乏力、心绞痛、心功能不全等症状，血压正常或偏低，下肢水肿，可出现各种心律失常，如期前收缩、阵发性室上性心动过速、心房扑动、心房颤动等。心电图改变：低电压、P-R间期或Q-T间期延长，T波、ST段的改变等。

## 五、诊断与鉴别诊断

### 1. 诊断

实验室检查：①肝功能明显异常，转氨酶升高，A/G倒置。尿素氮轻、中度升高，血钾、钠、钙降低。②心电图检查可见心律失常，ST段下移，T波倒置平坦，Q-T间期延长，U波出现，传导障碍等。

**2. 鉴别诊断**

肝心综合征包含肝脏和心脏相关的多种症状，鉴别诊断时应排除器质性心脏病，如冠状动脉硬化、心肌炎和心肌病等。

## 六、治疗

**1. 中医治疗**

肝心综合征可归于中医学之"肝心痛"等范畴，与中医理论"肝心同病"相合，具体阴阳、五行等理论于本书前面章节已有陈述。早在《灵枢经》中就提出"肝心痛"是由肝木为病，邪气上乘于心所致，症见心脘疼痛，连及胁肋等，并可随情绪波动而加重。肝心综合征主要病机可概括为脏腑虚损，痰瘀阻络。六淫邪气侵袭肝脏，素体禀赋不足等导致肝失疏泄，气机不畅，水液运行失调，水停成痰，血留为瘀，二者相互影响，痰瘀互结，化生浊毒，从而出现心胸疼痛和精神情志等方面的症状。肝"体阴而用阳"，以血为本，以气为用，肝失疏泄则气血不调，心脉首当其冲。因此，多为肝心综合征或肝病及心，肝心同病，且与脾、肾关系密切，属本虚标实之证。疾病初起多以实邪内阻为主，多属气分，病情轻，病程迁延日久，耗伤气血，脉络失和，脏腑失养，则见虚实夹杂之证。《医宗粹言》曰："先因伤血，血逆则气滞，气滞则生痰，痰与血相聚，名曰瘀血夹痰，治宜导痰消血。若素有郁痰所积，后因伤血。故血随蓄滞，与痰相聚，名曰痰挟瘀血。治宜破血消痰"，明确指出痰瘀同病需痰瘀同治的观点。曹仁伯在《继志堂医案》中则明确提出，"此痛不唯痰浊，且有瘀血，交阻膈间。方用全瓜蒌、薤白、桃仁、红花"，不仅认识到本病与痰瘀密切相关，而且采用了痰瘀同治的方法。常见中医证型如下。

**（1）肝郁气滞证**

主要表现：胁肋胀痛，走窜不定，情志不畅，心烦易怒。舌淡红苔薄白，脉弦。

治法：疏肝行气。

代表方：柴胡疏肝散加减。柴胡 10g，赤芍 15g，川芎 15g，枳壳 20g，陈皮 10g，甘草 10g，香附 20g，郁金 20g，延胡索 10g。

**（2）肝郁痰瘀互结证**

主要表现：心胸闷痛，遇劳加重，心悸气短，双胁胀闷。舌紫暗苔薄白，脉滑涩。

治法：活血化瘀，祛湿化痰。

代表方：血府逐瘀汤合温胆汤加减。当归 15g，生地黄 10g，桃仁 15g，红花 10g，枳壳 20g，川芎 15g，赤芍 15g，甘草 10g，半夏 10g，竹茹 20g，陈皮 10g。

**2. 西医治疗**

（1）主要治疗原发肝脏病，保护肝脏功能，以减轻或防止肝病对心脏的影响，纠正电解质失调，应用促肝细胞生长素等。

（2）可用扩张冠状动脉药以及抗心律失常药等对症治疗。

（3）防治颅内高压，如出现脑水肿者进行脱水治疗。

## 七、日常预防

积极控制体重、戒酒，有科学研究表明，如果人体摄入过量乙醇，对心脏可产生毒害作用，导致心肌的收缩能力减弱。改善生活环境，注意生活规律。疾病的发生与日常生活息息相关。想要预防心脏病，饮食应注意均衡，平时要坚持适量的运动，保持心情舒畅，不过度劳累，不熬夜，促进身体的新陈代谢，坚持一定时间，对心脏也有很大好处。

# 第二十六节　乙肝相关心肌损伤（病毒感染伴随肝心损伤）

## 一、概念

乙型病毒性肝炎是一种由于人体感染乙型肝炎病毒引起的能够导致肝脏损伤的常见传染病，临床上多见胁痛、黄疸、乏力等症状，乙型肝炎病毒感染人体后除引起肝脏损伤外，还可累及心脏、肾脏等肝外器官，如果没有及时控制病情，则可进展为肝硬化、肝癌或出现其他系统并发症，心肌损伤是病毒性肝炎的常见并发症之一。

## 二、病因

肝炎病毒感染后，除引起肝脏的损害，导致肝功能障碍外，还可引起肝外脏器的损伤。

## 三、病理

乙肝相关心肌损伤的致病机理目前尚未完全明确，可能是乙型肝炎病毒直接作用于心肌细胞或免疫反应过程中产生的各种细胞因子、炎性介质等引起心肌损伤。也可能是由于患者免疫功能下降，引起心肌细胞的损伤。另外，在重症肝炎时期，机体会出现各种代谢障碍，使血胆红素升高，心肌缺氧，进而出现心肌损伤。相关研究显示，很多乙肝患者的心电图检查结果出现一过性异常，并伴有心悸、乏力、呼吸困难等症状，说明乙肝与心肌损害具有密切的联系。还有相关研究表明，如果患者病情较重，存在黄疸症状或处于肝硬化失代偿期，则并发心肌损伤的概率更高，患者心电图改变最常见为 T 波改变和窦性心动过缓，并认为与血清胆红素升高有关。

## 四、临床表现

患者常出现恶心，上腹部不适，肝区疼痛，疲惫乏力，心悸，呼吸困难等症状。心电图，心肌酶，胸部彩超等出现相关改变。

## 五、诊断与鉴别诊断

### 1. 诊断

心肌损伤后，6 小时内血中水平升高的标志物：已知的诊断急性冠状动脉综合征（ACS）的早期标志物大多出现于病理过程的早期（心肌坏死以前），早期标志物的应用有助于早期诊断。C 反应蛋白（CRP）在心肌损伤发生的早期出现异常增高且窗口期较短，在心肌损伤的早期和预后估计有较好的临床价值。肌红蛋白（Mb）虽然心肌特异性不高，但心肌梗死后能迅速地从坏死的心肌中释放出来，具有高度的敏感性。Mb 的血半衰期短，所以又有助于观察 AMI 病程中有无再梗死发生以及梗死有无扩展。

### 2. 鉴别诊断

与心肌梗死相鉴别。心肌损伤主要就是人体的心肌出现损伤，它是由心肌的炎症等一些其他原因所导致的。心肌梗死也会由于心脏血管出现狭窄或者堵塞而引起患者出现进一步的心肌的缺血损伤和坏死，所以两者之间需要鉴别诊断。绝大多数的心肌梗死都是冠状动脉粥样硬化性心脏病进展到终末期的一种表现，而心肌损伤很多时候是由于病毒引起，是病毒导致人体心肌细胞坏死而引起的一种疾病，这是两者之间最主要的鉴别点，一个是由于血管所导致，另一个是由于病毒所导致。

## 六、治疗

### 1. 中医治疗

从中医学角度看，乙型病毒性肝炎属"胁痛""黄疸"等范畴，乙肝相关心肌损伤则可归于"肝病及心""肝心同病"范畴。目前现代医家达成共识，认为乙肝由湿热疫毒之邪侵入人体，恰逢正气不足以抵抗病邪而发病。肝为心之母，肝心共主血脉，行血藏血互用，从经络上看，肝心二经于多处交汇，因此生理病理常互相影响。湿热疫毒侵袭肝脏，使肝脏生理功能失调，肝失疏泄，气机不畅，气血运行失调，从而产生水饮、痰浊、瘀血等，若病情迁延，病邪必累及心脏，痰瘀阻络，脉络壅滞，使心脏气血失和，心脉拘急不畅，从而形成乙肝相关心肌损伤。本病的治疗着眼于肝胆，分虚实而治。实证宜理气、活血通络、清热祛湿；虚证宜滋阴养血柔肝。临床上还应据"痛则不通""通则不痛"的理论，以及肝胆疏泄不利的基本病机，在各证中适当配伍疏肝理气、利胆通络之品。常见中医证型如下。

（1）肝心血虚证

主要表现：胸胁闷痛，心悸气短，体虚乏力，面色无华。舌淡，苔薄白，脉沉细。

治法：补血养心。

代表方：四物汤加减。熟地黄10g，白芍15g，当归10g，川芎15g，人参6g，黄芪30g，甘草10g。

（2）肝心瘀毒证

主要表现：胸胁刺痛，痛处固定。舌紫暗，苔薄白，脉弦涩。

治法：活血化瘀解毒。

代表方：血府逐瘀汤加减。当归15g，生地黄10g，桃仁15g，红花10g，枳壳20g，牛膝10g，川芎20g，柴胡10g，赤芍15g，甘草 10g，桔梗 15g。

**2. 西医治疗**

改善心肌代谢、营养心肌、改善心肌供血的药物治疗，就可以使心肌损害更快恢复。做心功能锻炼，进行心脏功能的康复训练，比如适当体育锻炼等。平素要避免情绪激动，避免劳累或者熬夜，养成良好生活习惯，保持心情愉悦等。

## 七、日常预防

本病与肝的疏泄功能失常有关。所以，精神愉快，情绪稳定，气机条达，对预防与治疗有着重要的作用。另外应注意休息，劳逸结合，多食蔬菜、水果、瘦肉等清淡而富有营养的食物，且应注意饮食，要忌酒，忌辛辣肥甘之品，生冷不洁之品也应注意。

# 第二十七节　高尿酸血症

## 一、概念

高尿酸血症是一种人体嘌呤代谢紊乱引起的代谢异常综合征。无论男性还是女性，非同日两次血尿酸水平超过 420μmol/L，称之为高尿酸血症。

## 二、病因

尿酸是体内嘌呤代谢的最终产物，主要通过肾脏及肠道排泄，当尿酸排泄障碍或尿酸生成过多时，就会导致尿酸蓄积在体内，进而形成高尿酸血症。

## 三、病理

尿酸产生过多，其机制可能是内源性尿酸生成过多，与促进尿酸生成过程中的一些酶数量与活性增加和（或）抑制尿酸生成的一些酶的数量和活性降低有关。第二类，继发性高尿酸血症，肾尿酸排泄减少，可能的原因有肾病变如肾小球病变导致尿酸滤过减少和肾小管病变导致尿酸分泌减少；利尿剂特别是噻嗪类利尿剂等药物，也可干扰肾小管对尿酸的重吸收；体内有机酸增加如酮酸、乳酸可竞争性抑制肾小管尿酸分泌。尿酸产生过多，多见于骨髓和淋巴增生性疾病。在白血病、淋巴瘤化疗、放疗过程中，由于大量的细胞破坏，可导致核酸代谢加速，进而导致继发性高尿酸血症。

## 四、临床表现

无症状高尿酸血症指患者仅有高尿酸血症（男性和女性血尿酸分别为 > 420μmol/L 和 360μmol/L）而无关节炎、痛风石、尿酸结石等临床症状。发病率在成年男性占 5% ～ 7%。患者不曾有过痛风关节炎发作，只是查体时，偶然发现血中尿酸值偏高。高尿酸血症还会使尿酸沉积进而导致痛风性关节炎、尿酸盐沉积形成痛风石、肾脏尿酸沉积引起痛风性肾损害，非典型高尿酸血症临床表现多样。

## 五、诊断与鉴别诊断

### 1.诊断

### （1）临床表现

轻度高尿酸血症可无明显临床症状，只是查体时，偶然发现血中尿酸值偏高。随着血尿酸值升高到一定的程度，会出现痛风性关节炎或者痛风性肾损害，关节炎的患者会出现关节红、肿、热、痛等现象。如果严重会导致肾损害，肾损害后会出现蛋白尿以及血尿等症状。

**（2）实验室检查**

正常嘌呤饮食状态下，非同日两次空腹血尿酸水平＞420μmol/L。

**2. 鉴别诊断**

**（1）类风湿关节炎**

青、中年女性多见，四肢近端小关节常呈对称性梭形肿胀畸形，晨僵明显，血尿酸不高，类风湿因子阳性，X线片出现凿孔样缺损少见，通过影像学检查可进行鉴别。

**（2）假性痛风**

系关节软骨钙化所致，多见于老年人，膝关节最常受累，患者血尿酸正常，关节滑囊液检查可发现有焦磷酸钙结晶或磷灰石，X线可见软骨呈线状钙化或关节旁钙化，通过影像检查可进行鉴别。

## 六、治疗

**1. 中医治疗**

高尿酸血症在中医古籍中无明确记载，根据症状可将其归为"历节""痹证""痛风"等范畴。张仲景在《金匮要略》中首次提出"历节"病名，治疗上予桂枝芍药知母汤。《素问·痹论》认为人体正气亏虚，风寒湿三种邪气同时侵犯机体，流注于肌肤、筋骨，造成经脉瘀滞，气血运行不畅，不通则痛，表现为肢体经脉拘急疼痛麻木、屈伸不利、强直变形。元代朱丹溪《格致余论》主张痛风乃血虚生热，外感风寒湿邪杂合而致病。当代医家在古人的基础上对高尿酸血症的病因病机做了进一步的归纳总结，当前中医界广泛认为高尿酸血症的病因是禀赋不足、外感六淫、七情内伤、饮食不节。其病机为脏腑亏虚，湿、痰、瘀阻血脉，酿生浊毒而致，属本虚标实之证，本虚为脾虚、肾虚、脾肾亏虚、肝肾阴虚，标实为湿浊、湿痰、痰瘀、瘀血阻滞。

（1）湿热蕴结证

主要表现：四肢关节红肿热痛，遇冷减轻，活动不利，大便黏腻，舌红苔黄腻，脉滑数。

治法：清热利湿。

代表方：四妙丸加减。苍术、黄柏、薏苡仁、牛膝、车前子、生石膏等。

（2）痰瘀互结证

主要表现：局部刺痛，痛处固定不移，疼痛拒按，四肢活动不利，舌暗红有瘀斑，苔薄白，脉弦涩。

治法：化痰祛瘀。

代表方：涤痰汤合血府逐瘀汤加减。陈皮、半夏、茯苓、当归、生地黄、桃仁、红花、枳壳、牛膝、川芎、赤芍、甘草等。

（3）肝肾阴虚证

主要表现：爪甲不荣，头晕耳鸣，腰膝酸软，自汗盗汗，舌红苔少，脉细数。

治法：滋补肝肾。

代表方：杞菊地黄丸加减。枸杞子、菊花、熟地黄、山药、山萸肉、杜仲、知母、黄柏、茯苓、丹皮等。

**2. 西医治疗**

（1）**改善生活方式**

包括健康饮食、戒烟、坚持运动和控制体重。

（2）**碱化尿液**

使尿 pH 维持在 6.2 ～ 6.9。

（3）**避免用使血尿酸升高药**

如利尿剂（尤其噻嗪类）、皮质激素、胰岛素、环孢素、他克莫司、吡嗪酰胺、烟酸等。

**（4）降尿酸药**

①增加尿酸排泄的药物：苯溴马隆、丙磺舒、磺吡酮等。

②辅助降尿酸药：氯沙坦、非诺贝特等。

**（5）积极治疗与血尿酸相关的代谢性危险因素**

积极控制高尿酸血症相关的心血管危险因素如高脂血症、高血压、高血糖、肥胖及吸烟，应作为高尿酸血症治疗的重要组成部分。

## 七、日常预防

**1. 保持健康的生活方式**

包括控制体重、规律运动；限制酒精及高嘌呤、高果糖饮食的摄入；鼓励奶制品和新鲜蔬菜的摄入及适量饮水；不推荐也不限制豆制品（如豆腐）的摄入。

**2. 知晓并终生关注血尿酸水平的影响因素，始终将血尿酸水平控制在理想范围**

血尿酸水平升高是高尿酸血症和痛风相关合并症发生、发展的根本原因。所有患者需知晓要终生将血尿酸水平控制在理想范围（240～420μmol/L），并为此可能需要长期甚至终身服用降尿酸药物。

**3. 了解高尿酸血症和痛风的危害，筛查及监测相关并发症，控制合并症**

高尿酸血症和痛风是慢性代谢性疾病，可损害多个靶器官，应及早监测，从而达到早期诊断及治疗的目的。此外，痛风与多种疾病互为因果，如慢性肾脏病、心血管疾病及糖尿病等，控制好相关合并症对痛风的预防与治疗也至关重要。

# 第二十八节　酮尿症

## 一、概念

酮尿症是一种生理或疾病状态，形容人尿液中存在酮体。当机体糖脂代谢出现紊乱，脂肪分解加快，酮体（丙酮、乙酰乙酸、β-羟丁酸）生成增多超过机体利用时，血中酮体堆积，即为酮血症；酮体经尿排出时，即为酮尿症。

## 二、病因

酮症常见于以下几种情况：①胰岛素依赖型糖尿病患者胰岛素治疗中断或剂量不足，或非胰岛素依赖型糖尿病患者面对各种应激（如创伤、手术、感染等）时；②肥胖症患者节食或行减重手术前后低能量饮食；③剧烈呕吐或腹泻；④酒精中毒；⑤其他药物中毒等。

常见的情况有饥饿、过劳或饮食不平衡，患者由于各种原因导致长期不吃饭，特别是在不吃主食的时候，可能导致饥饿性酮症。人体是通过糖类代谢来提供能量，如果不吃碳水化合物等主食，身体就会缺乏糖类物质，从而通过分解脂肪来获取能量以支持生命活动。另一种情况即在糖尿病患者身上出现的代谢性疾病，即代谢性酮症，又称糖尿病酮症。糖尿病酮症是由于身体里面缺乏胰岛素，不能有效利用糖类，因此需要通过分解脂肪来获取能量，从而产生糖尿病酮症，严重者会出现糖尿病酮症酸中毒，若不及时治疗，则会危及生命。

## 三、临床表现

全身症状有烦渴、尿量增多、疲倦乏力、脱水等，消化系统症状有食欲不振、恶心、呕吐等，呼吸系统症状有酸中毒时呼吸深而快、呼出气体中可能有烂苹果味，循环系统症状有心率快、血压下降、四肢厥冷等，神经系统症状有明显个体差异，头晕、头痛、嗜睡、烦躁等，晚期可有不同程度意识障碍、昏迷，少数患者表现为腹痛。

## 四、诊断与鉴别诊断

### 1. 诊断

（1）有上述临床表现。

（2）实验室检查血液或尿液酮体阳性。

### 2. 鉴别诊断

出现酮症时，首先应确定发生酮症的原因。由于不同疾病或不恰当治疗引起的酮症需要区别对待，积极治疗原发病。

#### （1）糖尿病酮症

患者有糖尿病史（部分以酮症起病的糖尿病患者可述无糖尿病史），随机血糖一般超过 13.9mmol/L，血尿酮体阳性，尿糖强阳性，血 pH 值降低，阴离子间隙增加。

#### （2）饥饿性酮症

饥饿性酮症轻度患者血酮体增高，尿酮体阳性，临床上可无明显症状。饥饿性酮症是一种类似糖尿病酮症的相关症候群，和糖尿病酮症酸中毒相比，虽然两者都是酮症，但是饥饿性酮症特点为血糖正常或偏低，有酮症，但酸中毒多不严重，正常饮食后可自行缓解，糖尿病酮症则多需要借助药物治疗。饥饿性酮症和糖尿病酮症酸中毒，两者在中重度患者的临床表现上有很多相似，中重度患者由于血中酮体过多积聚而发生代谢性酸中毒，早期出现四肢无力、疲乏、口渴、尿多、食欲不振、恶心呕吐加重等症状。随着病情发展，患者出现头痛，深大呼吸、呼气有烂苹果味，逐渐陷入嗜睡、意识模糊及昏迷。实验室检查：①低血糖；②血 β - 羟丁酸水平增高；③尿酮体阳性；④阴离子间隙升高的代谢性酸中毒。

## 五、治疗

### 1. 饮食疗法

避免长时间饥饿，及时补充糖类物质。

### 2. 中医治疗

糖尿病酮症属中医学"消渴"范畴，中医药治疗"消渴"有着悠久的历史，早在《黄帝内经》中就有相关论述和治疗。中医学认为，糖尿病的基本病机是阴虚燥热，气阴不足，二者互为因果，阴愈虚则燥热愈盛，燥热愈盛则阴愈虚。因此糖尿病酮症是在此基础上感染邪毒，或饮食不节，情志刺激诱发而成。邪热耗伤正气，正气亏虚，津液输布失常，致湿浊停滞。若邪毒湿浊上扰心窍，则会出现神昏等危候，随着病程延长，病机演变逐渐由虚火向痰浊邪毒发展，并进展到气虚、阴虚。故酮尿症患者总体上为本虚标实，阴虚为本，湿浊内积。

#### （1）气阴两虚证

主要表现：咽干口燥，口渴多饮，神疲乏力，气短懒言，形体消瘦，自汗盗汗，五心烦热，心悸失眠，舌红少津，苔薄白干或少苔，脉弦细数。

治法：益气养阴。

代表方：玉泉丸或玉液汤加减。天花粉、葛根、麦冬、太子参、茯苓、乌梅、黄芪、甘草、石斛等。

（2）痰热扰心证

主要表现：口干口渴，喜冷饮，饮水量多，脘腹胀满，易饥多食，心烦口苦，大便干结，小便色黄，舌质淡红，苔黄腻，脉弦滑。或见五心烦热，盗汗，倦怠乏力，舌质红，苔少，脉弦细数。

治法：清热化痰。

代表方：小陷胸汤加减。瓜蒌、半夏、黄连、枳实、陈皮、石膏、知母等。

### 3. 西医治疗

由于不同疾病或不恰当治疗引起的酮症需要区别对待，积极治疗原发病。由于持续空腹或肥胖患者在减肥手术期间持续低卡路里低蛋白饮食所引起的单纯性饥饿性酮症，首先应解除诱因，调整饮食，注意碳水化合物摄入。轻者在口服葡萄糖或摄食后即能缓解病情，糖尿病患者也无须刻意调节降糖方案；重者应予葡萄糖和胰岛素静滴、大量补液、纠正电解质及酸碱平衡失调。妊娠期妇女尤其是滞产或者初次妊娠者，需警惕无症状饥饿性酮症，除了注意补充碳水化合物外，还应注意避免使用可加重胰岛素抵抗的药物，如糖皮质激素，和理论上有加重饥饿性酮症酸中毒风险的药物，如 β 受体激动剂（某些保胎药），必要时终止妊娠。

## 六、日常预防

饮食控制是糖尿病治疗和肥胖症治疗最基本的措施，但糖尿病和肥胖症的饮食治疗并不是饥饿疗法，首先患者应该认识饮食治疗的目的和原则，对控制血糖和体重的重要意义，制定合理的饮食方案，避免出现饥饿性酮症，尤其对于小儿、孕产妇、老年人更应注意。接受胰岛素治疗的糖尿病患者，要按时进餐，同时补充足量维生素特别是 B 族维生素，合理分配食量，定时定量进餐，少量多餐，既能保证营养，又可减轻胰腺负担，有利于血糖控制。糖尿病酮症酸中毒是一种可危及患者生命的糖尿病并发症，早期诊断和适当的糖尿病筛查和对高危患者的及时干预可以显著减少糖尿病酮症酸中毒的发病率。在已知的糖尿病患者中，糖尿病酮症酸中毒通常发生在血糖控制较差的患者，研究表明，如果糖尿病患者血糖水平大于 240mg/fl，应当给予血糖的严密监测。对于患者以及家属进行糖尿病短期和长期糖尿病并发症的讲解就显得尤为重要。通过对患者血糖水平的严密监测可使糖尿病酮症酸中毒仅仅只发生在 5% 的糖尿病患者中。积极的预防对糖尿病酮症酸中毒的发生具有重要的临床意义。

# 第二十九节　肌少症

## 一、概念

肌少症是与年龄增长有关的进行性全身肌肉量减少、肌肉强度降低或身体功能减退的一种综合征，其特征是骨骼肌质量和力量进行性和全面性丧失。

## 二、病因

非酒精性脂肪性肝病是指除外过量饮酒和其他明确的损肝因素所致的，以弥漫性肝细胞大泡性脂肪变为病理特征的临床综合征。研究表明，非酒精性脂肪性肝病患者常伴发肌少症。非酒精性脂肪性肝病和肌少症的发病存在一些相同的病理生理机制，包括肥胖、胰岛素抵抗、维生素 D 缺乏、衰老、缺乏体力活动、慢性炎性反应及一些特定的细胞因子等。此外，肌少症会导致骨骼肌肌肉因子的分泌紊乱，从而影响肝脏中脂肪组织的质量和脂肪沉积，这也可促发脂肪肝和肌少症，因此肌少症与脂肪肝发生率之间可呈正相关。

## 三、病理生理

骨骼肌是摄取葡萄糖的重要组织之一，肌少症患者患 2 型糖尿病的风险增高，同时 2 型糖尿病患者的肌肉质量、力量和功能较正常人明显下降。肝脏和骨骼肌是胰岛素的靶器官，在葡萄糖代谢中起重要作用。近年来研究表明，胰岛素抵抗导致的葡萄糖代谢紊乱，可能是非酒精性脂肪性肝病和肌少症发展的关键因素。胰岛素抵抗在肝脏脂肪变性的发病机制中起着重要作用。此外，胰岛素抵抗可能还通过增加游离脂肪酸的释放来增加肝脏脂肪的沉积，从而促发非酒精性脂肪性肝病。另有研究表明，胰岛素抵抗也参与了肌少症的发展。

维生素 D 缺乏在非酒精性脂肪性肝病的发病中起着重要作用。研究表明，缺乏维生素 D 可促进非酒精性脂肪性肝病肌少症的发展。

## 四、临床表现

肌肉减少症的临床表现主要体现在两个方面：肌力减退，研究显示，肌肉减少症患者在不同肢体部位、不同负荷状态下，均存在肌力的减退；肌肉质量下降，老化过程中体内无脂肪块的减少，几乎全部为肌肉块的减少。

## 五、诊断与鉴别诊断

### 1. 诊断

肌少症可分为三个阶段，分别为前肌少症、肌少症和严重肌少症。前肌少症阶段的特点是肌肉质量低而不影响肌肉力量或身体功能。这个阶段只能通过精确测量肌肉质量的技术和参照标准人群来确定。肌少症阶段的特点是肌肉质量低，肌肉力量低或身体功能低。严重肌少症是指满足低肌肉质量、低肌肉力量和低身体功能三个标准。

**2. 鉴别诊断**

肌少症患者的肌肉功能测定内容主要包括手握力和 6 分钟步行测试，其中手握力是下臂或下肢肌肉力量的替代指标，可预测临床结局，而 6 分钟步行测试则用来客观诊断肌少症，是监测干预变化的有效工具。肌少症常见的病因之一为肥胖，中国成人肥胖是指体质量指数（BMI）> $28kg/m^2$，当机体患有肥胖症时，脂肪异位沉积在肝脏和骨骼肌，因此肥胖可导致肌少症、脂肪肝等疾病。肌少症也是一种年龄相关性疾病，脂肪分布会随着人们年龄的增长而发生变化。衰老会发生去神经支配导致的肌纤维丧失、肌肉质量降低，以及脂质在肌肉中沉积，使得肌少症的患病率升高。骨骼肌质量和功能的丧失也会随着年龄的增长而降低，并且会大大增加体能下降和残疾的风险。据相关研究表明，蛋白质合成速度也会随年龄的增加而减慢，骨骼肌中无法水解的蛋白质也随之增加，因此年龄增长和肌少症的发病率成正比。

## 六、治疗

### 1. 中医治疗

中医疗法"简便验廉"，形式多样、副作用少、安全有效，除了常规中药复方外，还有推拿、太极拳、易筋经等传统疗法、功法，诸多中医特色疗法起到固护脾胃、补气养血、补脾益肾、疏通筋脉、调和阴阳等多方面治疗作用，进而改善肌少症的症状。

肌少症在中医古籍中的称呼有"痿证""虚劳""脱肉""肌肉削""大肉陷下"等。后天失于濡养，尤以脾胃失和，气血亏虚为要。胃为水谷之海，脾为气血生化之源。而病理状态下，脾胃亏虚，气血不足，则宗筋失养，可见肌肉、关节痿弱不用。中医理论认为"治痿独取阳明"，可见阳明精气充沛，能够营养四肢肌肉与筋脉，令形气俱趋充沛。因此着眼脾胃，治取阳明，在痿证的治疗中起着重要作用，兼顾脾肾、补益气血也是肌少症的常见中医治法。以补益类方剂为基础的复方对气、血、阴、阳虚损与脏腑亏虚的老年肌少症患者疗效显著。研究显示以八珍汤加减联合营养支持、体育锻炼治疗肌少症，显著改善了患者的肌肉力量、质量与功能。补中益气汤对骨骼肌减少症的治疗效果尚佳，肌少症患者的肌力、肌量、日常生活能力和身体活动均较治疗前明显好转。

（1）脾气亏虚证

主要表现：主症包括体倦乏力、食少纳呆、大便异常、饭后腹胀；次症包括口淡不渴、神疲少言、腹痛恶心、面黄、浮肿、肠鸣、舌胖苔薄、脉细弱。

治法：益气补脾。

代表方：加减八珍汤。白术、人参、甘草、茯苓、川芎、熟地黄、当归、白芍。

（2）脾虚气陷证

主要表现：饮食减少，体倦肢软，少气懒言，面色萎黄，大便稀溏，舌淡，脉虚。

治法：补中益气。

代表方：补中益气汤。黄芪、炙甘草、人参、当归、橘皮、升麻、柴胡、白术等。

**2. 西医治疗**

营养和运动干预是肌少症最主要的干预措施，也被看作是老年人肌少症的基础性干预措施，药物治疗尚且缺少大样本临床试验以论证其安全性和有效性。首先是营养和运动干预：充足的能量和蛋白质是维持骨骼肌健康的前提。其次是药物治疗：肌少症的药物治疗目前还处于探索阶段。有研究报道使用雄性激素和脱氢表雄酮治疗肌少症，但结果尚无定论。有研究表明，脱氢表雄酮补充剂对于改善身体成分和活动能力并无益处。

## 七、日常预防

### 1. 增加蛋白质摄入

蛋白质占肌肉重量的 20%，是合成肌肉的重要原料。老年人每天摄入 1.0 ～ 1.5g/kg 的蛋白质。

### 2. 增加维生素 D 摄入

有研究显示，在维生素 D 水平偏低的人群，增加维生素 D 可有效增强髋部屈肌的力量。老年人可通过日晒、食物摄取或遵医嘱服用维生素等方式补充维生素 D。

### 3. 积极控制慢性病

慢性疾病往往伴发炎症反应及蛋白质分解代谢增强。有效控制慢性疾病可减轻机体的炎症反应，对于保持肌肉容量，维持肌力和肌肉功能有重要作用。

# 参考文献

［1］岛内宪夫，张麓曾.世界卫生组织关于"健康促进"的渥太华宪章［J］.中国健康教育，1990（05）：35-37.

［2］田代华，刘更生整理.灵枢经［M］.北京：人民卫生出版社，2005：137.

［3］山东中医学院，河北医学院.黄帝内经素问校释［M］.北京：人民卫生出版社，1982：73-76，31.

［4］沈金鳌.诸病源流犀烛［M］.北京：人民卫生出版社，2006：304.

［5］陈潮祖.中医治法与方剂［M］.北京：人民卫生出版社，2017：8-11.

［6］黄文东.王旭高治肝法探讨［J］.上海中医药杂志，1982（02）：7-8.

［7］胡哲恺，胡影，李思明，等.基于心肝同治原则辨治甲亢并发快速性心律失常［J］.北京中医药，2021，40（10）：1099-1101.

［8］赵慧敏，雷自立，郭姣.脂联素水平与2型糖尿病及心血管疾病矛盾性关系的研究进展［J］.中国细胞生物学学报，2018，40（05）：820-826.

［9］朱圣杰，徐明圆，郭冬婕，等."病位在肝，其邪在湿"论治扁平苔藓的中西医结合理论认识初探［J］.中华中医药杂志，2021，36（03）：1573-1576.

［10］庄子凡，续冠胜，王诗源.临床活用金匮思维治疗情志类疾病体会［J］.浙江中医药大学学报，2021，45（08）：911-915.

［11］盛文，李宪锐，丁劲，等.李曰庆教授从心肝肾论治早泄的经验［J］.中国性科学，2017，26（05）：93-95.

［12］王欣，胡微，蒋颖.王佩娟从心肝脾气郁治疗卵巢储备功能减退［J］.中医学报，2019，34（11）：2362-2365.

［13］吴皓萌，秦书敏，郑欢，等.从心肝脾论治腹泻型肠易激综合征伴焦虑

或抑郁状态［J］.中华中医药杂志，2021，36（08）：4494-4497.

［14］刘倩，王梦玺，石瑞洁，等.肝心综合征从"浊毒"论治探析［J］.环球中医药，2021，14（08）：1439-1441.

［15］于云红，闵存云，詹锋，等."从肝论治"复方调肝养心方治疗肝郁型失眠的临床观察及对肠道菌群结构的调节作用［J］.中药材，2021，44（09）：2210-2213.

［16］冯岚岚，高嘉良，董艳，等.从风论治急性冠脉综合征［J］.中西医结合心脑血管病杂志，2021，19（20）：3617-3619.

［17］赵佳慧，李平.高荣林教授心肝同治诊疗心悸经验［J］.世界中西医结合杂志，2019，14（12）：1671-1673+1676.

［18］魏一鸣，王显.论"心肝相关"理论在心系疾病临证治疗中的应用［J］.中医杂志，2020，61（06）：493-496.

［19］商宁宁，张国瑞，王宇，等.从肝论治冠状动脉粥样硬化性心脏病研究概况［J］.辽宁中医药大学学报，2020，22（10）：152-155.

［20］周爱生.柴胡疏肝散加味治疗胸痹心痛的疗效观察［J］.北京中医，2004，23（4）：219-220.

［21］胡贤琼.从肝论治冠心病心绞痛32例［J］.四川中医，2004，22（1）：36.

［22］郑耀庭.浅谈从肝论治冠心病［J］.中国中医基础医学杂志，2002，8（10）：40-41.

［23］黄修玲.郑丽.从心肝论治冠心病室性早搏的临床观察［J］.实用中医内科杂志，2005，19（6）：534-535.

［24］梁文艳.心肝同治法治疗早搏26例疗效观察［J］.天津中医学院学报，1999，18（3）：12-13.

［25］施学丽."心肝同治"治疗抑郁症的理论探讨［J］.辽宁中医杂志，2017，44（01）：63-65.

［26］李岩，翁维良.翁维良治疗冠脉支架术后再狭窄［J］.长春中医药大学

学报，2018，34（05）：890-894.

［27］张景明，陈震霖.《难经》五行生克制化观的创见［J］.辽宁中医药大
学学报，2008（10）：3-5.

［28］张松岩.《金匮要略》心系病证治规律研究［D］.湖北中医药大学，
2012.

［29］张一鸣，杨勇，孙冰，等.《脉经》寸口脉候脏腑方法浅析［J］.中国
冶金工业医学杂志，2018，35（03）：268-270.

［30］军民.浅谈朱丹溪相火论［J］.江西中医药，2010，41（02）：15-17.

［31］徐刚，张冰.颜正华教授疏肝法经验介绍［J］.新中医，1997（12）:7-8.

［32］周玲凤.国医大师朱良春教授治疗心悸经验［J］.中医研究，2011，24
（07）：64-65.

［33］魏铁力.颜德馨教授治疗情志病的经验［J］.辽宁中医杂志，1992（02）：
11-15.

［34］刘亚楠，纪立金.论五脏与血［J］.福建中医药，2019，50（02）：48-
50.

［35］王彤.正性情绪—喜量表的初步编制及其评价［D］.山东中医药大学，
2016.

［36］钟霞，焦华琛，李运伦，等.从"汗为心之液"论治心系疾病汗证研究
进展［J］.山东中医杂志，2019，38（08）：802-804.

［37］谭舒，蔚青."汗为心之液"理论探析［J］.亚太传统医药，2018，14（09）：
134-136.

［38］漆仲文，张军平，李萌，等."血－脉－心－神"四位一体理论下动脉
粥样硬化性疾病血管稳态维系初探［J］.中华中医药杂志，2018，33（3）:
863-865.

［39］张其成.中医药文化核心价值"仁、和、精、诚"四字的内涵［J］.中
医杂志，2018，59（22）：1895-1900.

［40］张越，谢胜.易卦属性与中医经脏体部关系浅析［J］.湖北中医药大学

学报，2012，14（6）：50-51.

［41］彭云娇，朴胜华，郭姣.《黄帝内经》肝生血气理论探析［J］.中华中医药杂志，2021，36（11）：6806-6808.

［42］黄博韬，朱邦贤.肝木曲直论［J］.上海中医药杂志，2018，52（1）：36-39.

［43］徐索文，葛均波，翁建平.内皮功能失调与泛血管疾病［J］.中国科学技术大学学报，2021，51（8）：577-585.

［44］符伟国，杨靖，葛均波.如何认识泛血管医学［J］.中华医学信息导报，2020，35（17）：20-20.

［45］Hammoutene A, Rautou P E.Role of liver sinusoidal endothelial cells innonalcoholic fatty liver disease［J］.J Hepatol, 2019, 70（6）：1278-1291.

［46］梁春.慢性冠脉综合征：新概念带来临床诊治新变革［J］.中国实用内科杂志，2021，41（8）：665-667.

［47］杨宝，袁杰，杨传华.基于血脉理论辨治心脑血管疾病的研究概况［J］.中医杂志，2017，58（17）：1512-1515.

［48］徐达，吴颢昕.从痰瘀互结论治冠心病的研究进展［J］.中华中医药杂志，2018，33（6）：2503-2506.

［49］王凤，刘大胜，贾海骅，等."单元式组合辨证分类法"诊疗胸痹心痛临证撷要［J］.中国中医基础医学杂志，2021，27（7）：1129-1131.

［50］邹璇，宋小敏，王婧.心脏中的内皮细胞与心力衰竭［J］.中华心血管病杂志，2021，49（4）：318-323.

［51］李东军，黄明，周敏.益气养阴通脉汤联合美托洛尔对慢性心衰患者左室重塑及血管内皮细胞功能的影响［J/OL］.中药材，2021（11）：2712-2716.

［52］项忆瑾，李文伟，黄建华，等.脏腑概念从解剖学实体转化为"生理功能系统"的成因［J］.世界科学技术-中医药现代化，2016，18（06）：

959-963.

［53］柏树令，应大君．系统解剖学：第八版［M］．北京：人民卫生出版社，
　　2013：204-230．

［54］王丽丹，李文杰．心主血脉理论考析［J］．辽宁中医杂志，2018,45（06）：
　　1173-1176．

［55］赵莹科，张京春，邬春晓，等．从肝论治心系疾病探讨［J］．世界中医
　　药，2015,10（04）：503-506．

［56］王小平．"和合"是《内经》理论体系的核心思想［J］．山东中医药大
　　学学报，2000（06）：407-409．

［57］李敏．《黄帝内经》合和心理学思想探析［D］．山东中医药大学，2015．

［58］段文慧，史大卓．双心疾病的中医认识［J］．中西医结合心脑血管病杂
　　志，2017,15（09）：1131-1133．

［59］陈家旭．中医诊断学：第2版［M］．北京：人民卫生出版社，2012：
　　165-169．

［60］丁聚贤，谢兴文，许伟，等．从中医"肺脾肾"三脏探讨"瘀"与骨
　　恶性肿瘤的关系［J］．中国中医基础医学杂志，2021,27（03）：396-
　　397+417．

［61］刘会忠，纪希芝．辨证分型治疗冠心病532例［J］．中国中医药现代远
　　程教育，2013,11（04）：38．

［62］陆艳秀，贺泽龙．从五脏痰论治原发性高血压［J］．中国民间疗法，
　　2020,28（11）：11-13．

［63］张亚云．失眠颗粒治疗脑卒中后失眠（肝火扰心型）的临床观察［D］．
　　陕西中医药大学，2017．

［64］申雪娜，来于，石坛贝，等．李士懋教授从肝风论治原发性高血压眩晕
　　经验［J］．河北中医，2019,41（04）：485-490．

［65］沈元良．羚角钩藤汤衍变与考释［J］．浙江中医杂志，2015,50（04）：
　　251-252．

［66］佚名.焦树德经验方——暖肝煎［J］.中国中医药现代远程教育，
　　　2013，11（12）：20.

［67］张泰，杨楠，康琳，等.天王补心丹的临床和药理研究进展［J］.中西
　　　医结合心脑血管病杂志，2019，17（18）：2765-2769.

［68］叶晓滨.归脾丸的药理作用和临床应用研究进展［J］.光明中医，
　　　2021，36（03）：493-496.

［69］柴昊.养血止痛丸联合钻孔减压术对早期股骨头坏死骨髓水肿及预后的
　　　临床研究［D］.河南中医药大学，2019.

［70］任振芳，徐以经，徐险峰，等.中华易医诊治宝典［M］.北京：中医
　　　古籍出版社，2013：218-229.

［71］张伯礼，王志勇.中国中医科学院名医名家学术传薪集医案集内科
　　　［M］.北京：人民卫生出版社，2015：58-60.

［72］肖瑶.解毒益智方对Aβ25-35致SHSY5Y细胞损伤的神经保护作用研
　　　究［D］.吉林：长春中医药大学，2021.

［73］李瑞凤.丁书文教授从热毒论治治疗高血压病的临证思辨特点探讨
　　　［D］.山东：山东中医药大学，2011.

［74］严石林，陶怡，陈为，等.病因及气血津液辨证重难疑点研究［J］.云
　　　南中医学院学报，2011，34（02）：1-4.

［75］陈德堃.逍遥散加味治疗心悸［J］.陕西中医，2001（03）：156.

［76］李志平.天王补心丹新用［J］.新中医，2008，40（9）：94.

［77］冯海音，徐荣谦，唐坤泉，等.从胆论治小儿睡惊症［J］.中华中医药
　　　杂志，2017，（02）：591-593.

［78］孙亦轩，万启南，孔欣，等.万启南教授治疗老年冠心病临证经验［J］.
　　　云南中医中药杂志，2018，39（09）：5-7.

［79］井慧如.周绍华治疗抑郁症经验［J］.辽宁中医杂志，2009，36（10）：
　　　1660-1662.

［80］左明晏，许从莲.胡思荣辨治郁证［J］.河南中医，2018，38（08）：

1159–1162.

[81] 许诏华，李晓茹，赵杰 . 从阳虚论治抑郁症［J］. 环球中医药，2021，14（08）：1430–1433.

[82] 彭杨芷，王泽文，苏悦 . 温阳法在郁证治疗中的研究进展［J］. 四川中医，2016，34（9）：213–215.

[83] 赵沛，苏士印 . 益气健心汤治疗充血性心力衰竭的临床观察［J］. 世界最新医学信息文摘，2018，（95）：185+187.

[84] 张志国，刘杰，李庆海 . 四逆汤合黄芪防己汤加味治疗心力衰竭的临床观察［J］. 中国民间疗法，2018，（08）：37–39.

[85] 冯雨婷，孙伟 . 糖尿病肾脏疾病从"毒"论治思路探析［J］. 江苏中医药，2018，50（02）：11–12.

[86] 董齐齐，王保和 . 王保和论治阴虚痰瘀互结型冠心病经验［J］. 山东中医杂志，2021，40（08）：867–870+883.

[87] 徐达，吴颢昕 . 吴颢昕治疗更年期综合征经验［J］. 中国中医基础医学杂志，2017，23（10）：1479–1480.

[88] 冯玲，路洁，苏凤哲 . 路志正教授治疗老年冠心病经验（二）［J］. 世界中西医结合杂志，2010，5（12）：1017–1020.

[89] 姜黎 . 冠心病心绞痛患者开展心理护理与健康教育的意义分析［J］. 中国医药指南，2022，20（15）：117–119.

[90] 詹晓梅，潘珊珊，陈文鹤 . 运动干预对肥胖症患者心脏结构和功能的影响研究进展［J］. 中国运动医学杂志，2012，31（03）：272–278.

[91] 谢光璟 . 从"脑为元神之府"探讨安寐丹对睡眠剥夺大鼠能量代谢的影响及机制［D］. 湖北中医药大学，2021.

[92] 宫丽，曹雄彬，卢振，等 . 急性脑梗死患者不同剂量阿托伐他汀治疗后血清脂肪因子水平与脑功能恢复的关系研究［J］. 浙江医学，2018，40（02）：148–151.

[93] 刘斌，刘宁，李建民，等 . 脂肪来源的神经干细胞移植对大鼠局灶性脑

缺血后 VEGF 表达的影响［J］.第二军医大学学报，2010，31（11）：
1247-1250.

［94］张丽杰.35 例心脑综合征临床观察分析［J］.中国继续医学教育，
2015，7（05）：76-77.

［95］曹起龙，罗毅.心脑、脑心综合征的诊断和鉴别［J］.国外医学（脑血
管疾病分册），1993（01）：10-13.

［96］Yang RX, Zou ZS, Fan JG, et al. The pathologic relevance of metabolic
criteria in patients with biopsy-proven nonalcoholic fatty liver disease and
metabolic dysfunction associated fatty liver disease:A multicenter cross-
sectional study in China［J］.Hepatobiliary Pancreat Dis Int, 2021, 20（5）：
426-432.

［97］王梦雨，杨蕊旭，范建高.重视代谢相关脂肪性肝病的特征与预后临床
研究［J］.实用肝脏病杂志，2021，24（03）：308-311.

［98］蔡联英，王文娟，梁运啸，等.代谢相关脂肪性肝病与代谢综合征相关
性的研究进展［J］.中国临床新医学，2021，14（07）：730-734.

［99］刘素彤，苏凯奇，赵晨露，等.代谢相关脂肪性肝病的内科治疗进展
［J］.临床肝胆病杂志，2021，37（04）：947-950.

［100］张月竹.DEHP 对大鼠肝脏脂质代谢的影响及其调控机制［D］.吉林
大学，2021.

［101］张淑芳.胃黄色瘤相关危险因素的分析［D］.新疆医科大学，2019.

［102］黄琳，刘国良.糖尿病伴黄色瘤病的认识、特征及处理［J］.实用糖
尿病杂志，2017，13（06）：5-7.

［103］孙璐，姜芬，张宏彬.腱纤维黄色瘤 2 例［J］.医学影像学杂志，
2020，30（05）：924-925.

［104］张新华，张学兰.黄色素瘤血管超声表现 1 例［J］.中国临床医学影
像杂志，2010，21（01）：27.

［105］吴伟强，赵宏伟，马纪龙.非典型性纤维黄色素瘤 1 例报告［J］.山

东医药，2009，49（14）：76.

［106］秦汉，胡军民，元玲，等.多形性黄色瘤型星形细胞瘤的诊治分析：
附7例报道并文献复习［J］.中国临床神经外科杂志，2019，24（12）：
721-723.

［107］诸骏仁，高润霖，赵水平，等.中国成人血脂异常防治指南（2016年
修订版）［J］.中国循环杂志，2016，31（10）：937-953.

［108］朱美林，贾连群，杨关林，等.脾虚状态对高脂血症大鼠肝脏胆固
醇代谢的影响及机制研究［J］.中华中医药杂志，2015，30（08）：
2712-2716.

［109］常翠萍.疏肝行气法治疗高脂血症的疗效观察［J］.四川中医，2015，
33（02）：107-109.

［110］林巧云.周仲瑛教授从"痰瘀"辨治高脂血症的临床经验及学术思想
研究［D］.南京中医药大学，2017.

［111］郑晶晶，李昊楠，沈江伦，等.自拟柴胡利胆汤治疗胆心综合征临床
观察［J］.四川中医，2020，38（11）：92-95.

［112］刘坤申，刘刚.消化系统疾病的心血管系统表现［J］.中国实用内科
杂志，2003（11）：643-644.

［113］子召.女性谨防心碎综合征［J］.长寿，2016（9）：24.

［114］张晓青，韩丽华.浅谈中医治疗心理应激性心肌缺血［J］.中国中医
药现代远程教育，2018，16（10）：89-90.

［115］张平.中医药治疗胃心综合征的体会［J］.中西医结合研究，2011，3
（1）：17-18.

［116］周羽飞.什么是胃心综合征？［J］.家庭生活指南，2020（5）：30.

［117］付璐.基于诺如病毒P颗粒的Aβ免疫疗法对阿尔茨海默症的治疗效
果研究［D］.吉林大学，2017.

［118］李海洋.丁苯酞对AD大鼠模型认知及海马Aβ、NR2B表达的影响
［D］.山西医科大学，2011.

［119］王建强，刘云凤.醒脑静联合胞二磷胆碱注射液治疗血管性痴呆40例［J］.江西中医药，2014，45（01）：41-42.

［120］刘少姣，金香兰，刘雪梅，等.从脾肾论治卒中后认知障碍［J］.北京中医药，2021，40（10）：1071-1073.

［121］袁辉.慢加急性肝衰竭患者预后危险因素分析［D］.大连医科大学，2020.

［122］张静，周新民.肝性脑病的诊断与鉴别诊断［J］.中华肝脏病杂志，2014，22（02）：86-88.

［123］孙静，陈春."双心病"的研究进展［J］.中国医药科学，2015，5（19）：26-29+33.

［124］高源，王饶琼，白雪."双心疾病"中医辨治思路［J］.中医药导报，2016，22（13）：5-7+10.

［125］金蕾，姬琛华，宓丹，等.舒心汤治疗冠心病心绞痛合并焦虑症临床疗效观察［J］.辽宁中医药大学学报，2021，23（3）：183-187.

［126］吴建萍，党晓晶，孙海娇，等.双心疾病的中医药论治思路［J］.中医杂志，2016，57（2）：115-117.

［127］王领军.2014年度河南省精神病医院双相障碍住院患者药物使用现状调查及分析［D］.新乡医学院，2016.

［128］张影.中风后抑郁中医证候及病损部位的相关性研究［D］.长春中医药大学，2011.

［129］常惠，潘玲文秀，王喜军，等.代谢综合征不同组分对多囊卵巢综合征不孕患者排卵结局的影响［J］.中华中医药杂志，2019，34（11）：5484-5488.

［130］杨晓萌，江洪.多囊卵巢综合征患者心血管疾病相关研究进展［J］.中国医药，2021，16（12）：1911-1913.

［131］杜雨璇，张敏，王洋，等.多囊卵巢综合征与非酒精性脂肪肝的研究进展［J］.赣南医学院学报，2020，40（08）：859-864.

［132］杨茜，张海雄，韩雪梅，等．利拉鲁肽治疗对肥胖多囊卵巢综合征患者生育功能的影响［J］．川北医学院学报，2021，36（12）：1634-1637．

［133］吴佳慧，刘剑刚，李浩，等．阿尔茨海默病和血管性痴呆的病理机制及相关临床研究比较［J］．浙江医学，2019，41（11）：1227-1231．

［134］庞振阳．血管性痴呆的危险因素及发病机制的研究进展［J］．吉林医学，2019，40（12）：2890-2892．

［135］伍大华．基于脑髓理论分阴阳论治的补肾活血法干预血管性痴呆的疗效及作用机制研究［D］．湖南中医药大学，2013．

［136］马青，唐民科，孙文燕．血管性痴呆中医发病机制现代研究述要［J］．中华中医药杂志，2018，33（01）：212-215．

［137］卓晓贵，方兴．血管性痴呆中西医机制及相关危险因素研究概况［J］．湖南中医杂志，2020，36（09）：184-187．

［138］徐婧，程岩岩，张立德，等．中医治法在血管性痴呆中的应用［J］．世界中医药，2021，16（08）：1333-1337+1342．

［139］黄龚春．皮质下动脉硬化性脑病研究进展［J］．中国现代医生，2012，50（10）：35-37．

［140］孟家眉．神经内科临床新进展［M］．北京：北京出版社，1994．

［141］林丽云，李昂，沙丽，等．原发性高血压病人心、脑、肾靶器官损害的影响因素分析［J］．中西医结合心脑血管病杂志，2021，19（21）：3715-3719．

［142］张真，朱家旺，武强彬，等．2065例急诊高血压病人发病特点分析［J］．中西医结合心脑血管病杂志，2021，19（16）：2716-2721．

［143］孙伟茗，焦晓民．高血压中医病名、病因、病机研究进展［J］．实用中医内科杂志，2021，35（01）．

［144］许芬，孙丽珍．原发性高血压自我管理水平的影响因素［J］．泰山医学院学报，2020，41（09）：683-689．

[145] 杨雅昊，李封厉，黄熙雅，等.缺血性脑卒中患者危险程度的影响因素分析 [J].老年医学研究，2021，2（05）：1-6.

[146] 陈婧祎，李裕倩，贾珊珊，等.中国老年缺血性脑卒中患者膳食状况分析 [J].疾病监测，2021，36（10）：1096-1102.

[147] 王佳楠.基于数据挖掘的脑卒中中医用药规律研究 [D].北京交通大学，2021.

[148] 国家卫生计生委合理用药专家委员会，中国药师协会.冠心病合理用药指南（第2版）[J].中国医学前沿杂志（电子版），2018，10（06）：1-130.

[149] 吕作华，马凤伟.稳定型心绞痛患者的临床诊疗浅析 [J].世界最新医学信息文摘，2014，14（04）：68-69.

[150] 叶天扬，焦娟，曾干.抗精神病药物在老年精神病患者中合理应用及调查结果分析 [J].北方药学，2021，18（04）：117-118.

[151] 卜杨莹，朱文礼，宋传福.住院老年精神病患者心理状态及影响因素 [J].四川精神卫生，2020，33（05）：476-480.

[152] 王凌，党晓静，汶医宁.老年性痴呆的中医辨证分型及治疗 [J].陕西中医，2002（08）：717-718.

[153] 杜艳，程燕平.中医辨证护理联合核心稳定性训练干预老年精神病的临床观察 [J].中国民间疗法，2019，27（11）：83-85.

[154] 李西乐.中医辨证护理联合物理康复训练对老年精神病患者的影响 [J].护理实践与研究，2018，15（22）：149-151.

[155] 沈明丰.抗精神病药物在老年精神病患者中合理应用的调查与研究 [J].医学综述，2013，19（23）：4391-4393.

[156] 刘操，王俊峰.小柴胡汤合下气升血汤加减治疗慢性肺源性心脏病失代偿期合并肝淤血的研究 [J].世界最新医学信息文摘，2016，16（08）：83-84.

[157] 王春年.232例肝淤血声像图分析 [J].中国医药科学，2014，4（10）：

114–116.

［158］许卫江，刘彬，陈昌.体外循环心脏术后急性肝功能损害的危险因素分析［J］.心血管康复医学杂志，2008（04）：370-372.

［159］汪润，余杨，朱红秋.强心剂及利尿剂治疗心源性肝淤血121例对照研究［J］.实用心脑肺血管病杂志，2006（03）：229～230.

［160］孙钧.中西医结合治愈急性肾炎合并心衰、肺水肿、肝淤血1例［J］.甘肃中医学院学报，1998（01）：59～60.

［161］陈凤梅.慢性心力衰竭患者合并肝功能损伤的临床特征及危险因素分析［D］.兰州大学，2020.

［162］张俊忠，李永兵.临床药师基于中国医院药物警戒系统对慢性心力衰竭合并急性肝功能衰竭患者的药学监护［J］.中国合理用药探索，2021，18（11）：34-37.

［163］刘倩，王梦玺，石瑞洁，等.肝心综合征从"浊毒"论治探析［J］.环球中医药，2021，14（08）：1439～1441.

［164］魏佳明，刘承鑫，李雅，等.益心泰有效组分对慢性心力衰竭兔肝脏组织形态的影响［J］.安徽中医药大学学报，2021，40（05）：79～82.

［165］夏海珊，陈少茹，钟月春，等.肝纤维化的发病机制和药物治疗现况［J］.中国医药导报，2014，11（18）：162～165.

［166］萧焕明.慢性乙型肝炎肝纤维化与中医证型的关系研究［D］.广州中医药大学，2006.

［167］于乐成，茅益民，陈成伟.药物性肝损伤诊治指南［J］.中华肝脏病杂志，2015，23（11）：810-820.

［168］马军.血液病患者药物性肝损伤的预防和规范化治疗专家共识（2016年版）［J］.中华血液学杂志，2016，37（06）：441-452.

［169］中华医学会结核病学分会.抗结核药物性肝损伤诊治指南（2019年版）［J］.中华结核和呼吸杂志，2019（05）：343-356.

［170］李金霞.丹参滴丸联合拉米呋定治疗慢性乙型肝炎、乙肝肝硬化并肝心综合征［J］.中西医结合心脑血管病杂志，2009，7（08）：1004-1005.

［171］沈小娜，杨雅各.肝心综合征58例临床分析［J］.医师进修杂志，2000（06）：35.

［172］陈清，陈岚.病毒性肝炎患者心肌损伤的影响因素［J］.中国循证心血管医学杂志，2016，8（07）：875-877.

［173］杨立新，邵金花，赵爱娟.乙型肝炎引起心肌改变的临床观察及护理［J］.黑龙江医药科学，2012，35（3）：106.

［174］文馨月，唐雪阳，何丹，等.中药调节肠道菌群与代谢产物改善高尿酸血症研究进展［J］.中国中药杂志，2021，46（24）：6387-6394.

［175］曾丽莹，邓伊健，陈洁瑜，等.基于网络药理学和分子对接探讨四妙丸治疗高尿酸血症的作用机制［J］.南方医科大学学报，2021，41（04）：579-587.

［176］吴越，刘维.基于网络药理学探讨四妙丸治疗痛风及高尿酸血症作用机制［J］.辽宁中医药大学学报，2020，22（09）：94-100.

［177］郭赫，倪青.高尿酸血症与痛风的诊断与中医药治疗策略［J］.中国临床医生杂志，2018，46（11）：1268-1270.

［178］倪青，孟祥.高尿酸血症和痛风中医认识与治疗［J］.北京中医药，2016，35（06）：529-535.

［179］曾桂桃，汤水福，程德金，等.基于"肾虚络瘀"病机认识分期辨治糖尿病肾病［J］.环球中医药，2021，14（03）：433-436.

［180］庞国明，倪青，张芳.2型糖尿病病证结合诊疗指南［J］.中医杂志，2021，62（04）：361-368.

［181］中华医学会内分泌学分会.中国糖尿病血酮监测专家共识［J］.中华内分泌代谢杂志，2014，30（03）：177-183.

［182］高敏，周东浩.代谢综合征合并肌少症的研究进展［J］.中国医药科

学，2021，11（08）：45-47.

［183］黄小江，骆天炯.肌少症危险因素及发病机制的研究进展［J］.实用
老年医学，2020，34（01）：81-85.

［184］严淑，陆亚华，汪良芝.老年肌少症的诊治和研究新进展［J］.中国
老年学杂志，2018，38（22）：5610-5613.

［185］徐国琴，赖志杰，林文弢，等.运动性肌乳酸对慢性病的潜在作用机
制［J］.生命的化学，2021，41（04）：812-820.